人工智能与心血管疾病

(Artificial Intelligence and Cardiovascular Disease)

张澄　杨建民　董梅　主编

山东大学出版社

SHANDONG UNIVERSITY PRESS

·济南·

图书在版编目(CIP)数据

人工智能与心血管疾病/张澄,杨建民,董梅主编
. — 济南：山东大学出版社,2022.8
ISBN 978-7-5607-7576-0

Ⅰ.①人… Ⅱ.①张…②杨…③董… Ⅲ.①人工智
能－应用－心脏血管疾病－诊疗－教材 Ⅳ.①R54-39

中国版本图书馆 CIP 数据核字(2022)第 147365 号

策划编辑 徐 翔
责任编辑 毕文霞
文案编辑 毕玉璇
封面设计 张 荔

人工智能与心血管疾病
RENGONGZHINENG YU XINXUEGUAN JIBING

出版发行	山东大学出版社
社 址	山东省济南市山大南路 20 号
邮政编码	250100
发行热线	(0531)88363008
经 销	新华书店
印 刷	山东新华印务有限公司
规 格	787 毫米×1092 毫米 1/16
	14.25 印张 339 千字
版 次	2022 年 8 月第 1 版
印 次	2022 年 8 月第 1 次印刷
定 价	65.00 元

前言 PREFACE

　　早在 19 世纪初,科学家们就开始尝试将超声波等工程学方法用于医学诊断。经过科学家们近百年的不懈努力,随着技术飞速发展,人工智能(artificial intelligence,AI)在医学中的应用已从单纯诊断技术范畴扩展到治疗领域,并焕发出新的强大生机活力。它在提高疾病诊疗水平,保障人民健康中发挥着极为重要的作用。

　　在医工结合研究领域,山东大学张运院士团队一直在不断创新,1988 年,张运院士出版了我国第一部多普勒超声心动图专著——《多普勒超声心动图学》,2000 年出版了我国第一部《介入性超声心动图学》,在全国产生了重大的学术影响。近年来,山东大学齐鲁医院心内科在张运院士带领下,在血管内弹性成像和血管内光声成像等领域进行了深入的研究,制备了以生物可降解的纳米介孔硅材料为原材料的纳米颗粒,具有较好的临床应用潜力。

　　在张运院士的指导下,本书分别从心力衰竭、心律失常、冠状动脉粥样硬化性心脏病、高血压、先天性心脏病、心脏瓣膜病、心肌病七个章节介绍了人工智能在不同心血管疾病诊断监测治疗中的具体应用。通过案例分析的方式,在每个疾病案例中具体阐明医工结合点。对于心力衰竭患者,可以通过医工结合方法,根据慢性心力衰竭的大数据和急性心力衰竭的有效治疗方案,制定一套行之有效的诊疗办法,提高诊疗效率。对于心脏起搏器置入患者来说,随访问题一直限制了部分患者获得最优的起搏器工作状态,医工结合如果可以解决此问题,将大大提高患者置入心脏起搏器的获益。对于部分症状不典型的冠心病患者,可以将人工智能深度学习算法应用于大型心电图数据集,能够识别分析异常心律和机械功能障碍,有助于医疗决策。对于高血压患者,可以通过远程 24 小时动态血压平台,对高血压及相关心血管疾病进行管理。智能穿戴式睡眠呼吸监测设备与 AI 远程分析诊断系统,可在多导睡眠监测信号提取、基于人工智能的阻塞性睡眠呼吸暂停

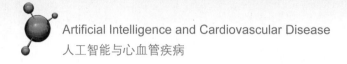
患者代谢疾病预测及手术疗效预测等方面发挥重要作用。对于先天性心脏病患者,超声心动图检查能够无创、迅速地明确疾病类型。随着介入器材技术的进步和医用高分子新材料的出现,已有望实现封堵器从金属材质到可降解材质的创造性跨越,可降解材料在完成心脏缺损的修补功能后逐步降解并被人体组织安全吸收,无异物残留,可实现"介入无植入,植入无残留"的健康理念。对于心脏瓣膜病患者来说,微创介入治疗作为不需要体外循环和停跳心脏的技术,被称之为心脏瓣膜病的革命性技术。随着医工交叉的深入和新技术的发展,现经导管主动脉瓣植入术(TAVR)、经皮二尖瓣钳夹术(MitraClip)等新技术已在心脏瓣膜病患者中得以推广应用。对于心肌病患者药物治疗无效的急性心力衰竭或心原性休克、晚期心力衰竭者,可短期(数天至数周)应用机械循环支持辅助治疗(mechanical circulatory support,MCS),包括经皮心室辅助装置、体外生命支持装置(extracorporeal life support,ECLS)和体外膜肺氧合装置(extracorporeal membrane oxygenation,ECMO)等。左心室辅助装置(left ventricular assist device,LVAD)等耐用 MCS 设备的长期支持具有生存益处并可提高患者生活质量。医工交叉的进展有助于提高机械循环辅助治疗的性能,改善患者预后。

近年来,人工智能技术的飞速发展,医学新分子材料的研发问世,使得触摸屏操作技术、智能参数接口技术、云计算技术等技术得以在医工交叉中得到充分应用,人工智能在心血管疾病中的应用已经受到越来越多的关注。在各医疗领域中处处可见医工交叉的身影,相信未来心血管疾病诊疗技术必将向智能化、舒适化、精准化等方向发展。

为了培养医工交叉的复合型人才,为了完善和提高我国医工交叉专业教育水平,培养具有医工结合特色的应用型人才,在张运院士和陈玉国教授指导下,山东大学齐鲁医院心内科人员组织编写了《人工智能与心血管疾病》。本书中个别外文单词或字母缩写暂无正式中文译名,为避免讹误,未翻译为中文。由于书中涉及医学、工程等诸多方面的知识,尽管编者在编写过程中力求精益求精,亦经数次修改,书中仍难免存在不妥之处,恳请广大读者提出宝贵意见,以使本书再版时臻于完善。

张澄

2022 年 7 月

目录 CONTENTS

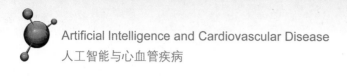

Artificial Intelligence and Cardiovascular Disease
人工智能与心血管疾病

第七章　心肌病 ·· 177

　第一节　扩张型心肌病 ··· 177

　第二节　肥厚型心肌病 ··· 190

　第三节　限制型心肌病 ··· 205

　第四节　致心律失常右室心肌病 ··· 211

第一章 心力衰竭

学习目的

1. 了解心力衰竭的定义、分类、病因及发病机制。

2. 熟悉慢性和急性心力衰竭(AHF)的临床表现、辅助检查和诊断方法。

3. 掌握心力衰竭的治疗方法和进展。

4. 熟悉心力衰竭相关医工结合的现状和进展。

案例

患者,男,67 岁。因"反复劳力性呼吸困难 6 年,加重伴胸痛 5 天"入院。

现病史:6 年前,患者于劳累或受凉后出现呼吸困难,伴心悸、胸痛,表现为胸骨后压榨性疼痛,疼痛范围巴掌大小,放射至双上肢,每次持续 1～5 分钟,经休息症状可自行缓解。近 1 年,患者上述症状反复发作,伴夜间不能平卧,腹胀不适,活动耐量逐渐下降,多次于当地医院就诊,诊断为"心力衰竭冠状动脉粥样硬化性心脏病",予以强心、利尿、控制心室率等支持对症治疗,症状缓解后出院。病程中间断服用"阿司匹林肠溶片、速效救心丸、呋塞米"等药物(具体药物及剂量不详)。5 天前,患者劳累后出现呼吸困难加重,伴出汗,服用药物(具体不详)后症状有所缓解。

体格检查:体温 36.3 ℃,脉搏 105 次/分,呼吸频率 20 次/分,血压 108/92 mmHg,神志清楚,急性痛苦病容,颈静脉怒张,肝颈静脉回流征阳性。双肺呼吸音粗,双肺闻及干湿啰音。心尖区呈抬举样搏动,心浊音界稍大,心律整齐,心音正常,心率 105 次/分,各瓣膜区未闻及病理性杂音。腹部外形正常,腹软,无压痛、反跳痛。未扪及肝脾,肾区无叩痛。双下肢轻度水肿。

辅助检查:N 末端 B 型利钠肽原(NT-proBNP)为 15800 pg/mL。

心脏彩超:左房为 37 mm,左室为 66 mm,右房为 42 mm×39 mm,右室为 24 mm,室间隔为 9 mm,室壁动度弥漫性减低,左室射血分数(left ventricular ejection fraction,LVEF)为 0.26。

入院诊断:①心肌病变。②扩张型心肌病?③缺血性心肌病?④心力衰竭。⑤心功能Ⅲ级[美国纽约心脏病协会(NYHA)分级]。

医工结合点：心脏超声是利用超声短波的特殊物理学特性检查心脏和大血管的解剖结构及功能状态的一种首选无创性技术，可用于评估左室收缩和舒张功能，目前临床最为常用的指标分别是 LVEF、心脏舒张早期二尖瓣血流速度（E）与舒张早期二尖瓣环运动速度（e'）之比（E/e'），并可测量下腔静脉内径及呼吸塌陷率以评估患者容量负荷。对于很多病因不明确或者病情复杂的患者，心脏彩超用于病情评估和指导治疗仍有诸多不足，可以通过医工结合办法，根据慢性心衰的大数据和急性心衰的有效治疗方案，制定一套行之有效的诊疗办法，提高诊疗效率。

思考题

除了传统的辅助检查如心脏彩超，还有哪些医工交叉的进展可以帮助诊断此类患者的病因并改善预后？

案例解析

一、疾病概述

（一）定义及分类

心衰指多种原因导致心脏结构和（或）功能的异常改变，使心室收缩和（或）舒张功能发生障碍，从而引起的一组复杂临床综合征，主要表现为呼吸困难、疲乏和液体潴留（肺淤血、体循环淤血及外周水肿）等。

根据 LVEF，心衰分为射血分数降低的心衰（heart failure with reduced ejection fraction，HFrEF）、射血分数保留的心衰（heart failure with preserved ejection fraction，HFpEF）和射血分数中间值的心衰（heart failure with mid-range ejection fraction，HFmrEF）（见表 1-1）。

表 1-1　2018 年中国心衰指南关于心衰的分类及诊断标准

心衰类型		HF-rEF	HFmrEF	HF-pEF
诊断标准	1	症状±体征	症状±体征	症状±体征
	2	LVEF＜40%	LVEF 40%～49%	LVEF≥50%
	3	—	①脑钠肽（BNP）＞35 pg/mL 或 NT-proBNP＞125 pg/mL；②相关心脏结构异常［左室肥厚和（或）左房扩大］或者舒张功能异常。	① BNP ＞ 35 pg/mL 或 NT-proBNP＞125 pg/mL；②相关心脏结构异常［左室肥厚和（或）左房扩大］或者舒张功能异常。

续表

心衰类型	HF-rEF	HFmrEF	HF-pEF
描述	收缩性心衰。随机的临床试验主要纳入HF-REF的患者，治疗有效已得到证实。	此类患者临床特征、病理生理、治疗和预后尚不清楚，单列此组有利于对其开展相关研究。	舒张性心衰。需要排除患者的症状是由非心脏疾病引起的，有效的治疗尚未明确。

（二）流行病学

2019 年，阜外医院高润霖院士、王增武教授等在《欧洲心力衰竭杂志》发表的关于我国心力衰竭（心衰）流行病学调查的最新结果显示，在我国年龄大于等于 35 岁的居民中，加权的心衰患病率为 1.3％，即我国年龄大于等于 35 岁的居民中约有 1370 万心衰患者。

我国上一次全国性的心衰流行病学调查是 2000 年，当时的调查结果显示，在中国35～74 岁城乡居民中，慢性心衰的患病率为 0.9％，即当时我国约有慢性心衰患者 400 万例。两项流行病学调查结果对比显示，我国心衰的患病率在过去 15 年间增加了 44％，心衰患者增加了 900 多万人。在心衰患者中，HFrEF、HFmrEF 和 HFpEF 加权的患病率分别为 0.7％、0.3％和 0.3％。城市和农村居民中心衰患病率相似（1.6％与 1.1％，$P=0.266$），男性和女性患病率也相似（1.4％与 1.2％，$P=0.632$）。心衰患病率随年龄增长而增加，年龄大于等于 75 岁人群的患病率（3.2％）是年龄 35～44 岁人群患病率（0.8％）的 4 倍（$P<0.05$）。在各种心衰症状中，最常见的是活动耐力下降（41.9％）、劳力时感觉气短（33.0％）和心跳快或感觉心跳不规律（18.5％）。

高血压（47.6％）、血脂异常（34.4％）和慢性肾脏病（17.1％）是心衰最常见的三种合并症。此外，左心室收缩功能不全（LVEF＜50％）的加权患病率为 1.4％，中或重度左心室舒张功能不全的加权患病率为 2.7％。高血压是心衰最常见的合并症，也是心衰和左心室功能不全的重要危险因素。

（三）病因及诱因

原发性心肌损害和异常是引起心衰最主要的病因，除心血管疾病外，非心血管疾病也可导致心衰。识别这些病因是心衰诊断的重要部分，从而尽早采取特异性或针对性的治疗。

1.常见心力衰竭的基本病因

（1）心肌病变：各种病因，如病毒、细菌、重金属中毒、严重持续的缺血可导致心肌细胞的坏死，缺血、毒性物质、自由基、细胞因子等可通过促凋亡基因导致心肌细胞过度凋亡，见于弥漫性心肌病变，如心肌炎、心肌病、严重心肌梗死等。

（2）心肌代谢障碍：冠心病、肺心病、严重贫血等，由于心肌缺血、缺氧、维生素 B_1 缺乏使 ATP 生成减少，酸性代谢产物增多，心肌舒缩功能障碍。

（3）心脏负荷长期过重-继发性心肌舒缩功能障碍

1）压力负荷过重：压力负荷又称"后负荷"，是指心肌收缩时所承受的负荷。左心室

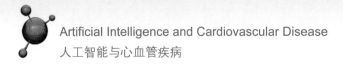

压力负荷过重见于高血压、主动脉瓣狭窄(aortic stenosis，AS)所致射血阻抗增大;右心室压力负荷过重见于肺动脉高压、肺动脉瓣狭窄、肺栓塞(pulmonary embolism，PE)和慢性阻塞性肺部疾病等。

2)容量负荷过重:心脏舒张时所承受的负荷称为容量负荷，又称"前负荷"，导致左心室前负荷过重的主要原因为主动脉瓣或二尖瓣关闭不全(mitral regurgitation，MR);引起右心室前负荷过重的主要原因为肺动脉瓣或三尖瓣关闭不全，室间隔或房间隔缺损(artrial septal defect，ASD)伴有左向右分流及高动力循环状态，如甲状腺功能亢进、贫血、动-静脉瘘等。

心脏负荷过重时，机体可通过心肌肥大等进行代偿，只有在长期过度负荷超过心脏的代偿能力时，才能导致心力衰竭。

(4)心室充盈受限:心室充盈受限见于缩窄性心包炎、心包填塞等心包疾病。

2.诱因

临床上有许多因素可在心力衰竭基本病因的基础上诱发心力衰竭，这些因素称为心力衰竭的诱因。

(1)感染:各种感染尤其是呼吸道感染是诱发心力衰竭的重要因素。感染可通过多种途经增加心脏负担和(或)妨碍心肌的舒缩功能。

(2)心律失常:心律失常既是心力衰竭的原因，也是心力衰竭的诱因，尤其以心房纤颤、室性心动过速、室性纤颤等快速型心律失常为多见。

(3)妊娠与分娩:妊娠、分娩诱发心力衰竭的原因主要为妊娠期血容量增多，至临产期可比妊娠前增加20%以上，特别是血浆容量比红细胞增加更多，可出现稀释性贫血，加上心率增快和心搏出量增大，使机体处于高动力循环状态，心脏负荷加重。分娩时，由于精神紧张和疼痛的刺激，使交感-肾上腺髓质系统兴奋，一方面回心血量增多，增加了心脏的前负荷，另一方面外周小血管收缩，射血阻抗增大，使心脏后负荷加重，加上心率加快使心肌耗氧量增加、冠脉血流不足，导致心力衰竭的发生。

(4)临床治疗不当:临床治疗不当，如洋地黄用药安全窗很小，易发生中毒，在心肌缺血、缺氧情况下则中毒剂量更小，过多、过快输液也会诱发心力衰竭的产生。

(5)其他:劳累、紧张、情绪激动、精神压力过大、环境和气候的变化等也可诱发心力衰竭。

(四)发病机制

当心肌收缩力减弱时，为了保证正常的心排血量，机体通过多种机制进行代偿以维持其泵血功能。但代偿能力有一定限度，长期维持时将出现失代偿，发生心力衰竭。

1.Frank-Starling 机制

Frank-Starling 机制主要通过调节心脏前负荷维持正常心排血量。

通过 Frank-Starling 机制的调节，心肌舒张末期容量即前负荷增加，静息时心排出量(cardiac output，CO)和心室做功可以维持在正常水平。

2.心室重构原发性心肌损害和心脏负荷过重

心室重构原发性心肌损害和心脏负荷过重使心脏功能受损，导致心室肥厚或心室扩大等代偿性变化，即心室重构，它包括心脏的几何形态、心肌细胞及其间质成分、心肌细胞的表型发生一系列改变的病理及病理生理现象。心室重构初期是对血流动力学等因素改变的适应性机制,目的是维持心输出量,在持久病理性情况下,这种心脏结构的改变最终导致失代偿性心力衰竭。影响心室重构的主要因素包括:①心肌机械张力;②交感神经系统;③肾素-血管紧张素系统;④醛固酮;⑤基质金属蛋白酶系统;⑥细胞因子;⑦内皮源性激素;⑧氧化应激。

3.神经-体液-细胞因子的代偿机制

当心排量不足、心腔压力升高时,机体全面启动神经-体液-免疫机制进行代偿,三大系统之间发生相互作用,促使心肌重构渐进性进展。

(五)临床表现

心力衰竭的临床表现主要为体循环、肺循环淤血和心排血量降低引起的症状和体征。

1.左心力衰竭

(1)症状:左心力衰竭主要表现为肺循环淤血和心排血量降低所致的临床综合征。

1)呼吸困难:呼吸困难是左心力衰竭的主要症状,由于肺循环淤血,肺顺应性降低,患者表现为不同程度的呼吸困难:①劳力性呼吸困难;②夜间阵发性呼吸困难;③端坐呼吸;④急性肺水肿。

2)咳嗽、咳痰和咯血:咳嗽是较早发生的症状,是肺淤血时气道受刺激的反应。咳痰通常为白色泡沫痰,痰带血丝或粉红色泡沫痰。

3)体力下降、乏力和虚弱:左心室排出量降低不能满足外周组织器官灌注,引起乏力等症状。

4)泌尿系统症状:夜尿增多,多见于左心室早期血流再分布。

(2)体征:左心力衰竭程度的变化可表现出相应的体征。

1)肺部体征:肺部湿性啰音是左心力衰竭的主要体征。劳力性呼吸困难时可闻及肺底少许湿性啰音,夜间阵发性呼吸困难时两肺较多湿性啰音,可伴哮鸣音及干啰音,急性肺水肿时两肺满布湿啰音,常伴哮鸣音。间质性肺水肿时,呼吸音减低。肺部可无干湿性啰音。

2)心脏体征:心尖搏动点左下移位,提示左心室扩大。心率加快,舒张早期奔马律、P2亢进,心功能改善后P2变弱。

2.右心力衰竭

(1)症状:右心力衰竭主要表现为以体循环淤血为主的临床综合征。

1)消化系统症状:食欲缺乏、腹胀、恶心、呕吐、便秘、上腹痛等症状由长期胃肠道淤血引起。

2)泌尿系统症状:白天少尿,夜间多尿见于肾脏淤血引起的肾功能减退,可出现少量蛋白尿、透明或颗粒管型、红细胞、血尿素氮升高。

3)呼吸困难:单纯右心力衰竭可表现为轻度气喘,主要由右心室扩大限制左室充盈,肺淤血所致。

(2)体征:右心力衰竭可表现出体循环淤血的体征。

1)颈外静脉体征:肝颈静脉反流征是指轻度右心力衰竭时,按压右上腹,使回心血量增加,出现颈外静脉充盈。颈外静脉充盈是右心力衰竭的最早征象,有助于与其他原因

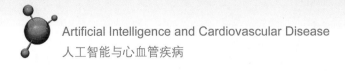

引起的肝大相区别。

2）肝大和压痛：淤血性肝大和压痛常发生在皮下水肿之前，右心力衰竭短时间迅速加重，肝脏急剧增大。

3）水肿：水肿是右心力衰竭的典型体征，发生于颈外静脉充盈和肝大之后。

4）胸水和腹水：一般双侧胸水多见，常以右侧为甚。腹水见于病程晚期，与心源性肝硬化有关。

5）心脏体征：心率加快，胸骨左缘或剑突下可见明显搏动，提示右心室肥厚和右心室扩大。三尖瓣听诊区可闻及右室舒张期奔马律、收缩期杂音。

3.全心力衰竭

全心力衰竭见于心脏病晚期，病情危重时，同时具有左、右心力衰竭的临床表现。由左心力衰竭并发右心力衰竭的患者，左心力衰竭症状和体征有所减轻。

二、疾病的预防、诊断、治疗和康复

（一）心衰的预防

建议对所有患者进行临床评估以识别心衰危险因素。临床证据显示，通过控制心衰危险因素、治疗无症状的左心室收缩功能异常等有助于延缓或预防心衰的发生。

1.对心衰危险因素的干预

（1）高血压：高血压是心衰最常见、最重要的危险因素，长期有效控制血压可以使心衰风险降低50%。根据高血压指南控制高血压以预防或延缓心衰的发生，对存在多种心血管疾病危险因素、靶器官损伤或心血管疾病的高血压患者，血压应控制在130/80 mmHg以下。

（2）血脂异常：根据血脂异常指南进行调脂治疗以降低心衰发生的风险，对冠心病患者或冠心病高危人群，推荐使用他汀类药物预防心衰。

（3）糖尿病：糖尿病是心衰发生的独立危险因素，女性患者发生心衰的风险更高。近来研究显示，钠-葡萄糖协同转运蛋白2抑制剂（恩格列净或卡格列净）能够降低具有心血管高危风险的2型糖尿病患者的死亡率和心衰住院率。

（4）其他危险因素：对肥胖、糖代谢异常的控制也可能有助于预防心衰发生，戒烟和限酒有助于预防或延缓心衰的发生。

（5）利钠肽筛查高危人群：心衰高危人群（高血压、糖尿病、血管疾病等）经利钠肽筛查（BNP>50 ng/L），然后接受专业团队的管理和干预，可预防心衰发生，故建议检测利钠肽水平以筛查心衰高危人群（心衰A期），控制危险因素和干预生活方式有助于预防左心室功能障碍或新发心衰。

2.对无症状性左心室收缩功能障碍的干预

对心肌梗死后无症状性左心室收缩功能障碍[包括 LVEF 降低和（或）局部室壁活动异常]的患者，推荐使用血管紧张素转换酶抑制剂（angiotensin converting enzyme inhibitor，ACEI）和β受体阻滞剂，以预防和延缓心衰发生，延长寿命。对不能耐受 ACEI 的患者，推荐血管紧张素Ⅱ受体阻滞剂（angiotensin Ⅱ receptor blocker，ARB）。在急性 ST 段抬高型心肌梗死（ST-segment elevation myocardial infarction，STEMI）的早期进行冠状动脉介入治疗减少梗死面积,可降低发生 HFrEF 的风险。在急性心肌梗死后尽早使用 ACEI/ARB、β 受体阻滞剂和醛固酮受体拮抗剂,特别是对于存在左心室收缩功能障碍的患者,可降低心衰住院率和死亡率。稳定性冠心病患者可考虑使用 ACEI 预防或延缓心衰发生,所有无症状的 LVEF 降低的患者,为预防或延缓心衰发生,推荐使用 ACEI 和 β 受体阻滞剂。存在心脏结构改变(如左心室肥厚)的患者应优化血压控制,预防发展为有症状的心衰。

(二)心衰的诊断

心衰的诊断和评估依赖于病史、体格检查、实验室检查、心脏影像学检查和功能检查。首先,根据病史、体格检查、心电图、胸片判断有无心衰的可能性;然后,通过利钠肽检测和超声心动图明确是否存在心衰,再进一步确定心衰的病因和诱因;最后,还需评估病情的严重程度及预后,以及是否存在并发症及合并症。

1.病史和体征

病史和体征参考临床表现。

2.常规检查

(1)心电图:所有心衰以及怀疑为心衰的患者均应行心电图检查,明确心律、心率、QRS 形态、QRS 宽度等。心衰患者一般有心电图异常,心电图完全正常的可能性极低。怀疑存在心律失常或无症状性心肌缺血时应行 24 h 动态心电图。

(2)X 线胸片:对疑似、急性、新发的心衰患者应行胸片检查,以识别或排除肺部疾病或其他引起呼吸困难的疾病,提供肺淤血/水肿和心脏增大的信息,但 X 线胸片正常并不能除外心衰。

(3)血浆利钠肽:NT-proBNP 和 BNP 可用于心衰诊断和鉴别诊断、危险分层、预后评价,用于疑为心衰患者的诊断和鉴别诊断。BNP 小于 100 pg/mL、NT-proBNP 小于 300 pg/mL 为排除急性心衰的切点。BNP 小于 35 pg/mL、NT-proBNP 小于 125 pg/mL 时不支持慢性心衰诊断,但其敏感性和特异性较急性心衰低。诊断急性心衰时,NT-proBNP 水平应根据年龄和肾功能行分层:50 岁以下的成人血浆 NT-proBNP 水平大于 450 pg/mL,50 岁以上血浆水平大于 900 pg/mL,75 岁以上应大于 1800 pg/mL。肾功能不全[肾小球滤过率(glomerular filtration rate,GFR)<60 mL/min]时应大于 1200 pg/mL。

(4)超声心动图:左室舒张功能降低的超声心动图参数包括 e' 减少(平均 e'<9 cm/s)、E/e' 增加(>13)、E/A 异常(>2 或<1)。发现左室肥厚[左心室重量指数(LVMI)男性大于 115 g/m^2,女性大于 95 g/m^2 和左房扩大[左房容积指数(left atrial volume index)大于 34 mL/m^2]也有助于诊断左室舒张功能不全。

(5)实验室检查:心衰评估常规包括全血细胞计数、尿液分析、血生化(钠、钾、钙、尿素氮、肌酐、转氨酶、胆红素、血清铁或总铁结合力)、空腹血糖(FPG)和糖化血红蛋白(HbA1c)、血脂谱及甲状腺功能。在病程发展中还需要重复测定电解质、肾功能等。估测肾小球滤过率(estimated glomerular filtration rate,eGFR)可用简化 MDRD 公式[eGFR=186×(Scr)$^{-1.154}$×(年龄)$^{-0.203}$(女性再乘以 0.742)]。肌钙蛋白 T 和肌钙蛋白 I 是心肌细胞损伤的指标,可用于诊断心衰的基础病因[如急性冠脉综合征(acute

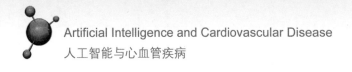

coronary syndrome，ACS）〕，亦可以对心衰患者行进一步的危险分层。

在寻找心衰的可能病因时，对某些患者应进行血色病、人类免疫缺陷病毒（human immunodeficiency virus，HIV 的筛查，当疑有风湿性疾病、淀粉样变性、嗜铬细胞瘤可能时，应进行相关诊断性检查。家族性心肌病（即有 2 位及 2 位以上亲属符合特发性扩张型心肌病的诊断标准）患者应行基因检测。

3.特殊检查

特殊检查只针对某些有特殊需要（如超声心动图结果不明确，心衰的病因不明）的心衰患者，包括以下几方面：

（1）冠状动脉造影。冠状动脉造影适用于：①有心绞痛、心肌梗死、心搏骤停史的患者；②无创检查提示存在心肌缺血或有存活心肌的患者。

（2）核素心室造影及核素心肌灌注和（或）代谢显像核素：核素心肌灌注和（或）代谢显像可诊断心肌缺血和存活心肌。对于新发心衰的无症状冠心病患者，建议以核素心肌灌注和（或）代谢显像评价心肌活性和有无心肌缺血。合并冠心病的心衰患者计划血运重建前建议行心肌活性评估。

（3）心脏磁共振（cardiac magnetic resonance，CMR）：CMR 是测量左右心室容量、质量和射血分数的"金标准"，当超声心动图未能做出诊断时，CMR 是最好的替代影像检查。CMR 也是复杂性先天性心脏病的首选检查方法。对于扩张型心肌病患者，在临床和其他影像学检查不能明确诊断的情况下，应考虑采用延迟钆增强（late gadolinium enhancement，LGE），以鉴别缺血性与非缺血性心肌损害。LGE 和 T1 成像是评估心肌纤维化的首选影像检查。对于疑似心肌炎、淀粉样变、结节病、恰加斯病（Chagas 病）、法布里病（Fabry 病）、致密化不全心肌病和血色病的患者，推荐采用 CMR 来显示心肌组织的特征。

（4）负荷超声心动图（运动或药物负荷试验）：运动或药物负荷超声心动图可用于心肌缺血和（或）存活心肌、部分瓣膜性心脏病患者的评估。

（5）6 min 步行试验：6 min 步行试验用于评估患者的运动耐力。6 min 步行距离不足 150 m 为重度心衰，150～450 m 为中度心衰，450 m 以上为轻度心衰。

（6）心肌活检：心肌活检主要用于诊断心肌炎性或浸润性病变，如心肌淀粉样变性（cardiac amyloidosis，CA）、结节病、巨细胞性心肌炎。

（7）基因检测：对肥厚型心肌病（hypertrophic cardiomyopathy，HCM）、特发性扩张型心肌病、致心律失常性右心室心肌病患者，推荐基因检测和遗传咨询。限制型心肌病（restrictive cardiomyopathy，RCM）和孤立的致密化不全心肌病亦可能具有遗传起源，也可考虑基因检测。

（8）心肺运动试验（cardiopulmonary exercise test，CPET）：用于鉴别劳力性呼吸困难是呼吸系统疾病还是心衰所致，用于指导心衰康复，也用于考虑心脏移植患者的危险性分层。

（三）心衰的治疗

1.慢性 HFrEF 治疗流程

（1）初诊 HFrEF 患者的治疗流程

1）对所有新诊断的 HFrEF 患者，应尽早使用 ACEI/ARB 和 β 受体阻滞剂（除非有禁忌证或不能耐受),有淤血症状和(或)体征的心衰患者应先使用利尿剂以减轻液体潴留。先用 β 受体阻滞剂和先用 ACEI/ARB 并无区别。当患者处于淤血状态时,ACEI/ARB 耐受性更好;若患者无明显水肿而静息心率比较快时,β 受体阻滞剂耐受性会更好。可同时给予部分 HFrEF 患者小剂量 β 受体阻滞剂和 ACEI/ARB,两药合用后可交替和逐步增加剂量,分别达到各自的目标剂量或最大耐受剂量。

2)患者接受上述治疗后应进行临床评估,根据相应的临床情况选择以下治疗:①若仍有症状,eGFR 大于等于 30 mL·min^{-1}·1.73 m^{-2}、血钾低于 5.0 mmol/L,推荐加用醛固酮受体拮抗剂;②若仍有症状,血压能耐受,建议用血管紧张素受体脑啡肽酶抑制剂(ARNI)代替 ACEI/ARB;③若 β 受体阻滞剂已达到目标剂量或最大耐受剂量,窦性心率大于等于 70 次/分,LVEF 小于等于 35%,可考虑加用伊伐布雷定;④若符合心脏再同步化治疗(cardiac resynchronous therapy,CRT)或植入式心脏复律除颤器(implantable cardioverter defibrillator,ICD)的适应证,应予推荐。以上治疗方法可联合使用,不分先后。

3)若患者仍持续有症状,可考虑加用地高辛。

4)对于经以上治疗后病情进展至终末期心衰的患者,根据其病情选择心脏移植、姑息治疗、LVAD 左心室辅助装置的治疗。优化药物过程中应根据用药指征合理选择药物及起始剂量,逐渐滴定至各自的目标剂量或最大耐受剂量,使患者获得最大获益,治疗中应注意监测患者症状、体征、肾功能和电解质等。

药物治疗是 HFrEF 治疗的基石,三个主要的治疗目标是:①降低死亡率;②预防因心衰恶化而再次住院;③改善临床状态、功能能力和生活质量。

ACEI/ARNI、β 受体阻滞剂和 MRA 的三联治疗被推荐作为 HFrEF 的基础疗法,除非有禁忌证或患者不能耐受,这些药物应该增加到临床试验中使用的剂量(如果不可能,则增加到最大耐受剂量)。2021 ESC 指南建议在接受 ACEI、β 受体阻滞剂和 MRA 治疗后仍有症状的患者使用 ARNI 作为 ACEI 的替代品;ARNI 可被视为一线治疗,用于新诊断 HFrEF 患者。对于 ACEI 或 ARNI 不耐受的患者,可以更换为 ARB。

除非有禁忌证或不能耐受,否则建议所有已接受 ACEI/ARNI、β 受体阻滞剂和 MRA 治疗的 HFrEF 患者使用 SGLT2 抑制剂达格列净或恩格列净,无论是否患有糖尿病。钠葡萄糖转运蛋白 2(SGLT2)抑制剂的利尿或利钠特性可以在减少充血方面提供额外的益处,并可以减少患者对袢利尿剂的需求。

一旦有症状的 HFrEF 诊断成立,就可以一起开始使用 ACEI 和 β 受体阻滞剂。没有证据支持在 ACEI 之前开始使用 β 受体阻滞剂,反之亦然。β 受体阻滞剂应在临床稳定、血容量正常的患者中以低剂量开始使用,并逐渐增加至最大耐受剂量。对于住院的急性心衰患者,一旦血流动力学稳定,应谨慎地在医院开始使用 β 受体阻滞剂。

(2)HFmrEF 和 HFpEF 的药物治疗:对于射血分数轻度降低的心衰患者,应使用利尿剂控制充血,可考虑使用 ACEI 或 ARB、β 受体阻滞剂、MRA,以及 ARNI。

对于 HFpEF 患者,尽管缺乏针对性的特定疾病改善疗法的证据,但由于绝大多数患者有潜在的高血压和(或)冠状动脉疾病,许多患者已经接受了 ACEI/ARB、β 受体阻滞剂或 MRA 治疗。

HFpEF 治疗目的应该是用利尿剂减轻充血症状。祥利尿剂是首选,虽然噻嗪类利尿剂可用于控制高血压。减轻肥胖患者的体重并增加运动,可能会进一步改善症状和运动能力,因此应在适当的患者中考虑使用。识别和治疗 HFpEF 的潜在危险因素、病因和共存疾病[如高血压、冠状动脉疾病、淀粉样变性、房颤和心脏瓣膜病(valvular heart disease,VHD)]非常重要。毫无疑问,治疗 HFpEF 综合征的一些潜在表型可以改善预后。

2.急性心力衰竭治疗流程

(1)一般治疗:一般治疗包括调整体位、吸氧、镇静等治疗。

(2)氧疗和(或)呼吸支持:AHF 无低氧血症的患者不常规使用氧疗,因其会导致血管收缩和减少心输出量。推荐对 SpO_2 小于 90% 或 PaO_2 小于 60 mmHg 的 AHF 患者进行氧疗。慢性阻塞性肺疾病(COPD)患者高流量吸氧可导致通气-血流比例失调,抑制通气并导致高碳酸血症,应注意监测酸碱平衡和 SpO_2。

无创正压通气时,持续气道内正压和压力支持两种模式均可改善呼吸衰竭,改善氧合、pH 值、降低二氧化碳分压(pCO_2)和呼吸做功。荟萃分析表明,与传统氧疗相比,无创正压通气可以改善呼吸困难、减少气管插管、降低死亡率。对于呼吸窘迫患者(呼吸频率>25 次/分),应立即启动无创正压通气,以改善气体交换、降低气管插管率。根据氧饱和度,必要时吸入氧浓度(FiO_2)可升至 100%。无创正压通气期间应常规监测血压。无创正压通气时胸腔内压增加,导致静脉回流和左、右心室前负荷减少,也可能降低心输出量和血压,因此对于前负荷储备降低和低血压的患者应谨慎使用。肺血管阻力和右心室后负荷的增加也可能加重右心室功能障碍。吸氧或无创通气后呼吸衰竭仍继续进展的患者,推荐行气管插管。

(3)利尿剂:静脉利尿剂是治疗 AHF 的基石。利尿剂增加肾脏水钠排泄,用于治疗绝大多数 AHF 患者的液体超负荷和淤血。祥利尿剂因其起效迅速而被常规应用,指导其最佳剂量、用法的数据有限。剂量试验提示,小剂量方案与大剂量方案组相比,患者整体疗效没有差异;然而,大剂量方案组患者呼吸困难改善更佳、体重变化更大、净液体量减少更多(血肌酐的增加对预后无影响)。大剂量利尿剂可能会加重神经激素激活和电解质异常,且常与不良结局相关。基于这些发现,静脉利尿剂起始治疗时应使用低剂量,评估利尿剂反应性,在剂量不足时加量。

(4)血管扩张剂:静脉血管扩张剂,即硝酸酯类或硝普钠,可扩张静脉和动脉血管,减少静脉回心血量,减少淤血,降低心脏后负荷,增加每搏输出量(stroke volume,SV),从而缓解症状。硝酸酯类主要作用于外周静脉,而硝普钠对动脉和静脉均有扩张作用。基于其作用机制,对于因后负荷增加、液体重新分配导致急性肺水肿,而没有或仅有少量液体潴留的患者,静注血管扩张剂可能比利尿剂更有效。然而,最近两项对比早期强化、持续血管扩张治疗与大剂量利尿剂的随机临床研究显示,前者并未获益。因此,到目前(2022 年初)为止,尚无推荐可替代常规治疗的基于血管扩张剂的治疗方案。

(5)正性肌力药物:对于低心排血量和低血压的患者,还需使用正性肌力药物。正性肌力药物可用于左室收缩功能障碍、低心排量和低收缩压(如<90 mmhg)导致重要器官灌注不良的患者,但须从低剂量开始谨慎使用,并在严密监测下滴定。

（6）血管升压药：在具有显著收缩外周动脉作用的药物中，去甲肾上腺素是严重低血压患者的首选，可增加重要器官的灌注。然而其代价为左室后负荷增加。因此，可以考虑联合使用去甲肾上腺素和正性肌力药物，尤其是对于晚期心衰和心源性休克的患者。

（7）阿片类药物：阿片类药物可缓解患者呼吸困难和紧张，其在无创正压通气中可用作镇静药物，以提高患者耐受。阿片类药物剂量依赖的副作用包括恶心、低血压、心动过缓和呼吸抑制。多项回顾性分析指出，使用吗啡与更多的机械通气、更长的住院时间、更多的抢救监护室或冠心病监护病房（EICU/CCU）住院及更高的死亡率相关。因此，对AHF患者不推荐常规使用阿片类药物，患者有严重的、难以耐受的疼痛、焦虑或姑息治疗时可考虑使用。

（8）地高辛：对于快速心室率的房颤患者（＞110次/分），即使已用β受体阻滞剂，仍应考虑使用地高辛。如果未使用过地高辛，可以采用0.25～0.5 mg的起始剂量静脉给药。然而，在有基础疾病（如CKD）、其他影响地高辛代谢的因素（包括其他药物）和（或）老年患者中，很难从理论上预估维持剂量，应进行血清地高辛浓度检测。洋地黄毒苷可能是地高辛的一种有潜力的替代品。

（9）血栓栓塞预防：推荐使用肝素（如低分子肝素）或其他抗凝药物预防血栓栓塞，除非有禁忌证或无必要（如正在口服抗凝药物）。

（10）短期MCS：对于心源性休克患者，为增加心排血量、增加器官灌注，短期MCS可能是必要的。短期MCS可作为过渡装置（BTR、BTD、BTB）。其带来的心输出量、血压和动脉乳酸的改善可能会被严重的并发症所抵消，影响结局的高质量证据仍缺乏。因此，不推荐在心源性休克患者中广泛使用MCS，需要多学科会诊。最近的研究表明，一个整合早期MCS植入、严密监测（有创血流动力学、乳酸、脏器损伤）的"基于团队的标准化流程"可能会提高患者生存率。

（四）心衰的运动康复

研究证实了慢性心衰运动康复的安全性和有效性，其可降低慢性心衰（包括HFrEF和HFpEF）患者的病死率和再住院率，改善患者运动耐量和生活质量，合理控制医疗成本。应推荐心衰患者进行有规律的有氧运动，以改善症状、提高活动耐量。稳定的HFrEF患者进行有规律的有氧运动可降低心衰住院风险。运动康复的适应证为NYHA心功能Ⅰ～Ⅲ级的稳定性心衰，禁忌证包括急性冠状动脉综合征早期、恶性心律失常、高度房室传导阻滞、急性心肌炎、感染性心内膜炎、急性心衰、未控制的高血压、严重主动脉瓣狭窄、梗阻性肥厚型心肌病、心内血栓等。患者平时可进行适合自己的运动，或在医生指导和监测下进行专业的运动康复。

运动可分为耐力运动、抗阻运动、弹性运动。耐力运动可最大程度地增加最大摄氧量（$VO_2 max$），有氧运动为其中一种运动方式，建议慢性心力衰竭患者选择可以改善心肺功能的有氧运动，辅助抗阻运动和弹性运动。研究证实，慢性心力衰竭患者进行CPET和有氧运动康复是安全的。在对慢性心力衰竭患者实施运动康复前，应遵循美国心脏协会（American Heart Association，AHA）声明常规进行运动试验。CPET是运动试验的一种形式，综合应用呼吸气体监测技术、计算机技术和活动平板或踏车技术，实时监测在不同负荷条件下,机体氧耗量和二氧化碳排出量的动态变化。客观定量评价心脏储备功能和运动耐力,是评定心力衰竭患者心脏功能的"金标准",也是制订患者运动处方的依据。临床常选用踏车及运动平板为运动模式。基于踏车的安全、方便性,选用踏车的患者的比例更高,常采用运动功率逐渐增加的方案。踏车运动试验方案按照增加运动负荷的方式,可分为连续递增运动负荷和分级递增运动负荷两类,连续递增运动负荷方案又称"Ramp 方案",在整个运动过程中,连续不断加大运动负荷,直至运动终点。分级递增运动负荷是将运动强度分成不同的等级,每隔一定时间增加一次运动负荷,一直增加到极量运动为止,常用的有 Bruce 方案和 Naughton 方案。CPET 的主要用途包括运动耐力检测、心脏疾病的严重程度判断、是否需要心脏移植和手术风险的评估、残障能力的鉴定、治疗效果评价、高危患者疾病发展的预测和运动员的运动测试。对于心力衰竭患者,CPET 可用于判断心力衰竭的严重程度和治疗效果,帮助判断预后,评估是否需要心脏移植,测试运动耐力以及制订运动处方。

三、医工交叉应用的展望

心力衰竭诊疗过程中诊断方法及监测技术的进展充分体现了技术的发展促进医学的进步。

（一）目前主要设备应用

1.心电监护

（1）定义：心电监护是监测心脏电活动的一种手段。普通心电图只能简单观察、描记心脏当时、短暂的心电活动情况,而心电监护则是通过显示屏连续观察监测心脏电活动情况的一种无创的监测方法,可适时观察病情,提供可靠的有价值的心电活动指标,并指导实时处理,因此,对于有心电活动异常的患者,如急性心肌梗死、各种心律失常等有重要使用价值。

（2）工作原理：心电活动经心电导联线传入处理器,血压经压力传感器变成电信号传入处理器。呼吸活动由呼气、吸气造成胸腔电阻的改变经心电导联与心电活动同时传入处理器,处理器将来自患者体内的电信号放大后经微型计算机处理后变成波形与数字信号输出,经光电显示系统显示于阴极射线示波器的屏幕上,需要时可打印监护记录。

（3）监护仪的应用

1）在重症病房的应用：为了提高医疗护理质量,减少并发症,减少重症患者病情恶化,利用心电监护仪对危重患者进行实时监测。其具有以下功能：心电图随时掌握患者的心律失常情况;实时监测呼吸情况,记录每分钟呼吸次数、呼吸压力和呼吸频率,了解危重患者呼吸肌和肺的强度和效率,以确定危重病患者是否存在呼吸系统疾病;实时监测有创血压和无创血压,了解重症患者是否有严重血压下降或升高;实时监测血氧饱和度,通过测量血氧饱和度,可以及时了解危重患者的血氧含量,为临床治疗提供重要的治疗和应用基础信息。

2）对手术中患者的应用：在手术室内,患者接受局部麻醉或全身麻醉进行手术治疗,为确保手术治疗的有效性和患者的生命安全,利用心电监护仪对术中患者进行实时监测。手术人员通过实时监测到的各项参数，来评价手术患者镇静水平，合理使用麻醉药物剂量，提高手术患者的复苏能力。

3）在普通病房对患者的应用：由于普通病房患者人数较多，如何管理并监视患者的病情变化将变得异常繁琐，应用心电监护仪进行监护就能很好地解决这个问题。应用心电监护仪实时监测患者心脏循环系统、血压和呼吸系统的稳定性，如果突然出现紧急情况，可以立即实施治疗或抢救。

（4）心电监护主要指标：心电监护主要指标包括心率、血压（包括收缩压和舒张压）、血氧饱和度、呼吸、体温。

2.心脏超声

（1）定义：心脏超声是利用超声短波的特殊物理学特性检查心脏和大血管的解剖结构及功能状态的一种首选无创性技术。1954 年首次应用超声诊断心脏病，临床常用的心脏超声有三种：M 型、二维和多普勒超声心动图。用于临床的心脏超声有实时三维超声心动图（3-dimensional echo cardiography，3DE）、各种负荷超声心动图（包括运动和药物诱发）、经食道超声心动图、声学造影及组织多普勒等。

（2）超声成像的基本原理：超声成像需要发射声波、接受反射声波以及信号分析处理得到图像这三个步骤。超声诊断所用声源振动频率一般为 $1\sim10$ MHz，常用 $2.5\sim5.0$ MHz。超声成像的基本原理与超声波的物理特性及人体组织对入射超声波所产生的多种物理现象有关，主要有如下方面：

1）指向性：超声波与一般声波不同，由于频率高、波长短，而在介质内呈直线传播，故有良好的指向性。这是超声检查对人体器官结构进行探测的基础。

2）反射：超声波入射到比自身波长大的大界面时，入射声波的较大部分能量被该界面阻挡而返回，这种现象为反射。

3）散射：小界面对入射超声产生散射现象，使入射超声的部分能量向各个空间方向分散辐射。散射回声来自脏器内部的细小结构，其临床意义十分重要。

4）折射：由于人体各组织脏器中的声速不同，声束在经过这些组织间的大界面时，产生声束前进方向的改变，称为折射，折射可使测量及超声导向两个方面产生误差。

5）绕射：声束在界面边缘经过，可向界面边缘靠近且绕行，产生声轴的弧形转向。

6）相干：相干为两束声波在同一空间传播时的叠加现象，由于两束声波在频率、相位及振幅上的差别，叠加后可产生另一种新的波形。

7）衰减：超声波在介质中传播时，因小界面散射、大界面反射、声束的扩散以及介质对超声能量的吸收等，声能逐渐减少，称为衰减。不同组织对超声能量吸收的程度不同，主要与蛋白质和水含量有关。在人体组织中，声能衰减程度依递减顺序为骨质与钙质、肝脏等实质组织、脂肪组织、液体。超声通过液体时几乎无衰减，而通过骨质或钙质时，则明显衰减，致其后方回声减弱，乃至消失而形成声影。

8）多普勒效应：当一定频率的超声波由声源发射并在介质中传播时，如遇到与声源做相对运动的界面，则其反射的超声波频率随界面运动的情况而发生改变，称为多普勒效应（Doppler effect），当界面朝向探头运动时，频率增高，背离探头运动时，则频率减低，

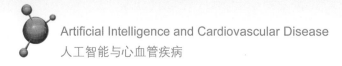

界面运动速度愈快,频移的数值就愈大,反之亦然。利用多普勒效应,可以检测组织或血流的运动,包括方向和速度,并可判断血流是层流或湍流。

当入射超声波在人体组织中传播,经过不同器官、不同组织,包括正常与病变组织的多层界面时,每一界面由于两侧介质的声阻抗不同而发生不同程度的反射和(或)散射。这些反射或散射形成的回声,以及超声在传播中所经过不同组织的衰减信息,经接收、放大和信息处理而在荧屏上以图像或波形显示,形成声像图,此即超声成像的基本原理。

(3)超声心动图基本检查技术特征

1)M型超声心动图:是超声心动图最基本的检测技术,其时间参数具有较高的准确性,主要用于观测心脏快速运动解剖结构的时间变化状态(图 1-1)。

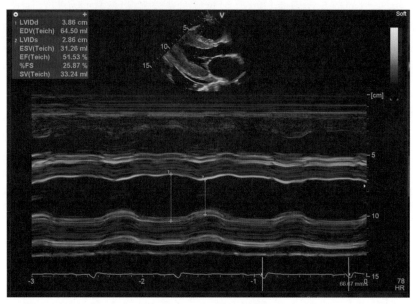

图 1-1　M 型超声心动图

2)二维灰阶超声心动图:采用国际公认的标准化超声心动图心脏切面,进行标准化的心脏解剖结构观察、结构径线参数和血流动力学功能参数测量,主要观测心脏各房室腔内径、容积和室壁厚度及其相关解剖结构运动状态等解剖功能状态(图 1-2)。

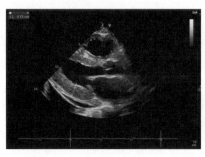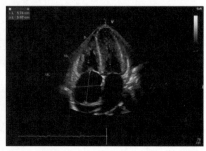

图 1-2　二维灰阶超声心动图

　　3)频谱多普勒超声心动图(其中包括脉冲波频谱多普勒和连续波频谱多普勒):是观察和测量心腔内血流动力学参数的主要技术方法,主要应用于在彩色多普勒血流图引导下采集主动脉口、肺动脉口、二尖瓣口、三尖瓣口和右肺上静脉及其他心腔和血管腔内的血流速度频谱(图1-3)。

　　4)彩色多普勒血流成像:是定性或半定量观测心腔和血管腔内血流起始和终点、血流速度、血液流经路径和分布以及血流状态的血流观测技术(图1-4)。

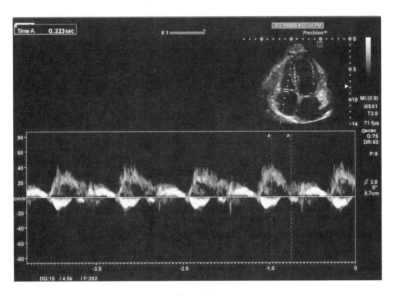

图 1-3　频谱多普勒超声心动图

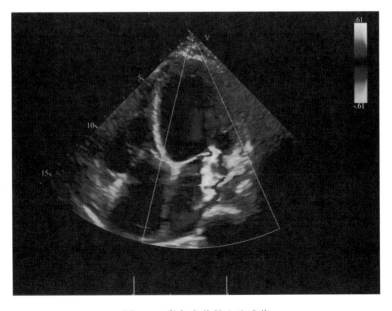

图 1-4　彩色多普勒血流成像

5)组织多普勒超声心动图:包含彩色组织多普勒成像和频谱组织多普勒成像两大类,是观测心室心肌力学状态的较为成熟的超声成像技术。频谱组织多普勒成像主要应用于采集二尖瓣环、三尖瓣环和心脏特定部位心肌在舒张期和收缩期的组织运动速度频谱(图1-5)。

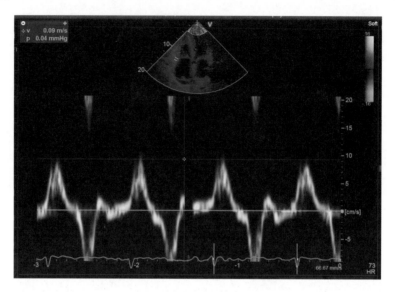

图1-5 组织多普勒超声心动图

3.无创心排量

对危重患者,尤其是急性左心功能不全及心衰患者的血流动力学监测是一个重要且关键的项目,血流动力学通过血压与心率等因素的分析来研究循环系统中血液的运行情况,可以通过对血流动力学参数定量、动态、连续监测,进行规律性分析,根据数据反馈的信息来了解患者的病情以及判断临床治疗的疗效。随着现代科学技术的发展,无创血流动力学监测凭借着无创伤性感染风险,可以快捷地为临床诊断提供血流动力学依据,并且无创并发症少,患者痛苦较小、易接受,其中一个重要监测项目即为无创心排量的监测(ICG)。

(1)基本原理:生物体容积变化时引起电阻抗变化,根据胸部所有组织结构具有固定不变的容积电阻抗值和心脏射血时血管容积变化引起的电阻抗值变化,计算心排量和其他血流动力学数值,全面反映心脏的功能状态。

(2)无创心排量监测仪测量常用指标主要包括以下几个:

1)平均动脉压(MAP):一个心动周期中动脉血压的平均值称为平均动脉压。成年人平均动脉压正常值为70~105 mmHg。

2)连续心排量输出(CO):是指每分钟心脏泵血量(正常值4~8 L/min)。同血压相比,CO的变化能够提供机体功能或基础代谢率需求发生重大变化时的早期报警。

3)心脏指数(cardiac index,CI):心脏指数为按体表面积计算的心输出量[正常值为2.5~4.2 L/(min·m²)]。

4)SV:为每次心跳左心室泵出血量(正常值为60~130 mL),SV的变化是血流量和心肌收缩发生变化的早期信号。

5)每搏输出量指数(stroke volume index,SVI):是指按体表面积计算的心输出量(正常值为 30～65 mL/m²)。

6)血管阻力(vascular resistance,SVR):是指血流在动脉系统内遇到的阻力(正常值为 770～1500 dyn・s・cm⁻⁵),反映左心室后负荷大小。

7)外周血管阻力指数(vascular resistance index,SVRI):是指小动脉和微动脉对左心收缩时体循环血流的每搏总外周阻力。

8)胸腔液体量(TFC):是指根据胸腔电传导性测量出的胸内液体总量(男性正常值为 30～50 L/kohm,女性正常值为 21～37 L/kohm),指导输液速度和输液量。

9)加速指数(ACI):为血液在主动脉升部和弓部的加速度[男性正常值为 70～150 (1/100・s⁻²),女性为 70～170 (1/100・s⁻²)],用于评价心肌收缩能力,指导应用心脏活性药物。

4.有创动脉血压监测

(1)定义:有创动脉血压监测为经动脉穿刺置管后直接测量血压的方法,能够反映每一个心动周期的血压变化情况。早期的水银或弹簧血压计直接测压只能测出平均动脉压(MAP),而目前应用的压力换能器可直接显示 SBP、DBP 和 MAP。有创动脉血压监测的优点为对血管痉挛、休克、体外循环的患者测压结果更可靠,缺点为可能发生血肿、血栓等。

(2)原理及方法:有创动脉血压监测的原理是经动脉穿刺置管后直接测量动脉血压。有创动脉血压监测系统包括两个组件:电子系统和充液导管系统。穿刺成功后将动脉导管与充液导管系统相连,然后通过换能器将充液系统与电子监测系统相连接,调零后即可直接连续测量动脉血压。

(3)器材与仪器:有创动脉血压监测所用的器材与仪器包括套管针、测压装置(测压管道系统、肝素液、测压仪、感应装置和显示器)。

(4)适应证:有创动脉血压监测的适应证包括各类危重患者和复杂的大手术及有大出血的手术,体外循环心内直视手术,需行低温和控制性降压的手术,严重低血压、休克等需反复测量血压的手术,需反复采动脉血样做血气分析的患者,需用血管扩张药或收缩药治疗的患者,呼吸心搏骤停后复苏的患者。

(5)测压途径

1)桡动脉为首选测压途径。在桡动脉穿刺前一般需行 Allen 试验:正常手心血供恢复时间为不足 5～7 s,平均 3 s,8～15 s 为可疑,测压途径 15 s 以上为供血不足,一般 7 s 以上为试验阳性,不宜选桡动脉穿刺。

2)测压途径次选肱动脉。其外侧为肱二头肌肌腱,内侧为正中神经,与远端尺、桡动脉间有侧支循环,其阻塞可影响前臂和手部的血供。

3)测压途径依次选择尺动脉、足背动脉、股动脉。

(6)动脉压波形

1)正常动脉压波形:正常动脉压波形包括收缩相和舒张相。主动脉瓣开放和左心室快速射血入主动脉时为收缩相,动脉压波急骤上升至顶峰,即收缩压。血流经主动脉到

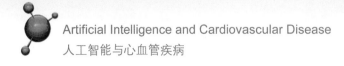
周围动脉,压力波下降,主动脉瓣关闭,直至下一次收缩开始,波形下降至基线为舒张相,最低点即舒张压。动脉压波下降支出现的切迹为重搏切迹。

2)异常动脉波形:①圆钝波:波幅中等度降低,上升和下降支缓慢,顶峰圆钝,重搏切迹不明显,见于心肌收缩功能减低或血容量不足。②不规则波:波幅大小不等,早搏波的压力低平,见于心律失常。③高尖波:波幅高耸,上升支陡,重搏切迹不明显,舒张压低,脉压宽,见于高血压及主动脉瓣关闭不全(aortic regurgitation,AR)。主动脉瓣狭窄者,下降支缓慢及坡度较大,舒张压偏高。④低平波:上升和下降支缓慢,波幅低平,见于低血压休克和低心排综合征。

5.中心静脉压(central venous pressure,CVP)监测

(1)定义:CVP指腔静脉与右房交界处的压力,是反映右心前负荷的指标,与血容量、静脉张力和右心功能有关。CVP由四部分组成:①右心室充盈压;②静脉内壁压即静脉内容量产生的压力;③静脉外壁压,即静脉收缩压和张力;④静脉毛细血管压。

(2)适应证。CVP监测适应证包括:严重创伤、各类休克及急性循环衰竭等重症患者;各类大、中手术,尤其是心血管、头颅和腹部大手术;需长期输液或完全胃肠外营养治疗的患者;需接受大量、快速输液的患者。

(3)正常值及异常值:CVP正常值为 $5\sim12$ cmH$_2$O,临床上常依据CVP的变化来估计患者的血流动力学状况。CVP的高低取决于心功能、血容量、静脉血管张力、胸内压、静脉血回流量和肺循环阻力等因素,其中尤以静脉回流与右心室排血量之间的平衡关系最为重要。CVP小于 $2\sim5$ cmH$_2$O,提示右心房充盈欠佳或血容量不足;CVP大于 $15\sim20$ cmH$_2$O,提示右心功能不良或血容量超负荷。

(4)临床意义:CVP监测可提供适当的充盈压以保证CO。由于CO不能常规测定,临床工作中常依据动脉压的高低、脉压大小、尿量及临床症状、体征结合CVP变化对病情做出判断,指导治疗。

6.Swan-Ganz导管

Swan-Ganz导管能够迅速地进行各种血流动力学监测。由静脉插入经上腔或下腔静脉,通过右房、右室、肺动脉主干和左或右肺动脉分支,直至肺小动脉。在肺动脉主干测得的压力称为肺动脉压(pulmonary artery pressure,PAP)。Swan-Ganz导管在肺小动脉楔入部位所测得的压力称为肺小动脉楔压[PAWP,又名"肺毛细血管楔压"(PCWP)]。PAWP和PAP是反映左心前负荷与右心后负荷的指标,由于CVP不能反映左心功能,所以当患者存在左心功能不全时进行PAP和PAWP监测是很有必要的。

(1)Swan-Ganz导管测定心排量的基本原理:通过Swan-Ganz导管在右心房上部在一定的时间内注入一定量的冷水,该冷水与心内的血液混合,使温度下降,温度下降的血流到肺动脉处,通过该处热敏电阻监测血温变化。其后低温血液被清除,血温逐渐恢复。肺动脉处的热敏电阻所感应的温度变化,记录温度稀释曲线,通过公式计算出心排量。

(2)适应证:ARDS患者的诊治,利于指导药物治疗、评估效果和预后。低血容量性休克患者的扩容监测指导与评价血管活性药物治疗时的效果。急性心肌梗死:PCWP与左心衰的X线变化有良好的相关性可估计预后。区别心源性和非心源性肺水肿:正常时

血浆胶体渗透压(COP)与 PCWP 之差为 10～18 mmHg,当差值为 4～8 mmHg 时就有可能发生心源性肺水肿,当差值不足 4 mmHg 时不可避免。心源性肺水肿 PCWP 一般大于等于12 mmHg,而非心源性肺水肿一般 PCWP 小于等于 12 mmHg。

(3)禁忌证

1)绝对禁忌证。Swan-Ganz 导管的绝对禁忌证包括:①三尖瓣或肺动脉瓣狭窄:PAV 不易通过狭窄的瓣膜,即使偶尔通过狭窄部位,也可加重阻碍血流通过。②右心房或右心室内肿块(肿瘤或血栓形成):插管时不慎可致肿块脱落而引起肺栓塞或阵发性栓塞。③法洛四联症:右心室流出道十分敏感,PAC 通过肺动脉时,常可诱发右心室漏斗部痉挛而使发绀加重。

2)相对禁忌证。Swan-Ganz 导管的相对禁忌证包括:①严重心律失常:正常情况下,PAC 置管时,常可诱发一过性房性或室性心律失常,因此手术患者伴有心律失常时,插管过程中可引起严重心律失常。此类患者是否选用 PAC 需权衡利弊。②凝血障碍:经大静脉穿刺插管时,可能会发生出血、血肿,因此伴凝血异常者应慎用。③近期置起搏导管者:施行 PAC 插管或拔管时不慎可使起搏导线脱落。

(4)通过 Swan-Ganz 导管可获得的血流动力学参数

1)右心房压力(RAP)

压力曲线:窦性心律时 RA 压力曲线包括 a 波、c 波、v 波,a 波反映心房收缩,c 波为三尖瓣关闭的回波,v 波反映心房充盈、心室舒张(注:在无三尖瓣反流的情况下,右心房的 a 波高度应较 v 波为高,且与 RV 的终末舒张压相似,正常值为－1～＋7 mmHg,平均为 4 mmHg)。

临床意义:RAP 反映静脉血容量和静脉血管床的张力,右心室充盈和排空情况以及右心室舒张期的顺应性。

2)右室压(RVP)

压力曲线:典型右心室压力图形呈圆锥形,心室收缩时,曲线形成高峰,即在心电图显示 R 波后数毫秒压力开始上升,至 T 波出现后达到最低点,且早期舒张压较舒张终末压为低。收缩压正常值为 15～25 mmHg,舒张压正常值为 0～8 mmHg。

临床意义:主要反映右心室的收缩及舒张功能。

3)PAP

压力曲线:近似于三角形,在其降支上有一重搏切迹,可协助辨认。收缩压正常值为15～25 mmHg,舒张末压正常值为 8～15 mmHg,平均压正常值为 10～20 mmHg。

临床意义:代表右心室收缩产生的收缩期压力,反映肺小动脉和肺毛细血管床的流量或梗阻情况。

4)PCWP

压力曲线:与右心房压相近。a 波反映心房收缩,v 波反映心房充盈。心室舒张期压力平均高度低于 PAP 平均高度,但其低压经常高于右心房。正常值:平均压 6～12 mmHg。

临床意义:反映肺部的循环状态,在通常的呼吸和循环下,PCWP 基本上与肺静脉压力一致。PCWP 的正确和连续观测是判断肺充血及其程度较有价值的指标。PCWP

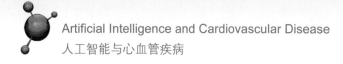

与左心房平均压密切相关,一般不高于后者1~2 mmHg。如无肺血管阻力升高,且无左心室功能异常,则肺动脉舒张终末压就与PCWP平均左心房压及左室舒张终末压非常接近。若Swan-Ganz导管气囊破裂,可以应用肺动脉舒张终末压作为PCWP的近似值。

5)CO:CO指一侧心室每分钟射出的总血量,正常人左右心室的排出量基本相等,正常值为5.0~6.0 L/min。

临床意义:CO为反映心泵功能的重要指标,其受心肌收缩性、前负荷、后负荷、心率等因素的影响,对评价患者心功能具有重要意义。根据Starling曲线,CO对于补液、输血和心血管药物治疗有指导意义,也可通过CO计算其他血流动力学参数,如CI、每搏量等。

7.脉搏指示持续CO监测(pulse indicator continuous cardiac output,PICCO)

(1)定义:PICCO是指经肺热稀释方法和动脉脉搏轮廓分析法综合来对血液动力学和容量进行监护管理。

(2)临床意义:PICCO在大动脉(通常是主动脉)内测量温度-时间变化曲线,因而可测量全心相关参数,而不仅以右心代表全心;更为重要的是,其所测量的全心舒张末期容积(GEDV)、胸腔内血容积(ITBV)能更充分地反映心脏前负荷的变化,避免了以往以CVP、肺动脉阻塞压(PAOP)等压力代表容积,不能预测扩容反应的缺陷。

(3)基本原理:置入1根中心静脉导管和1根股动脉导管,将温度指示剂注入中心静脉后,分布于胸腔内各个腔室,根据股动脉测得温度衰减曲线,即可得出各个腔室容量的分布情况。从中心静脉注入一定量冰盐水,很快弥散至心脏及肺内,当动脉热敏探头探测到热量信号时,即可识别温度差并汇成曲线,计算机自行对该曲线进行分析得出一基本参数,并结合PICCO导管测得的股动脉压力波形,得出一系列具有特殊意义的重要临床参数,每搏心输出量、CI、动脉压、血管外肺水(EVLW)等。

(4)PICCO监测获得的主要参数

1)经热稀释方法得到的非连续性参数:经热稀释方法得到的非连续性参数包括心输出量、GEDV、胸腔内血容量、EVLW、PVPI、心功能指数、全心射血分数(GEF)。

2)经动脉轮廓分析法得到的连续性参数:经动脉轮廓分析法得到的连续性参数包括连续心输出量、动脉压、心率、每搏量、每搏量变异、脉压变异、系统SVR、左心室收缩力指数。

(5)优势:ITBV和GEDV不会受机械通气的影响而产生错误,在反映心脏前负荷的敏感性和特异性方面,优于CVP和PCWP。经由GEDV和SV计算得到的GEF在一定程度上反映了心肌收缩功能(GEF=4×SV/GEDV)。EVLW已被证实与ARDS的严重程度、患者机械通气的天数、住ICU的时间及死亡率明确相关,其评估肺水肿的优势远远优于胸部X线。PVPI一定程度上反映了肺水肿形成的原因(区分静水压型和通透性肺水肿)。

(6)PICCO热稀释动脉导管和Swan-Ganz导管的对比(表1-2)。

表 1-2　**PICCO 热稀释动脉导管和 Swan-Ganz 导管的对比**

		PICCO	Swan-Ganz
监测方式		经肺热稀释法和脉搏轮廓分析法	热稀释法
参数	CO	有	有
	CVP	无	有
	PAOP	无	有
	GEDV	有	无
	ITBV	有	无
	EVLW	有	无
	心功能指数(CFI)	有	无
	每搏变异度(SVV)	有	无
	动脉压(AP)	有	无
优势		不经右心,微创,感染及并发症风险小	提供临床比较熟悉的数据
		床边监测 EVLW	测量过程中,时间对应较精确
		连续实时的心输出量监测	—
		适用于儿科患者	—
		容量反映前负荷比压力值更加准确敏锐	—
劣势		在连续心排的监测中,需要连续打三次冰水做校准	过右心,有创,高并发症风险
		对一些特殊患者,连续心排监测可能不准确	受到呼吸周期影响
		—	不适用于儿科患者

(二)应用展望

近年来的应用实践显示,触摸屏操作技术、智能参数接口技术、云计算技术等充分展示了心电监护仪的未来发展方向,而无创血压测量新技术、数字血氧测量新技术、呼气末二氧化碳分压测量新技术等有效提升了心电监护仪的参数测量功能。心脏超声方面,超高速超声成像成为研究热点,超高速心脏成像是超声心动图发展的一个飞跃,可能会给临床诊断带来益处。有很多研究旨在尽可能提高超声成像帧频,为更细致的心脏功能成像提供可能,其关键在于减低每帧发射次数,可用方法有回顾性心电门控技术、平面波或球面波成像,以及并行发射、并行接收波束合成等。在血流动力学监测方面,近年也有长足发展,超声心输出量监测仪(USCOM)目前应用日益广泛,具有无创、便捷、操作简易、连续监测、可重复性好等优点，与肺动脉导管热稀释法具有很好的相关性，还与作为评估其他新的无创 CO 监测技术标尺的多普勒超声心动图（ECHO）在 CO 监测上具有很好的一致性。基于动脉容积钳制法原理的每搏连续无创血压监测系统是非侵入性动脉波轮廓分析技术的代表，具有连续、无创、实时、准确等优点，且操作简单，通过实时、连续、全面、精确的血流动力学评估并制订更优的血流动力学治疗策略（即目标导向液体治疗和药物干预），从而减少住院时间和医疗成本，降低医源性并发症的发生率。FloTrac/Vigileo 是基于动脉压力连续监测心输出量的一种微创方法。因其可连续监测多种血流动力学参数并具创伤小、并发症少、放置及应用方便、无须人工校正等优点，得到临床认可，目前已有许多研究使用 FloTrac/Vigileo 系统来连续监测患者血流动力学变化，根据其评估患者血流动力学状态和容量状态指导液体治疗。从古希腊希波克拉底时代起，西方医学从未停止过前进的脚步，相信未来心力衰竭诊疗技术必将向智能化、舒适化、精准化等方向发展。

※ 拓展阅读 ※

1942 年，Dussik 首次尝试使用超声波作为医学诊断工具。1946 年，Denier 使用超声波定位体内各种脏器的位置，如心脏、肝脏和脾脏。Keide 则利用超声波记录了心脏周期内心脏体积的变化。1968 年，Gramiak 用生理盐水与靛青绿混合震荡液经心导管注射，用超声心动图观察出现云雾状回声，实现了右心腔显影，开创了心脏声学造影的先河。经过科学家们近百年的不懈努力，超声成像技术飞速发展，从 A 超到实时三维，从单纯诊断技术扩展到治疗领域，焕发出新的强大的生机与活力。

1988 年，张运院士出版了我国第一部多普勒超声心动图专著——《多普勒超声心动图学》，2000 年出版了我国第一部《介入性超声心动图学》，在全国产生了重大的学术影响。2015 年，张运院士团队在《美国超声心动图学杂志》报告了中国健康成人超声心动图正常值的大样本、多中心研究（EMINCA）结果，该研究首次建立了中国汉族成人二维和多普勒超声心动图测量指标的正常参考值范围，发现这些测值受到年龄和性别的显著影响，且多数测值显著小于欧美超声心动图指南推荐的正常值。这一研究结果促使美国超声心动图协会（ASE）组织和实施了国际健康成人超声心动图正常值的多中心研究（WASE），该研究同样揭示了二维和多普勒超声心动图测值的国家和民族间的显著差异。2021 年，张运院士团队发现高血压心脏重构欧美诊断标准不适于中国患者，如采用国际指南的诊断标准，可导致我国高血压患者左室和左房重构的严重误诊，亟须建立更为完善的左室和左房超声测值的校正方法。该研究发表后，在国内学术界引起了强烈反响。

在医工结合研究领域，张运院士团队先后与国内外多所研究单位合作，在血管内弹性成像和血管内光声成像领域进行了深入的基础研究，制备了以生物可降解的纳米介孔硅材料为原材料的纳米颗粒，该材料具有较强的声学对比效应，后进一步进行了纳米颗粒表面荧光物质修饰，实现了超声和荧光双模态的成像。该材料具有特异性诊断、靶向给药示踪、干预效果评价等多种功能，具有较好的临床应用潜力。

参考文献

[1]中华医学会心血管病学分会心力衰竭学组.2018 中国心力衰竭诊断和治疗指南[J].中华心血管病杂志,2018,16(12):4.

[2]顾东风,黄广勇,何江,等.中国心力衰竭流行病学调查及患病率[J].中华心血管病杂志,2003,31(1):3-6.

[3]葛均波,徐永健,王辰.内科学[M].9 版.北京:人民卫生出版社,2018.

[4]王辰,王建安.内科学(八年制)[M].3 版.北京:人民卫生出版社,2018.

[5]中国康复医学会心血管病专业委员会中国老年学学会心脑血管病专业委员会.慢性稳定性心力衰竭运动康复中国专家共识[J].中华心血管病杂志,2014,42(9):714-720.

[6]黄露.心电监护仪的问题分析及护理对策分析[J].影像研究与医学应用,2017,1(18):175-176.

[7]陈其.心电监护仪在临床中的应用与质量控制[J].中国医疗器械信息,2019,25(18):173-175.

[8]杨娅,房芳,李嵘娟,等.超声掌中宝心血管系统[M].2 版.北京:科学技术文献出版社,2017.

[9]白人驹,徐克.医学影像学[M].7 版.北京:人民卫生出版社,2013.

[10]戴培胜,韩亚岩,崔娟敏,等.重组人 B 型利钠肽治疗慢性心力衰竭急性发作失代偿期的临床疗效观察[J].医学综述,2014,20(4):719-722.

[11]吕翠霞.脐血干细胞移植治疗失代偿肝硬化的护理配合体会[J].泰山医学院学报,2013,34(9):707-708.

[12]卢小红,杨静华,刘付群,等.协同护理模式对肝硬化失代偿期患者自我护理能力的影响[J].护理实践与研究,2013,10(20):18-19.

[13]韩学妍.心电监护仪最新发展趋势及新技术应用[J].中国医疗器械信息,2020,26(23):36-38.

[14]赵菲菲,佟玲,罗建文.超高速心脏超声成像[J].中国医疗器械信息,2015,21(11):7-11.

[15]ELGENDY A,SEPPELT I M,LANE A S. Comparison of continous-wave Doppler ultrasound monitor and echocardiography to assess cardiac output in intensive care patients[J]. Crit Care Resusc,2017,19(3):222-229.

[16]陈美琪,林风辉,薛贻敏.每博连续无创血压监测系统的研究进展[J].医疗装备,2021,34(1):186-189.

[17]HAO G,WANG X,CHEN Z,et al. Prevalence of heart failure and left ventricular dysfunction in China:The China hypertension survey,2012-2015 [J]. Eur J Heart Fail,2019,21(11):1329-13137.

[18]ESC Scientific Document Group.2021 ESC Guidelines for the diagnosis and

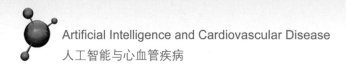

treatment of acute and chronic heart failure[J]. Eur Heart J,2021,42(36):3599-3726.

[19]BROCH O,RENNER J,HCKER J,et al. Uncalibrated pulse power analysis fails to reliably measure cardiac output in patients undergoing coronary artery bypass surgery[J]. Critical care (London，England),2011,15(1):R76.

（林宗伟　张心雨）

第二章　心律失常

第一节　窦性心律失常和心脏传导阻滞

学习目的

1. 了解缓慢心律失常及发病机制。
2. 熟悉缓慢心律失常的辅助检查和诊断方法。
3. 掌握缓慢心律失常的治疗方法和进展。

案例

患者,男,81岁,农民,既往无高血压、糖尿病病史,8年前行心脏起搏器置入术。此次主因"发作性晕厥2周"入院。

目前情况:患者2周前出现发作性晕厥,无放射痛,无胸闷、心前区压榨感,无天旋地转感,无大小便失禁,就诊于当地医院,血常规、肝肾功能检查、心肌酶谱正常,心电图示三度房室传导阻滞,给予营养心脏等药物治疗,患者自诉症状未缓解,就诊于我院。

专科检查:双肺呼吸音粗,未闻及明显啰音。心率42次/分,第一心音强弱不等。双下肢无水肿。

辅助检查:血常规、肝肾功能检查、心肌酶谱正常。起搏器程控显示起搏器电池电量耗竭。

入院诊断:①心律失常,三度房室传导阻滞。②起搏器植入术后,起搏器电池电量耗竭。

患者8年间未行起搏器定期随访,导致此次突然出现起搏器电池电量耗竭情况。结合患者病史和患者起搏器程控结果,患者起搏器电池电量耗竭诊断明确,排除禁忌后行起搏器置换术。

医工结合点:对于心脏起搏器置入患者来说,随访问题一直限制了部分患者获得最优的起搏器工作状态,尤其对于年纪偏大,行动不便,居住在偏远地区的患者,定期的医院随访工作成了一个负担。因此,医工结合如可解决此问题,将大大提高患者置入心脏起搏器的获益。

思考题

哪些医工交叉的进展可以提高患者的术后随访依从性？

案例解析

一、疾病概述

（一）窦性心律失常

正常的窦性心律起源于窦房结，频率为 60～100 次/分，窦性心律失常（sinus anhythmia）是一组以窦房结自律性异常和窦房结向心房传导障碍为病理基础的心律失常，分为快速性和缓慢性心律失常，前者表现为窦性心动过速，后者表现为窦性心动过缓、窦性停搏及窦房传导阻滞。本节主要介绍后者。

1.窦性心动过缓

（1）定义：窦性心动过缓（sinus bradycardia）指窦性心律的频率小于 60 次/分。

（2）病因：生理性因素是引起窦性心动过缓的常见原因，常见于运动员、健康的青年人及睡眠状态等。窦房结病变和急性下壁心肌梗死亦常发生窦性心动过缓。其他一些心外疾病也可引起窦性心动过缓，如颅内疾病、低温、甲状腺功能减退、严重缺氧、重症黄疸、阻塞性睡眠呼吸暂停、血管神经性晕厥等，以及一些药物，如拟胆碱药物、胺碘酮、β受体阻滞剂等。

（3）临床表现：大部分生理因素所引起的窦性心动过缓无明显症状，各种疾病所导致的窦性心动过缓的临床表现多与其原发病相关。部分患者可出现 CO 不足导致的各器官缺血的临床表现，包括头晕目眩、晕厥或乏力，也可出现共存疾病的症状加重，如心绞痛和心力衰竭。心电图表现为窦性 P 波的频率小于 60 次/分，伴有窦性心律不齐时，P-P 间期不规则，但各 P-P 间期之差小于 0.2 秒。

（二）病态窦房结综合征（sick sinus syndrome，SSS）

1.定义

该病简称"病窦综合征"，是一种因窦房结冲动形成异常或传导障碍而引起的严重窦性心动过缓、窦性停搏或窦房阻滞，致使重要器官供血不足的临床综合征。

2.病因

病窦综合征最常见的病因为窦房结纤维化，多由窦房结不明原因的硬化性退行性病变引起，其他因素包括淀粉样变性、结节病、风湿热、窦房结动脉疾病、手术创伤、甲状腺功能减退、某些感染（如伤寒、旋毛虫病）和恶性肿瘤等。病窦综合征在儿童中罕见，常见于先天性或者获得性心脏病患儿（如心脏手术后）。家族性病窦综合征亦存在，部分为 SCN 5A 和 HCN 4 基因突变导致。迷走神经张力增高、高血钾、一些抗心律失常药物如洋地黄类药物等也可导致窦房结功能障碍，需注意鉴别。

3.临床表现

病窦综合征早期一般无明显症状。当出现严重窦性心动过缓、窦性停搏和窦房阻滞时,可出现心、脑、肾等重要器官供血不足的症状。轻者表现为记忆力减退、乏力和运动耐力下降;重者发生心绞痛、心力衰竭、阿-斯综合征,甚至继发心室颤动而导致猝死。如有心动过缓-心动过速交替出现,则会有心悸等症状。

心电图可表现为:①严重窦性心动过缓(通常小于 50 次/分);②窦性停搏和窦房阻滞,可伴有逸搏心律,如无逸搏,可导致阿-斯综合征等严重症状;③慢-快综合征,部分患者可在心动过缓基础上并发房性心动过速、心房扑动及心房颤动,称为慢-快综合征;④变时功能不全,部分患者可出现运动心率提升不显著。

(三)心脏传导阻滞

心脏传导阻滞是指解剖或者功能性传导功能障碍,可发生在心脏传导系统的任何水平,临床上按阻滞部位分为窦房传导阻滞(参见窦性心律失常)、房室传导阻滞和室内传导阻滞。

1.房室传导阻滞

(1)定义:房室传导阻滞(atrioventricular block)是指解剖或者功能性传导功能障碍导致冲动从心房传导至心室的过程中出现延迟传导或中断。房室传导阻滞可发生在房室结、希氏束及束支等不同部位,按其阻滞程度可分为一度、二度和三度房室传导阻滞。一度房室传导阻滞为心房到心室的传导发生延迟,但未中断;二度房室传导阻滞为间歇性传导,通常为规则性,按比例下传,可进一步分为二度Ⅰ型和二度Ⅱ型房室传导阻滞;三度房室传导阻滞为心房冲动传导不到心室。一度和二度为不完全性房室传导阻滞,三度为完全性房室传导阻滞。

(2)病因:房室传导阻滞按病因可分为生理性房室传导阻滞和病理性房室传导阻滞。生理性房室传导阻滞可见于迷走神经张力增高的正常人,如睡眠、颈动脉窦按摩等均可导致生理性房室传导阻滞,但通常为组织程度较低的一度或二度Ⅰ型房室传导阻滞。

病理性房室传导阻滞的常见原因有以下几种:

1)特发性房室传导阻滞:特发性房室传导阻滞以不明原因的传导系统退行性变为多见,如勒内格尔病(Lenegre disease,传导系统本身的原发性硬化变性疾病)和 Lev 病(心脏纤维支架的钙化与硬化)。

2)先天性房室传导阻滞:先天性房室传导阻滞包括先天结构性心脏病,如较大的房间隔缺损和先天性矫正型大动脉转位,均可引起不同程度的房室传导阻滞;无结构性心脏病的孤立先天房室传导阻滞亦存在;基因突变,如 SACN 5A 基因突变被证实与房室传导阻滞有关。

3)继发性房室传导阻滞:继发性因素包括缺血性心脏病、冠状动脉痉挛、心肌炎、心肌病、急性风湿热、心内膜炎、主动脉瓣狭窄伴钙化、心脏肿瘤(特别是心包间皮瘤)、高血压病、先天性心脏病外科手术损伤、射频消融损伤、电解质紊乱、药物作用(如洋地黄、奎尼丁等)、恰加斯病(Chagas disease)(原虫感染性心肌炎)、莱姆病(Lyme disease)(螺旋体感染性心肌炎)、黏液性水肿等。

(3)临床表现：一度房室传导阻滞的患者通常无症状；二度房室传导阻滞的患者可无症状，部分患者可有心悸症状；三度房室传导阻滞患者症状的严重程度取决于心室率的快慢，常见的症状有疲倦、乏力、头晕、晕厥、心绞痛、心衰等。当心室率突然变慢，如当一、二度房室传导阻滞突然进展为三度房室传导阻滞时，可导致阿-斯综合征发作，严重者可发生猝死。

一度房室传导阻滞因 P-R 间期延长，在心脏听诊时，第一心音强度减弱。二度Ⅰ型房室传导阻滞因 P-R 间期逐渐延长，第一心音强度逐渐减弱并有心搏脱漏。二度Ⅱ型房室传导阻滞 P-R 间期正常，第一心音强度恒定，但有心搏脱漏。三度房室传导阻滞因完全性的房室分离，第一心音强度不等，偶尔听到响亮亢进的第一心音（大炮音），第二心音可呈正常或反常分裂。当心房与心室同时收缩时，颈静脉可出现巨大的 a 波（大炮波）。

各种类型的房室传导阻滞的心电图特点如下：

1)一度房室传导阻滞：P-R 间期大于 0.2 秒，QRS 波群形态和时限正常，每个 P 波后都紧跟一个 QRS，表明发生传导延缓的部位多在房室结。

2)二度房室传导阻滞：二度房室传导阻滞可分为Ⅰ型Ⅱ型。

①二度Ⅰ型房室传导阻滞：二度Ⅰ型房室传导阻滞又称为莫氏 1 型或文氏型（Wenchebach block）房室传导阻滞，心电图表现为：a. P 波规律出现；b. P-R 间期进行性延长，直至一个 P 波不能下传，脱漏一个 QRS，这种现象周而复始，称为文氏周期；c. 由于 P-R 间期延长的增量逐渐减少，导致心搏脱落前的 R-R 间期逐渐缩短。

二度Ⅰ型房室传导阻滞的阻滞部位几乎都发生在房室结水平，很少进展为三度房室传导阻滞。

②二度Ⅱ型房室传导阻滞：二度Ⅰ型房室传导阻滞又称莫氏Ⅱ型房室传导阻滞，心电图表现为：a. P-R 间期固定，时限多正常，也可延迟；b. 部分 P 波后出现 QRS 波群脱漏；c. 下传的 QRS 波群形态正常或呈束支阻滞图形。二度Ⅱ型房室传导阻滞的部位多在房室结以下，2∶1 传导可能为Ⅰ型，也可能为Ⅱ型。二度房室传导阻滞中，连续 2 个或 2 个以上的 P 波不能下传者常称为高度房室传导阻滞。高度房室传导阻滞是介于二度和三度房室传导阻滞之间的一种过渡类型。

3)三度房室传导阻滞：三度房室传导阻滞又称"完全性房室传导阻滞"，心电图表现为：a. P 波与 QRS 波群相互各自成节律，即房室分离；b. 心房率快于心室率，心房冲动来自窦房结或异常心房节律，如房速、房扑或房颤；c. 心室节律由组织部位下方的异位起搏点维持。若心室起搏点位于希氏束及其近端，心室率为 40~60 次/分，QRS 波群正常，节律较稳定；d. 若心室起搏点位于室内传导系统的远端，QRS 波群增宽，心室率多低于 40 次/分，节律常不稳定。

2.室内传导阻滞

(1)定义：室内传导阻滞（intraventricular block）是指发生在希氏束分叉以下传导系统的传导阻滞。室内传导系统由左、右束支、左前分支和左后分支组成，室内阻滞可涉及其中的一支、两支或三支。

（2）病因：右束支阻滞（right bundle branch block，RBBB）可见于部分正常人，病理情况下可见右心压力慢性增高（如肺源性心脏病）、心肌缺血、心肌梗死、心肌炎，亦可见于高血压心脏病、心肌病、先天性心脏病等。少数医源性原因，如右心插管也可导致RBBB。

左束支阻滞多见于充血性心衰、急性心肌梗死、风湿性心脏病、高血压心脏病、主动脉瓣狭窄、心肌病、急性感染、奎尼丁与普鲁卡因胺中毒、冠心病与梅毒性心脏病等。

（3）临床表现：单支和双支阻滞通常无临床症状，偶可闻及第一、第二心音分裂。三分支阻滞的临床表现与三度房室传导阻滞相同。

室内传导阻滞的心电图特点如下：

1）RBBB。RBBB心电图表现为：a. V1、V2心导联呈rsR型或宽大而有切迹的R波；b. V5、V6联呈qRs或Rs型；c. T波与QRS波群主波方向相反。QRS波群时限大于等于0.12秒为完全性RBBB，QRS波群时限小于0.12秒为不完全性RBBB。

2）左束支阻滞（left bundle branch block，LBBB）。LBBB心电图表现为：a. V5、V6导联R波宽大、顶端平坦或有切迹（M型R波），其前无q波；b. V1、V2导联呈QS或rS型，S波宽大；c. T波与QRS波群主波方向相反。QRS波群时限大于等于0.12秒为完全性左束支阻滞，QRS波群时限小于0.12秒为不完全性左束支阻滞。

3）左前分支阻滞（left anterior fascicular block）。左前分支阻滞心电图表现为：a. QRS波群电轴左偏达$-45°\sim90°$；b. Ⅰ、aVL导联呈qR型；c. Ⅱ、Ⅲ、aVF导联呈rS型；d. QRS波群时限小于0.12秒。

4）左后分支阻滞（left posterior fascicular block）。左后分支阻滞心电图表现为：a. QRS波群电轴右偏达$+80°\sim+140°$；b. Ⅰ、aVL导联呈rS型；c. Ⅱ、Ⅲ、aVF导联呈qR型；d. QRS波群时限小于0.12秒。

二、疾病的预防、诊断、治疗和康复

（一）窦性心动过缓

1.预防

积极纠正可导致疾病的可逆因素，可预防疾病发生。

2.诊断

静息状态下心率慢于60次/分，心电图提示心动过缓来自窦房结，排除缓慢性心律失常的其他病因可诊断本病。

3.治疗

无症状者无须特殊治疗，由疾病引起者应有效治疗原发病，如因心动过缓引起症状，可应用阿托品或异丙肾上腺素提高心率，但长期应用易产生严重副作用，应考虑心脏起搏器治疗（详见附录）。

4.康复

窦性心动过缓并无不良预后。

（二）SSS

1.预防

积极纠正可导致疾病的可逆因素,可预防疾病发生。

2.诊断

病窦综合征的诊断关键是建立窦性缓慢性心律失常和所引起重要器官供血不足的症状的相关性,并排除生理因素、药物作用和其他疾病对窦房结功能的影响,可诊断病窦综合征。

3.治疗

针对短期不稳定患者,避免应用对窦房结功能有抑制作用的药物,短时间应用阿托品或异丙肾上腺素可提高心率,但不建议长期应用,对于此类患者,也可考虑植入临时起搏器以稳定病情。

对于长期患者,如无症状,可暂观察,无须治疗,对于药物治疗无效、有临床症状发作(如晕厥等)或伴有快速房性心律失常者,宜选择心脏起搏治疗。

4.康复

无症状发作的患者可临床追踪观察,接受心脏起搏器治疗的患者远期预后良好。

（三）房室传导阻滞

1.预防

积极纠正可导致疾病的可逆因素,可预防疾病发生。

2.诊断

根据临床表现和心电图特点可明确诊断。

3.治疗

根据不同的病因进行治疗。一度和二度Ⅰ型房室传导阻滞多无须特殊治疗。若二度Ⅱ型和三度房室传导阻滞患者病情不稳定,可给予临时起搏器治疗,如无起搏条件,可给予阿托品(适用于阻滞部位与房室结)或者异丙肾上腺素(适用于任何阻滞部位),但长期应用均有严重副作用,建议尽早行永久心脏起搏器置入(详见附录)。如二度Ⅱ型和三度房室传导阻滞患者病情稳定,建议尽早行永久心脏起搏器置入(详见附录)。

4.康复

绝大部分的一度和二度Ⅰ型房室传导阻滞预后良好。二度Ⅱ型和三度房室传导阻滞在实施人工心脏起搏治疗后可明显改善预后。

（四）室内传导阻滞

1.预防

积极纠正可导致疾病的可逆因素,可预防疾病发生。

2.诊断

室内传导阻滞的诊断主要依靠心电图。

3.治疗

单纯右束支传导阻滞或左束支传导阻滞本身无须特殊治疗,主要针对病因治疗。双分支阻滞或三分支阻滞有可能进展为三度房室传导阻滞,但不必预防性行心脏起搏器治疗。

4.康复

室内阻滞的预后取决于原有心脏病的严重程度,无器质性心脏病患者预后良好。

三、医工交叉应用的展望

近年来,随着工科技术的飞速发展,起搏器随访进入了医工交叉这个崭新的研究领域。

远程随访包括远程询问(remote interrogation,RI)和远程监测(remote monitoring,RM)两方面内容(表2-1)。RI是指远程设备定期进行的模拟患者本人至诊室随访(in-person evaluation,IPE)过程的检查,RI与IPE检查的内容相似,包括但不限于阈值、感知和阻抗等。RM则是指远程设备自动收集与传输关于器械功能或临床事件的信息,这些信息主要包括监测到的器械功能异常与心律失常事件等。

表 2-1 远程随访内容及干预

事件级别	事件内容	信息反馈至技术服务代表或临床专员	临床医师启动干预
红色事件	电池耗竭 电极导线完整性破坏(阻抗超出正常范围) 除颤导线阻抗超出正常范围 室颤识别或治疗功能关闭 经ICD放电的室速或室颤事件	4 h内反馈	24 h内启动预案
黄色事件	起搏器电重置 起搏器模式DOO/AOO/VOO 房颤或房速负荷超过设定阈值 经ICD ATP治疗的室速事件 未经ICD治疗的非持续性室速(≥5次) 液体指数持续升高	24 h内启动预案	48 h内启动预案
白色事件	房颤或房速负荷低于设定阈值 未经ICD治疗的非持续性室速(<5次) 曾经发生的液体指数报警(已恢复) 患者活动度降低 CRT双心室起搏比例<90%	12 h内反馈	继续观察或诊室随访

注:室颤:心室颤动;ICD:植入型心律转复除颤器;室速:室性心动过速;房颤:心房颤动;房速:房性心动过速;ATP:抗心动过速治疗;CRT:心脏再同步治疗。

心血管植入性电子器械(CIED)置入术后必须要进行长期的随访,而随着植入量的逐年累积,随着技术的发展,CIED已经不仅仅是治疗的器械,还提供了丰富的疾病诊断功

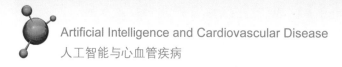
能,这使得 CIED 的术后管理更具临床价值。除了传统的诊室随访,远程随访也应当参与进来,为 CIED 植入患者提供标准的疾病管理流程(图 2-1、图 2-2)。

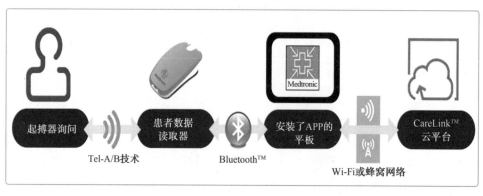

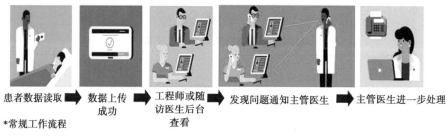

图 2-1　远程随访的组成和工作示意图

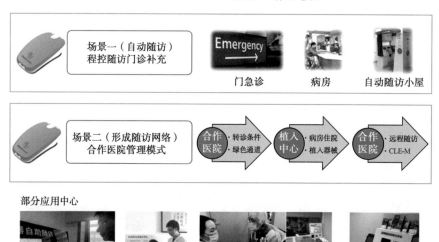

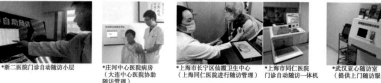

图 2-2　远程随访的应用场景

远程随访的益处:①缓解诊室随访压力;②提高患者依从性与满意度;③优化器械监测与管理(及时发现各种异常、不缩短器械使用寿命、减少不恰当放电);④疾病管理(心房颤动、心力衰竭);⑤提升植入式心电事件监测器的诊断及监测效益。

附录:起搏器植入

在缓慢性心律失常患者中,对于有症状的病窦综合征,包括所有的二度Ⅱ型和三度房室传导阻滞患者,均建议植入起搏器,故起搏器植入在治疗缓慢性心律失常中有重要地位。起搏器植入分临时心脏起搏器和永久心脏起搏器。

一、临时心脏起搏器

临时心脏起搏器起搏电极送入的途径通常选用股静脉、锁骨下静脉或颈内静脉穿刺送入临时起搏电极导线至右室的心尖部。经静脉临时起搏电极导线电极头端没有固定装置,故发生电极导线移位的情况较永久心脏起搏常见。由于电极导线通过穿刺点与外界相通,因此要注意局部清洁、避免感染,尤其是对于放置时间较长者。另外,经股静脉临时起搏后患者应保持平卧位,静脉穿刺侧下肢制动。若使用带漂浮球囊的起搏电极导线,则可在不需要 X 线引导的情况下送入电极,可用于无法运送患者至导管室的紧急情况。

二、永久人工心脏起搏器

永久人工心脏起搏器目前绝大多数使用心内膜电极导线,技术要点包括静脉选择、导线电极固定和起搏器的埋置。

(一)静脉选择

永久人工心脏起搏器植入途径目前主要为头静脉、锁骨下静脉及腋静脉穿刺。头静脉较细、变异多,但远期并发症少。锁骨下静脉穿刺方便快捷,技术熟练者可以很容易插入导线,但手术时有一定并发症(血肿、气栓、气胸等),远期有导线断裂可能,局部感染时处理困难。近年来,腋静脉穿刺成为主要的穿刺手段,避免了锁骨下静脉穿刺的一些并发症。

(二)导线电极固定

1.右室电极

导线插至右心房,更换为弯钢丝,弧度大小取决于右心房大小,弧度要光滑,钢丝不能有曲折,插入后导线弯度向右。逆时针方向转动钢丝,并推进导线,使导线向前通过三尖瓣进入右心室,然后达肺动脉。导线要在三尖瓣开放的时间通过,不要嵌入三尖瓣腱索内。若从左侧锁骨下进入,钢丝弯成 $120°\sim150°$。CS 在三尖瓣的后下方。拔出弯钢丝,缓慢插入直钢丝,并后撤导管,将导线头送至右心室尖部,并稍加用力,使其与心内膜紧密接触。拔出直钢丝至上腔静脉,然后轻拉导线,导线头有肌小梁钩住的感觉,头部不移动,然后再插入直钢丝,轻轻顶靠心内膜。拔出钢丝,测定腔内心电图及参数:心腔内心电图:rS、R/S 或 R/s,ST 段抬高。

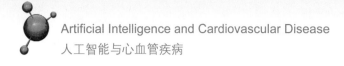
2.心房电极

用直钢丝使 J 形导线变直,将导线送至右房下部,稍回抽钢丝使电极轻度恢复 J 形,转动导线,使电极导线头转向左前方(1～2 点钟处),再稍回抽钢丝,使导线弯成 J 形,然后缓缓拔出导线,使导线头嵌入右心房(操作钢丝,至关重要),拔出钢丝,稍拉导线,证明已嵌好,再给一定张力,螺旋电极导线也可用于心房,可以在任何部位旋入,导线顶端须与心肌壁垂直。普通心室导线可以代替 J 形电极。在双腔起搏器(DDD 起搏器)插入心房导线时,若有一个静脉孔插入两根导线的情况,注意操作时相互之间的影响。

(三)起搏器的埋置

在植入导线电极同侧胸大肌筋膜层做一囊袋并将已连接起搏导线的起搏器植入。要注意止血,避免将起搏器埋于筋膜下而刺激肌肉抽动。注意将皮下剩余导线盘绕后再置于起搏器下面。要用缝线固定起搏器。

(四)术前准备和术后处理及随访

1.术前准备

术前准备包括:①术前辅助检查:术前化验血常规、尿常规、便常规、肝肾功能、血糖、电解质、出凝血时间、胸部 X 线、心脏彩超等。②药物准备:术前停用活血化瘀药物,如肝素、阿司匹林等,以防术中出血及皮下囊袋内形成血肿,术前常规做抗生素(如青霉素)试验,必要时术前 30 分钟应用镇静药物(如安定等)。③皮肤准备:备皮范围上及下颌,下至肋缘,两侧至腋下,然后用 0.5% 碘伏消毒手术区皮肤。术前皮肤准备范围应较大些,因为预定静脉穿刺如失败,常在其附近甚至改行对侧穿刺,手术部位清洁应彻底。④术前饮食:术前一餐应少食但不禁饮食,以防患者虚脱、低血糖或静脉充盈不良。

2.术后处理

术后处理包括:局部沙袋压迫 6 小时;抗菌素短期运用;次日伤口换药,7～8 日拆线;次日即可坐起活动,注意上肢及肩关节的活动。

3.随访

随访包括:①随访时间:一般在植入后 1、3、6 个月各随访 1 次,以后每半年随访 1 次。②随访内容:包括心电图、动态心电图和 X 线胸片等,并利用相应程控器对起搏器进行遥测和程控。

4.起搏器程控

(1)目的:起搏器程控可充分发挥起搏器最大生理功能,最大限度提供最佳血流动力学效应,节省起搏器能源。

(2)常用程控参数:常用程控参数包括频率、输出能量、感知灵敏度,起搏参数尚包括滞后、不应期、起搏方式、极性等。

※ 拓展阅读 ※

自 1958 年世界首例全埋藏式心脏起搏器成功植入以来,永久性心脏起搏技术大大提高了患者的生存率及生活质量,目前已经成为 SSS、高度房室传导阻滞、多分支传导阻滞等缓慢性心律失常的最主要治疗方式。但是非生理部位的心室起搏刺激一直是永久起搏器技术的局限,多数患者为了保命而不得不接受异位起搏带来的不适感甚至心功能下降。因此,心脏起搏领域对于生理性起搏的需求越来越大。生理性起搏是指人工心脏起搏器在保证患者基本心率的前提下,通过不同的起搏方式、电极导管位置、间期的计算方法,获得各心腔之间最好的同步性、最理想的电生理稳定性、最佳的心排血量,保证起搏节律及血流动力学效果,最大程度地接近心脏的正常生理状态。希氏束起搏是目前国内外心脏起搏领域的研究热点和前沿技术,可使电激动沿心脏正常传导系统传导,保证了相对正常心室电激动顺序,被誉为"真正意义的生理性起搏",可以近乎完美地解决生理性起搏的问题,最大限度地同时保证术后患者的心率稳定和心脏功能。

希氏束起搏在保持生理性传导方面具有优势,但是其植入难度较大,有些患者无法跨越病变部位,从而无法完成希氏束起搏。2015 年,温州医科大学附属第一医院黄伟剑教授完成了全球第一例左束支区域起搏。与希氏束起搏相比,左束支区域起搏最大的优点在于跨越阻滞部位、最大限度兼顾生理性与安全性,具体如下:①跨越阻滞部位,夺获阈值低且稳定,避免交叉感知;②深拧导线至左室间隔内膜下,起搏参数良好,一般感知大于 5 mV,阈值小于 1.0 V/0.4 ms,导线固定可靠;③不易受传导束病变随时间向室侧进展的影响;④夺获周边心肌细胞,可作为自身心室起搏备份;⑤为需房室结消融的患者提供足够的消融靶点空间,保证消融有效及消融后起搏阈值稳定;⑥对于传导系统近端病变者,尤其典型 LBBB 者,纠正阈值低且稳定;⑦对于传导系统远端或者弥漫性病变者,可在更远端跨越病变植入或者部分纠正其弥漫性病变。左束支区域起搏技术使中国专家实现了弯道超车,引领了全世界起搏领域的变革,体现了中国专家在不断学习中实现超越的过程。

参考文献

[1]葛均波,徐永健,王辰.内科学[M].9 版.北京:人民卫生出版社,2018.

[2]王吉耀.内科学[M].2 版.北京:人民卫生出版社,2010.

[3]中华医学会心电生理和起搏分会,中国医师协会心律学专业委员会.心血管植入型电子器械远程随访中国专家共识[J].中华心律失常学杂志,2019,23(3):187-196.

第二节　心房颤动

学习目的

1.了解心房颤动的定义、分类、病因及发病机制。

2.熟悉心房颤动的临床表现、辅助检查、诊断方法与鉴别诊断。

3.熟悉心房颤动的规范药物治疗。

4.掌握心房颤动影像学检查及射频消融手术的方法和进展。

案例

孙某,男,53岁,农民,有高血压病史10年,血压最高为170/95 mmHg,平素口服缬沙坦治疗,血压控制在140/90 mmHg。此次因"阵发性心慌6个月,加重2周"来心内科住院治疗。

目前情况:6个月前无明显诱因出现心慌,伴心前区疼痛,为闷痛,无头晕、黑矇、憋喘等不适,持续数分钟可自行缓解,未在意。2个月前,再次出现心慌不适,于当地医院就诊,冠脉CT血管造影(CTA)未见明显异常,未予以特殊治疗。2周后患者心慌再次发作,伴胸闷、胸痛、憋气、头晕、黑矇,且出现晕厥1次,为短暂意识丧失,无大小便失禁、抽搐等,持续数分钟后意识恢复,症状缓解,由"120"急救车转运至当地医院,心电图检测示快心室率性心房颤动。给予胺碘酮治疗,转为窦性心律(图2-3)。患者为求进一步治疗就诊我院门诊,门诊以"心房颤动"收住心内科,拟行射频消融手术治疗。

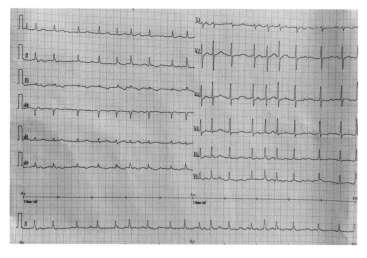

图2-3　心电图

专科检查:双肺呼吸音清,未闻及干湿性啰音。心率75次/分,心律规则,心音有力,各瓣膜听诊区未闻及病理性杂音。双下肢无水肿。

辅助检查：心电图示快心室率性心房颤动；心脏超声示 LVEF 0.60，左房扩大（LA 40 mm），经食道超声示左心耳未探及明显血栓形成。

入院诊断：①心律失常，阵发性心房颤动；②高血压（2 级，高危）。

结合孙某目前辅助检查结果，考虑阵发性心房颤动，且心房颤动发作时心室率较快，根据目前指南推荐，与孙某及其家属充分沟通后，决定行射频消融手术治疗。孙某完善各种术前检查，排除绝对手术禁忌后，于入院 2 天后，在局麻下行射频消融术治疗（图2-4，图 2-5）。

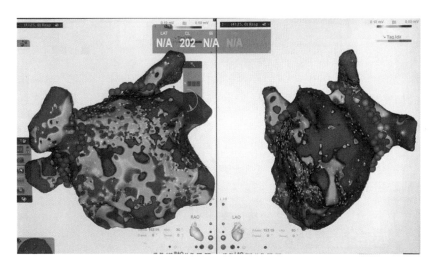

图 2-4　左心房电压激动标测

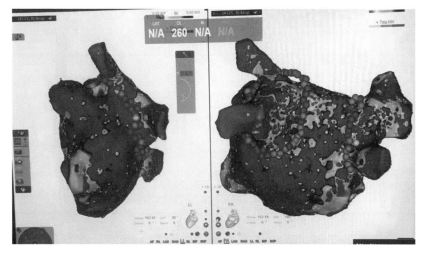

图 2-5　左心房电压标测基础上的射频消融手术治疗（环肺静脉隔离）

医工结合点：对于阵发性心房颤动或持续性心房颤动患者，可以通过计算机三维导航系统指导下的心房电解剖标测，识别心房的正常组织及病变或瘢痕组织，评估心房纤维化的程度，有助于选择更好的消融路线，提高射频消融手术的成功率及安全性。

思考题

除了上述案例中计算机三维导航技术的使用,还有哪些医工结合的进展有助于增加心房颤动患者射频消融手术的成功率及安全性,并有助于协助判断此类患者的预后?

案例解析

一、疾病概述

(一)定义及流行病学

心房颤动(atrial frilltion,AF)简称"房颤",是最常见的心律失常之一,是指规则有序的心房电活动丧失,代之以快速无序的颤动波,是严重的心房电活动紊乱,这种不协调的心房电活动可继发无效心房收缩,导致室上性快速心律失常。

在世界范围内,目前确定的成人房颤发病率为 2%~4%,由于人口老龄化以及对未诊断的房颤的搜寻,预计发病率将增加 2.3 倍。房颤是成人中最常见的持续性心律失常,与大量的致病率及致死率相关。因此,房颤对患者、社会健康及健康经济意味着显著的负担。

(二)房颤的分类

一般将房颤分为首诊房颤(first diagnosed AF)、阵发性房颤(paroxysmal AF)、持续性房颤(persistent AF)、长期持续性房颤(long standing persistent AF)及永久性房颤(permanent AF)(表 2-2)。

表 2-2　房颤的临床分类

名称	临床特点
首诊房颤	以前未诊断房颤,无论其时程或有无房颤相关症状及症状严重程度
阵发性房颤	房颤在发作 7 天内自行或干预终止
持续性房颤	房颤持续维持 7 天以上,包括在 7 天以上通过心脏复律(药物或电转复)的发作
长期持续性房颤	当决定接受节律控制策略时,持续房颤时程>12 个月
永久性房颤	患者和医生接受房颤,不再进一步尝试转复或维持窦性心律

(三)病因

许多疾病可增加心房颤动的风险,并增加心房颤动并发症的发生率。目前已明确年龄增长是房颤的一个重要风险因素,其他增加负荷的伴发疾病包括高血压、糖尿病、心力衰竭(心衰)、冠状动脉性心脏病(冠心病)、慢性肾脏病、肥胖,睡眠呼吸暂停症也很重要。可以改变的风险因素是房颤发生与进展的强有力的促进因素(图 2-6)。女性比男性、非高加索人比高加索人的年龄对于校正房颤发病率、流行性及终生风险的作用更低。先前确定的终生房颤风险为 1/4,近期(2021 年底)更新为欧洲血统、年龄 55 岁者房颤风险为 1/3。房颤终生风险取决于年龄、遗传以及(亚)临床因素。临床风险因素负荷或多伴发疾病对房颤风险的影响提示早期干预,改善风险因素可以降低房颤的发生率。

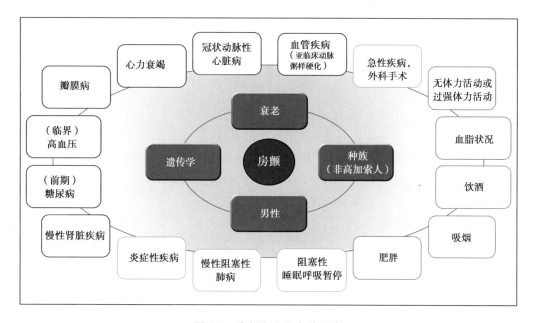

图 2-6　房颤发生的危险因素

(四)发病机制

1.房颤的电生理机制

房颤发生的电生理机制包括心房内存在折返发生的基质和异位局灶的触发作用两个方面。大量研究显示,起源于肺静脉的异位兴奋灶能触发房颤,并对房颤的维持起着驱动的作用。然而,不是所有的房性心律失常患者都会触发房颤,心房具有发生房颤的机制是房颤发作和维持的必要条件。

(1)折返机制的房颤

1)心房内的折返机制

①多发子波折返:关于房颤的电生理机制,传统的观点认为房颤是由心房内持续性折返激动引起。1920 年,Lewis 提出了折返激动是房颤的发生机制。1959 年,Moe 等根据计算机模拟房颤的研究,发现房颤可由快速心房早搏刺激诱发,认为房颤发病机制是折返,同时发现只有在心房某些部位与周围心肌组织不应期明显不同时才能诱发房颤。研究者据此提出了多发性子波折返假说,即由于兴奋在心房内不均匀传导导致兴奋波分裂成许多折返性冲动(或称"子波")而引起房颤。该假说认为,由于心肌结构与功能受损,心房肌各处兴奋性、不应期和传导速度不同,兴奋波碎裂为许多小波,众小波沿随机组成的径路折返形成房颤。折返机制以及在此基础上的多发子波学说已经被许多学者所接受。

②自旋波折返：20世纪80年代末，Winfree提出了颤动的自旋波折返假说，自旋波的产生与波裂现象有关。心脏通常被点兴奋源产生的环形波或线性兴奋源产生的平面波所控制。兴奋波的去极化波阵面之后紧随着复极化带，波阵面与其复极化波尾之间的距离为波长。平面波和环形波的波阵面上所有点向前扩散的速度相对恒定，这样，波阵面不可能与复极化波尾相遇。然而，如果心肌兴奋性恢复不一致，波阵面与复极化波尾可能在某一特定点遭遇而发生波裂。波裂形成时，波阵面曲率达到最大限度，以致兴奋波被迫开始围绕某一小区域旋转。这一由未被兴奋的可兴奋心肌组织构成的区域即为自旋波核心或转子。

自旋波折返的一个显著特征：其核心为未被兴奋的可兴奋心肌，这一点明显不同于其他折返（解剖性折返、功能性折返、各向异性折返）的不可兴奋或不可再兴奋中心。研究发现，即使单一的自旋波也足以引发房颤。自旋波折返的主旨在于房颤的有序性，即貌似随机无序的电活动实质上是某一确定机制所决定的有序活动。自旋波理论是一种完全不同于多发性子波折返假说的理论，为研究房颤提供了新的思路。

2）房颤的自主神经机制：许多研究发现，自主神经张力改变在房颤中起着重要作用。Coumel等称其为神经源性房颤，并根据发生机制的不同将其分为迷走神经介导的房颤和交感神经介导的房颤。前者多发生在夜间或餐后，尤其多见于无器质性心脏病的男性患者，推测可能因迷走神经张力增高导致激动的传导速度减慢和不应期的不均一性增加，有利于形成房内折返而促进房颤的发作和持续；后者多见于白昼，由运动、情绪激动和静脉滴注异丙肾上腺素等诱发，推测可能是由于交感神经张力增高，使局部自律性增加和触发激动、缩短动作电位时程（action potential duration，APD），在房内形成微折返而引发房颤。而在器质性心脏病中，心脏生理性的迷走神经优势逐渐丧失，交感神经介导的房颤变得更为常见。

心房肌的电生理特性受自主神经系统不同程度的调节。迷走神经介导的房颤与不应期缩短和不应期离散性增高有关；交感神经介导的房颤则主要是由于心房肌细胞兴奋性增高，触发激动和微折返环形成。

3）心房肌折返的基质

①心房肌的各向异性：正常心肌结构并非均匀一致，而是存在着各向异性（anisotropy）。对心脏电冲动的传导而言，纤维排列错综复杂的心肌组织不是理想化的均一介质。各向异性是造成心房传导速度差异的主要原因之一，各向异性传导是指兴奋波的传导速度随传导方向和心肌纤维走向之间关系的变化而变化的现象。心肌细胞的端-端纵向连接较紧密，细胞间的连接通道分布密度高，电阻小，电流容易通过；心肌细胞的侧-侧横向连接较松散，细胞间的连接通道分布密度低，电阻大，电流不易通过。因此，兴奋波在细胞长轴方向上的扩布速度明显高于短轴方向，复极化过程中，细胞长轴方向复极慢，细胞短轴方向复极快。纵向传导容易受阻而导致单向阻滞，冲动被迫做横向的缓慢传导，这就有利于折返形成。当心肌病变时，各向异性传导更为突出，易于形成微折返而引起房颤。

②心房肌不应期的不均一性：评价不应期不均一性的主要指标为不应期离散性和不应期离散度。前者是指不应期在空间分布上的不均一性，后者指不应期在时间上的差

异。不应期不均一性增高可能导致可兴奋心肌与不可兴奋心肌的杂乱交织，从而构成折返形成的重要条件。心房肌的不应期离散导致心房某些部位发生传导阻滞，传导延缓使激动波阵面前方的心房组织有足够时间恢复兴奋性。心房组织的结构性原因（例如纤维化）和功能性原因（不应期离散和复极的不均一性）导致心房内存在多条折返路径，在多条大小不等、方向各异的心房内折返路径上产生折返激动，便可形成房颤。

③心房肌的波长：心房内折返与波长密切相关，波长是传导速度和不应期的乘积，心房体积增大、兴奋的传导速度减慢和（或）组织不应期缩短引起兴奋波波长缩短，可增加心房内的子波数量，而使得房颤变得容易诱发和持续。短波长对房颤发生和维持起关键性的作用，波长越短（小于 8 cm），心房体积越大，折返越容易发生。当心房超速起搏时，如果心房波长小于 7.8 cm，就会诱发房颤，波长为 7.8～9.7 cm 则诱发房扑，而波长为 9.7～12.3 cm 时只出现心房反复激动，当波长大于 12.3 cm 时不发生心律失常。

房颤的持续取决于心房内能容纳的子波数量。Allessie 等对犬离体心脏房颤模型的标测结果证实了房颤的折返特性，并提出需要同时存在 4～6 个子波才可以维持房颤。相反，如阻断子波的折返环使子波数量减少，则可以终止房颤。这一学说正是 Cox 倡导的迷宫手术能够成功地治疗房颤的理论基础。迷宫手术通过多条线性切割损伤心肌，隔离肺静脉与左心房肌，并使心房组织分割成若干小块，打断房颤维持所必需的多个子波折返，而使房颤不再持续和复发。

（2）异位局灶触发的房颤：关于房颤的发生机制，多折返学说一直占据着主导地位，但随着心电生理检查和射频消融术的广泛开展，研究者发现不同类型房颤、不同疾病所致的房颤，其形成的电生理机制可能不同，尤其是阵发性房颤无法完全用折返机制得到合理的解释。

1）房颤的异位局灶机制：早在 1947 年，Scherf 发现在动物心耳部注射乌头碱后心房会发生颤动，认为房颤的发生可能是由于局部异位兴奋灶的兴奋引起。Rothberger 也提出异位兴奋灶以极快频率持续发放冲动，使心房肌的不应期、传导速度、传播途径处于经常变化的状态，从而诱发房颤，这种房颤又称"局灶性房颤"（focal atrial fibrillation）。Haissaguerre 等首先采用导管射频消融异位灶和（或）其冲动引起的房性早搏来治疗阵发性房颤，取得了成功。随后，其他的诸多研究者也获得了成功，他们对房颤者行心内膜标测，发现至少部分阵发性房颤的机制是局部自律性增高和（或）触发活动引起的。这样，便重新引起了研究者们对当年 Scherf 等的异位局灶学说的极大关注，形成了局灶性房颤的概念。局灶性房颤是指心房或与心房相连的组织（如肺静脉）内存在异位的致心律失常的兴奋灶（局灶），该兴奋灶所发放的冲动或其所引起的房性早搏、房性心动过速与房颤的发生有直接的因果关系。

异位局灶的触发房颤机制可能与下列因素有关：

①自律性增高：首先，自律性增高引起的房性早搏和房性心动过速是触发活动以及微折返的基础；其次，实验中观察到局部兴奋灶可以突然发放一系列快速冲动而诱发房颤，说明良性的孤立性异位冲动可以转化为猝发快速刺激而启动房颤的发生。

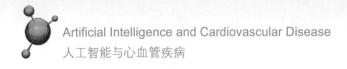
②触发活动:局灶发放的冲动提前到达周围心房组织,使处于4相复极化过程中的心房组织提前除极,产生一种震荡性后电位,即后除极(afterdepolarization,AD)。如果后除极足够大,达到阈电位水平,即可产生新的激动。有人观察到,在某些局灶性房颤启动过程中,提前出现的第一个异位搏动与前面的窦性心律显著关联,而无任何其他电活动介入二者之间,提示触发活动是可能机制。

③微折返:对于是否存在折返机制,研究者有不同的看法,局灶性房颤不能为程序刺激所诱发,有人据此认为不存在折返机制。但电生理检查发现,肺静脉深处的局部兴奋灶所发放的冲动向周围组织传导时,时间明显延长,成串出现的肺静脉电位也显示出传导延迟和不连续传导的特性,而传导延缓和传导不均一性给折返激动创造了条件。

2.肺静脉与房颤

Haissaguerre和Chen等的大量临床与基础研究显示,在部分阵发性房颤患者中,可以发现一个或多个快速冲动发放的局灶组织,而绝大多数(90%以上)在肺静脉内,尤其是左、右上肺静脉。肺静脉起源的房颤已备受瞩目,在此基础上开展的肺静脉电学治疗也取得了突破性的进展。

Nathan等的研究发现,左心房心肌围绕肺静脉干形成心肌袖(myocardial sleeves),有的甚至长达20~40 mm。这是肺静脉内存在异位兴奋灶的解剖学基础。早在1641年,Wale等在人、牛和犬的近心腔静脉发现心肌袖的存在。1869年,Elischer等也在肺静脉内发现了横纹肌的存在,肺静脉内的横纹肌向肺内延伸的长度存在种系间差异。Favaro等的研究证实横纹肌与左房的心肌是连续的,走行于肺静脉的中层。上肺静脉的心肌袖显著发达,可深达13~18 mm,而下肺静脉心肌袖仅为8~10 mm。1998年,Haissaguerre报道的45例房颤患者的局灶起源点94%位于肺静脉处,而左或右上肺静脉占70%,这与心肌袖的发达程度相一致。

此外,有研究发现上肺静脉直径较下肺静脉大,而房颤患者上肺静脉显著扩张,85%的异位兴奋灶出现于直径最大的肺静脉,故研究者认为肺静脉直径的差异可能也是导致房颤局灶起源点分布不同的原因。

(五)临床表现及特点

房颤患者可以有不同症状(图2-7),但是50%~87%的房颤起初无症状,可能预后稍差。初发房颤的症状未被充分研究,可能随治疗而变化,房颤复发通常是无症状的。

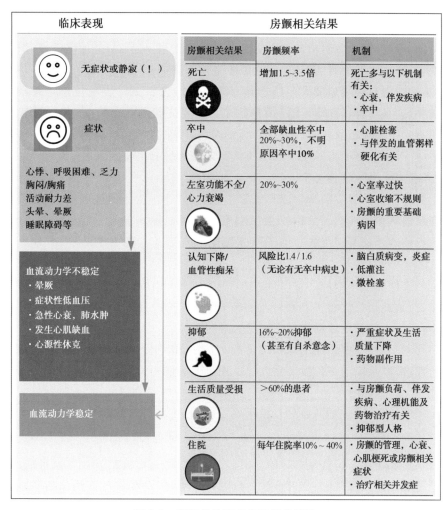

图 2-7 房颤的临床表现及相关后果

1.卒中或全身性栓塞

房颤患者中每年房颤相关的卒中风险取决于伴发疾病。与房颤相关的心脏性栓塞性卒中通常是严重的、高复发的,常常为致命性或永久致残性。在一项以全体居民为基础的注册研究中,新发房颤患者全身性栓塞的比率也增加。

2.左室功能不全及心衰

多种房颤相关机制及心肌改变可能导致左室功能不全及心衰,导致房颤患者心衰的发病率较高。由于共有相同的风险因素,房颤和心衰常常共存,或者彼此促发或加重,导致各自的死亡率明显增加。

3.住院

大约30%的房颤患者至少每年住一次院,10%及以上的房颤患者每年住大于等于2次院,可能是年龄及性别匹配的非房颤患者住院率的两倍(37.5%vs.17.5%)。一项全国性人群研究显示,房颤是14%住院患者的主要住院原因,但其住院死亡率小于1%。

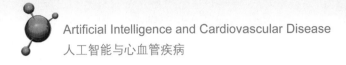

房颤患者住院的最常见原因是心血管疾病(49％),非心血管原因(43％)及出血(8％)。

4.生活质量及功能状态

60％以上的房颤患者生活质量及运动耐力明显受损,但仅17％的房颤患者有伤残症状。女性、年轻个体及有伴发疾病者生活质量明显更低。房颤负荷可能也影响生活质量,但仅心理功能与症状预测及生活质量一致。房颤患者更常出现焦虑障碍,抑郁症状负荷更高并且抑郁人格(D型)生活质量更差。主要症状与房颤有关,如果没有症状,通过询问劳力时是否气短及疲劳以记录心脏复律后可能的改善,排除身体能力未达到最佳的潜在适应。

5.认知受损或痴呆

由于临床显性或静寂的卒中或不依赖于卒中的不明途径,房颤可能导致从轻微功能不全到痴呆的认知受损。磁共振成像MRI研究已经显示房颤与无症状脑缺血增加两倍多相关。近期的专家共识报告总结了可得到的数据。

6.死亡率

房颤与女性死亡率增加2倍、男性死亡率增加1.5倍、总死亡风险增加3.5倍独立相关。然而,对这种相关性的机制解释是多方面的,有关的伴发疾病起到重要作用。在近期研究中,房颤患者死亡的最常见病因是心衰(14.5％)、恶性疾病(23.1％),以及感染及脓毒症(17.3％),而卒中相关的死亡率仅占6.5％。这些及其他近期数据提示,除了抗凝及心衰治疗,需要积极治疗伴发疾病以尽可能降低房颤相关死亡率。

二、疾病的预防、诊断、治疗和康复

(一)预防

许多疾病可增加心房颤动的风险,并增加心房颤动并发症的发生率。目前已明确与心房颤动相关的因素有年龄、肥胖、吸烟、酗酒,与心房颤动相关的疾病包括高血压、心力衰竭、心脏瓣膜病、心肌梗死、糖尿病、慢性阻塞性肺疾病、慢性肾脏病、甲状腺疾病和睡眠呼吸暂停。控制和治疗这些因素可减少心房颤动的发生、发展及并发症发生。

(二)诊断

1.症状

部分患者可完全无症状。心房颤动本身的症状主要是心悸,程度轻重不一。少数患者有胸闷、头晕、黑矇。心房颤动发作时,可不同程度影响患者活动能力,并可使原有疾病的症状加重,如心绞痛、心力衰竭等。

欧洲心律学会将患者心房颤动发作时的症状进行分级,这一分级可用于处理策略的选择。心房颤动的症状分级见表2-3。

表2-3 欧洲心律协会(EHRA)症状评分

分数	症状	描述
1	无	房颤不引起任何症状
2a	轻微	房颤相关症状不影响正常日常活动

续表

分数	症状	描述
2b	中度	房颤相关症状不影响正常日常活动,但患者受症状困扰
3	严重	房颤相关症状影响正常日常活动
4	致残	日常活动不能继续

EHRA 症状评分中包括心悸、乏力、头晕、呼吸困难、胸痛及焦虑在内的 6 个房颤时的症状被评估,评估其对患者日常活动的影响,影响程度分为无症状或症状频繁或严重而导致日常活动中断。

为了衡量治疗效果、生活质量及症状,调查表应对房颤负荷敏感,EHRA 症状评分是医生评估工具,可以对房颤相关症状定量分析,以指导症状驱动的房颤治疗决策。症状更多者(评分 3~4 分)与评分 1~2 分者相比,结果更差。然而,其未考虑症状程度,如焦虑、治疗考虑及被生活质量评分捕获的治疗副作用或患者报告的症状相关结果。由于经常可观察到患者报告与医生评估之间的差异,房颤相关的治疗决策也需要通过患者对症状的定量性察觉,但是需要进一步研究来识别捕捉这个信息的最佳工具。

2.体格检查

心脏听诊第一心音强度变化不定,心律极不规则。当心室率快时可发生脉搏短绌,原因是许多心室搏动过弱以致未能开启主动脉瓣,或因动脉血压波太小,未能传导至外周动脉。

一旦房颤患者的心室律变得规则,应考虑以下可能性:①恢复窦性心律;②转变为房性心动过速;③转变为房扑(固定的房室传导比率);④发生房室交界区性心动过速或室性心动过速。如心室律变得慢而规则(30~60 次/分),提示可能出现完全性房室传导阻滞。心电图检查有助于确立诊断。房颤患者并发房室交界区性与室性心动过速或完全性房室传导阻滞,最常见原因为洋地黄中毒。

3.辅助检查

辅助检查主要进行房颤的筛查。

(1)12 导联心电图。房颤心电图特点包括:P 波消失,代之以小而不规则的基线波动,形态与振幅均变化不定,称为 f 波;频率为 350~600 次/分;心室率极不规则;QRS 波形态通常正常,当心室率过快时,发生室内差异性传导,QRS 波增宽变形(图 2-8)。

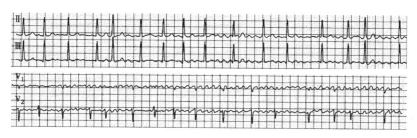

图 2-8 心房颤动

注:心房颤动波(f 波)频率约 375 次/分,平均心室率约 102 次/分。

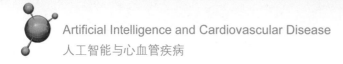
（2）智能检测系统：用于检测房颤及用于其他目的的移动健康技术发展迅猛［目前可用的健康应用程序（application，App）多于100000个，并且有大于等于400种可穿戴式监测器］。有数项研究评价了采用智能手表的房颤检测，因而开辟了以有风险的特殊人群为靶目标检测房颤的新视角。机器学习及人工智能可能在窦性心电图记录中有能力识别出先前有房颤发作的个体，这在房颤检测中可能是主要的技术突破（图2-9）。

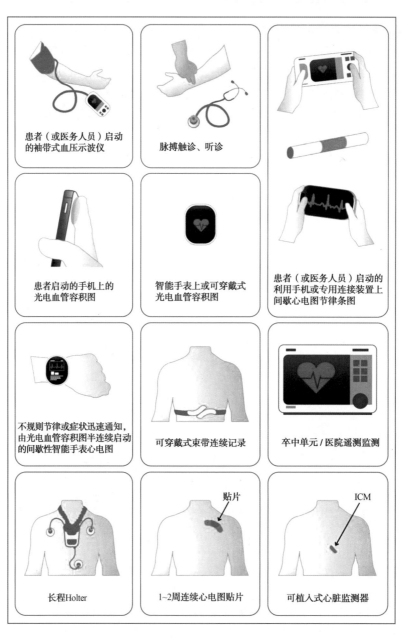

图2-9　用于房颤筛查的系统

脉搏触诊、自动血压测量、单导联心电图装置、示波仪装置、其他传感器(心脏震动描记法、加速度计、陀螺仪等)用于手机、腰带、腕带、手表。智能手表可能通过示波仪或心电图间歇性检测房颤。智能手表及其他可穿戴式仪器采用光学容积脉搏波描记法(PPG)来测量心率及其他指标,并通过特殊算法转换为脉搏不规则性。

(3)房颤的影像学检查:解剖学影像提供左房大小、形态和纤维化情况。左房扩张的最准确评价来自于 CMR 或计算机断层扫描(CT)。对于常规评价,采用二维(2D)(优先)或三维(3D)经胸超声心动图(transthoracic echocardiography,TTE)。男性三维超声心动图左房正常容积值是 $15\sim42$ mL/m^2,女性为 $15\sim39$ mL/m^2。用钆延迟增强 CMR 评价左房纤维化已被描述,但在临床实践中仅有极少应用。功能成像包括组织多普勒成像及张力。组织多普勒测量心肌在舒张期及收缩期的速度,而左房张力反映了左房主动收缩。PA-TDI 间期反映了心房电机械延迟[左房总传导时间,在心电图中 P 波与 TDI 中心房峰值速度(A')之间的时间间期]反映左房压力。左房壁被心外脂肪渗入可能是炎症的早期标志,可以用 CT 或 CMR 检测到。在房颤消融前,肺静脉解剖可以用 CT 或 CMR 进行可视化处理(图 2-10)。

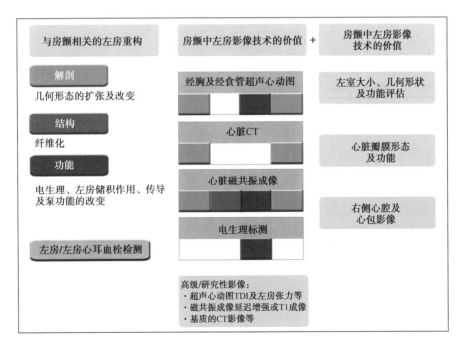

图 2-10 房颤的影像学检查

4.治疗

心房颤动治疗强调长期综合管理,即在治疗原发疾病和诱发因素基础上,积极预防血栓栓塞转复并维持窦性心律及控制心室率,这是房颤治疗的基本原则。

(1)抗凝治疗:房颤患者的栓塞发生率较高,因此,抗凝治疗是房颤治疗的重要内容。对于合并瓣膜病患者,需应用华法林抗凝。对于非瓣膜病患者,需使用 CHADS$_2$ 或

CHA$_2$DS$_2$-VASc 评分系统进行血栓栓塞的危险分层。CHADS$_2$ 评分简单易行,但对脑卒中低危患者的评估不够准确,故临床上多采用 CHA$_2$DS$_2$-VASc 评分系统(表 2-4)。CHA$_2$DS$_2$-VASc 评分大于等于 2 分者,需抗凝治疗;评分为 1 分者,根据获益与风险权衡,优选抗凝治疗;评分为 0 分者,无须抗凝治疗。房颤患者抗凝治疗前需同时进行出血风险评估,临床上常用 HAS-BLED 评分系统(表 2-5)。HAS-BLED 评分大于等于 3 分为高出血风险,但应当注意,对于高出血风险患者应积极纠正可逆的出血因素,不应将 HAS-BLED 评分增高视为抗凝治疗的禁忌证。

表 2-4　非瓣膜病性心房颤动脑卒中危险 CHA$_2$DS$_2$-VASc 评分

危险因素	CHA$_2$DS$_2$-VASC/分
充血性心力衰竭左心室功能障碍(C)	1
高血压(H)	1
年龄≥75 岁(A)	2
糖尿病(D)	1
脑卒中/TTA/血栓栓塞病史(S)	2
血管疾病(V)	1
年龄 65~74 岁(A)	1
性别(女性,Sc)	1

注:TTA 代表短暂性脑缺血发作;血管疾病包括既往心肌梗死、外周动脉疾病、主动脉斑块。

表 2-5　HAS-BLED 评分

临床特点	计分/分
高血压(H)	1
肝、肾功能异常	1 或 2
脑卒中(S)	1
出血(B)	1
INR 值易波动(L)	1
老年(年龄>65 岁,E)	1
药物或嗜酒(各 1 分,D)	1 或 2
最高分	9

注:高血压定义为收缩压大于 160 mmHg(1 mmHg=0.13 kPa);肝功能异常定义为慢性肝病(如肝纤维化)或胆红素大于 2 倍正常值上限,丙氨酸氨基转移酶大于 3 倍正常值上限;肾功能异常定义为慢性透析或肾移植或血清肌酐大于等于 200 μmol/L;出血指既往出血史和(或)出血倾向;国际标准化比值(INR)易波动指 INR 不稳定,在治疗窗内的时间小于 60%;药物指合并应用抗血小板药物或非甾体类抗炎药。

华法林是房颤抗凝治疗的有效药物。口服华法林,使凝血酶原时间 INR 维持在 2.0~3.0,能安全而有效地预防脑卒中发生。房颤持续不超过 24 小时,复律前无须做抗凝治疗。否则应在复律前接受华法林有效抗凝治疗 3 周,待成功复律后继续治疗 3～4 周,或行食管超声心动图排除心房血栓后再行复律,复律成功后仍需华法林有效抗凝治疗 4 周。紧急复律治疗可选用静注肝素或皮下注射低分子量肝素抗凝。新型口服抗凝药物(NOACs)如达比加群酯、利伐沙班、阿哌沙班等目前主要用于非瓣膜性房颤的抗凝治疗。NOACs 的特点是不需常规凝血指标监测,较少受食物或药物的影响,安全性较好。

经皮左心耳封堵术是预防脑卒中和体循环栓塞事件的策略之一。对于 CHA_2DS_2-VASc 评分大于等于 2 的非瓣膜性房颤,且不适合长期抗凝治疗或长期规范抗凝治疗基础上仍发生卒中或栓塞事件、HAS-BLED 评分大于等于 3 分的患者,可考虑行经皮左心耳封堵术。仅 Watchman 装置与维生素 K 拮抗剂(VKA)治疗进行了随机对照试验[PROTECT AF(WATCHMAN 左房心耳系统在房颤患者中栓塞保护)以及 PREVAIL(Watchman 左房心耳封堵装置在房颤患者中与长期华法林治疗比较)],在中等卒中风险的房颤患者中左房心耳封堵不劣于 VKA 卒中预防作用,而长期随访可能出血比率更低。左房心耳封堵可能也降低口服抗凝剂有禁忌证的患者的卒中风险。

(2)转复并维持窦性心律:将房颤转复为窦性心律的方法包括药物复律、电复律及导管消融治疗。ⅠA(奎尼丁、普鲁卡因胺)、ⅠC(普罗帕酮)或Ⅲ类(胺碘酮、伊布利特)抗心律失常药物均可能转复房颤,成功率在 60% 左右。奎尼丁可诱发致命性室性心动过速,增加死亡率,目前已很少应用。ⅠC 类亦可致室性心律失常,严重器质性心脏病患者不宜应用。胺碘酮致心律失常发生率最低,是目前常用的维持窦性心律药物,特别适用于合并器质性心脏病的患者。其他维持窦性心律的药物还有多非利特、普罗帕酮、索他洛尔、决奈达隆,但临床疗效均不及胺碘酮。临床上使用中成药制剂稳心颗粒或参松养心胶囊对维持窦性心律亦有一定效果。药物复律无效时,可改用电复律。如患者发作开始时已呈现急性心力衰竭或血压下降明显,宜紧急施行电复律。复律治疗成功与否与房颤持续时间的长短、左心房大小及年龄有关。

对于症状明显、药物治疗无效的阵发性房颤,导管消融可以作为一线治疗(图 2-11),最常见的消融策略是采取行环肺静脉隔离(图 2-12);病史较短、药物治疗无效且无明显器质性心脏病的症状性持续性房颤以及存在心衰和(或)LVEF 减少的症状性房颤患者,亦可行导管消融治疗。此外,外科迷宫手术也可用于维持窦性心律,且具有较高的成功率。

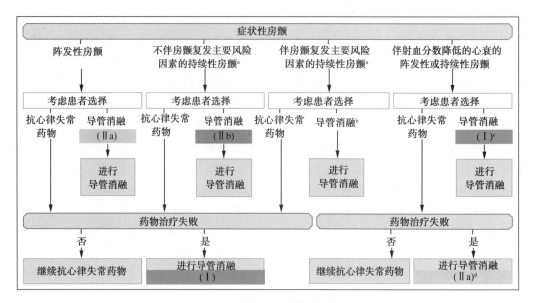

图 2-11　症状性房颤导管消融指征

注：从抗心律失常药物指向消融的箭头表示药物治疗失败。

a：左心房容积显著增大、高龄、房颤时程长、肾功能异常以及其他心血管风险因素。

b：在少数个体化环境下，导管消融可以作为一线治疗被认真考虑。

c：当高度可能是心动过速性心肌病时，推荐导管消融用以逆转左室功能不全。

d：改善存活率并降低住院率。

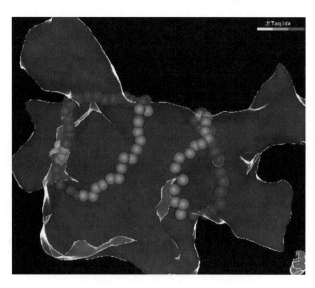

图 2-12　阵发性房颤消融策略（环肺静脉隔离）

（3）控制心室率：临床研究表明，持续性房颤患者选择控制心室率加抗凝治疗，预后与经复律后维持窦性心律者并无显著差异，且更简便易行，尤其适用于老年患者。控制心室率的药物包括β受体阻滞剂、钙通道阻滞剂、洋地黄制剂和某些抗心律失常药物（如胺碘酮、决奈达隆),可单用或者联合应用,但应注意这些药物的禁忌证。对于无症状的房颤,且左心室收缩功能正常,控制静息心室率低于 110 次/分。对于症状性明显或出现心动过速心肌病时,应控制静息心室率低于 80 次/分且中等运动时心室率低于 110 次/分。达到严格心室率控制目标后,应行 24 小时动态心电图监测以评估心动过缓和心脏停搏情况。对于房颤伴快速心室率、药物治疗无效者,可施行房室结消融或改良术,并同时安置永久起搏器。

对于心室率较慢的房颤患者,最长 RR 间期大于 5 秒或症状显著者,亦应考虑起搏器治疗。

（四）康复

随着新型药物的不断出现、射频消融技术的日臻成熟,已有很多房颤患者从中获益,但射频消融术后患者仍存在活动耐力下降、睡眠质量差等问题。研究表明,基于运动的心脏康复是安全且有效的,能够改善房颤射频消融术后患者心血管健康状况、提高运动耐力、降低静息心率、减轻焦虑抑郁情绪和提高健康相关生活质量。

1.综合评估及危险分层

所有患者在接受心脏康复治疗前都要进行综合评估,评估内容包括病史、症状、体征、用药情况、心血管危险因素以及常规辅助检查,常规辅助检查包括静息心电图、超声心动图(判断有无心腔扩大、LVEF)和血液检查(如血脂、血糖、心肌损伤标志物)(表2-6)。

表 2-6 患者评估内容

项目	内容
病史	与本次心血管病相关的诊断、并发症、合并症以及既往病史
体格检查	心肺功能评估 肌肉骨骼系统功能评估,特别是四肢和腰部
静息心电图	了解有无静息心电图 ST-T 改变、严重心律失常等
用药情况	包括药物种类、名称、剂量和次数
心血管病危险因素	不可校正的危险因素 ·年龄、性别、心血管病家族史 可校正的危险因素 ·吸烟情况,包括一手烟和二手烟 ·高血压病史及控制情况 ·血脂异常病史及控制情况:6～8 周内血脂谱,包括总胆固醇、低密度脂蛋白胆固醇、高密度脂蛋白胆固醇、三酰甘油 ·饮食结构,特别是膳食脂肪、饱和脂肪、胆固醇和热卡摄入量 ·身体构成:体重、身高、体重指数(BMI)、腰围、腰臀比、体脂含量(%) ·FPG、HbA1c 及糖尿病病史和血糖控制情况 ·体力活动状态:休闲运动情况、最喜欢的运动形式、每日静坐时间 ·心理社会功能评估:抑郁、焦虑情况,精神疾病家族史 ·其他问卷资料,如睡眠障碍和睡眠呼吸暂停[匹兹堡睡眠质量量表,(PISQ)]

续表

项目	内容
运动能力	运动试验 CPET 6 min 步行试验
心肌坏死标志物	血肌钙蛋白浓度
超声心动图	心腔大小、LVEF

危险分层:所有心血管病患者在接受心脏康复治疗前都要进行危险分层(表 2-7)。通过对患者进行危险分层,评估运动中发生心血管事件的风险,进而帮助患者制定个体化的运动方案和运动监护级别,最大程度保证患者运动中的安全,降低运动风险。低危患者可参加心电监护下运动 6～18 次,中危患者参加心电监护下运动 12～24 次,高危患者需参加心电监护下运动 18～36 次。如患者因为时间和距离受限等原因不能参加院内心脏康复,低危和有选择的中危患者可在远程心率或心电监测情况下接受家庭心脏康复治疗。

表 2-7　运动过程中发生心血管事件的危险分层

项目		危险分层		
		低危	中危	高危
运动试验指标	心绞痛	无	可有	有
	无症状但心电图有心肌缺血改变	无	可有,但心电图 ST 段有,心电图 ST 段下移＜2 mm	有,心电图 ST 段下移≥2 mm
	其他明显不适症状,如气促、头晕等	无	可有	有
	复杂室性心律失常	无	无	有
	血液动力学反应(随着运动负荷量的增加,心率增快、收缩压增高)	正常	正常	异常,包括随着运动负荷量的增加心率变时性功能不良或收缩压下降
	功能储备	≥7 Mets	5～7 Mets	≤5 Mets
非运动试验指标	LVEF	≥50%	40%～50%	＜40%
	猝死史或猝死	无	无	有
	静息时复杂室性心律失常	无	无	有
	心肌梗死或再血管化并发症	无	无	有
	心肌梗死或再血管化后心肌缺血	无	无	有
	充血性心力衰竭	无	无	有
	临床抑郁	无	无	有

注:低危条目中所有项目均满足为低危;高危条目中有一项满足即为高危;Mets 为代谢当量。

2.循证用药,控制心血管危险因素

心脏康复医师需掌握并及时更新心血管疾病药物治疗相关指南核心内容,熟练掌握心血管危险因素控制目标、心血管保护药物的选择和治疗靶目标;定期评估患者的体重、血糖、血脂、血压等心血管危险因素;评估患者对药物的认知程度,因患者的认知与药物治疗依从性密切相关。

3.改变不健康生活方式

生活方式管理主要包括运动处方、营养处方和戒烟处方,此三项内容的管理是心脏康复的重要内容。

(1)运动处方:心脏康复专业人员应接受运动处方相关知识培训,熟练掌握运动生理学、运动风险评估、运动处方制订原则、运动效果评估、运动风险控制以及心肺复苏技能培训。制订运动处方的目的是指导患者提高心肺耐力,改善心肌缺血和心功能,改善日常生活能力和生活质量,降低再发心血管事件和早期死亡风险。运动的获益与运动量密切相关。运动量通常定义为每周运动训练能量消耗的总量。对于有氧运动训练,运动量是频率(每周几次)、强度、类型(运动形式)和时间(总持续时间)的组合。在有氧运动训练中通常以每周消耗能量(千卡)作为定义运动量的一种手段。对于一般人群,指南建议每周至少保证1000 kcal(1 kcal=4.184 kJ)运动量以维持机体健康。对于心脏康复患者来说,心脏康复的目标是提高心肺运动耐量和阻止动脉粥样硬化的进展,每周至少消耗1500 kcal能量。另一种计算运动量的方法是计算运动过程中每分钟的代谢当量(Met-min)。例如,患者在 3 代谢当量(Met)的运动强度下运动 10 min,总运动量为 30 Met-min。研究显示,每周的运动量500~1000 Met-min,对人体有明显好处,如降低冠心病的发病率和早期死亡率。

根据患者的健康、体力、心血管功能状态和危险分层,结合学习、工作、生活环境和运动喜好等个体化特点制订运动处方,每一运动处方内容遵循运动频率(frequency)、强度(intensity)、形式(type)、时间(time)、运动量(volum)、渐进性原则(progression),即FITT-VP。

对于心血管疾病患者,推荐有氧运动。有氧运动处方的渐进性调整原则为通过调整运动持续时间、频率和(或)强度逐渐增加运动量,直到达到预期目标为止;抗阻训练通过对每组添加更大的阻力和(或)更多的重复,并且增加频率来调整。美国心肺康复学会提出的关于运动量渐进性方案的具体建议如下:①为每个患者制定个性化渐进性运动方案。②每周对运动方案进行 1 次调整。③一般来说,每次只对运动处方的 1 项内容(如时间、频率、强度)进行调整。④每次增加 1~5 min 有氧运动的持续时间,直到达到目标值。⑤每次增加 5%~10%的强度和持续时间,一般耐受性良好。⑥建议首先增加有氧运动的持续时间至预期目标,然后增加强度和(或)频率。

(2)营养处方:心脏康复专业人员应掌握营养素与心血管疾病健康的关系以及营养评估和处方制定方案。所有患者应接受饮食习惯评估,评估工具可采用饮食日记、食物频率问卷、脂肪餐问卷以及饮食习惯调查问卷,评估患者对心血管保护性饮食的依从性,评估患者对营养知识的了解程度,纠正错误的营养认知。对于患者的营养处方建议,应

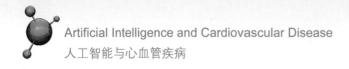

根据患者的文化程度、喜好以及心血管保护性饮食的原则制订。

定期测量体重、体重指数和腰围。建议超重和肥胖者在6～12个月内减轻体重5%～10%,使BMI维持在18.5～23.9 kg/m²;男性腰围控制在小于等于90 cm、女性腰围控制在小于等于85 cm。

(3)戒烟处方:临床医生在门诊或病房诊疗中,应常规询问患者吸烟史和被动吸烟情况,或使用呼出气一氧化碳(CO)检测仪判断患者是否吸烟($<10^{-6}$判定为未吸烟)。对吸烟患者,应询问吸烟年限、吸烟量和戒烟的意愿,评估烟草依赖程度,记录在病历上或者录入信息系统。在病历中标明吸烟者戒烟思考所处的阶段,并明确诊断是否存在尼古丁依赖综合征,为吸烟患者提供戒烟咨询和戒烟计划。

4.情绪和睡眠管理

(1)心理处方:通过问诊了解患者的一般情绪反应,进一步使用心理筛查自评量表,推荐采用患者健康问卷9项(PHQ-9)、广泛焦虑问卷7项(GAD-7)评估患者的焦虑抑郁情绪,自律神经测定仪可以作为补充工具。对于评估结果提示为重度焦虑抑郁(PHQ-9或GAD-7≥15分)的患者,请精神专科会诊或转诊精神专科治疗;对于评估结果为轻度焦虑抑郁的患者(PHQ-9或GAD-7评分为5～9分)或PHQ-9或GAD-7评分为10～15分尤其伴有躯体化症状的患者,心脏康复专业人员可先给予对症治疗,包括正确的疾病认知教育、运动治疗和抗抑郁药物对症治疗,推荐首选5-羟色胺再摄取抑制剂、氟哌噻吨美利曲辛片和苯二氮䓬类药物,含有下列成分的中成药或中药汤剂对伴有躯体化症状的轻中度焦虑抑郁有一定效果,包括丹参、玉竹、人参、麝香、降香、葛根、酸枣仁等药物。

(2)生活质量评估:推荐使用健康调查简表(SF-36、SF-12)、达特茅斯生活质量问卷[Dartmouth primary careco-operative project(COOP)chart]、明尼苏达心力衰竭生活质量问卷(Minnesota living with heart failure,MLWHF)等。通过对接受心脏康复治疗前后生活质量评价,有助于了解心脏康复获益。

通过量表评价患者对疾病的认知和自我管理效能,判断患者改变健康行为的能力。对疾病认知错误或自我管理效能低的患者,心脏康复专业人员有责任通过以问题为导向的教学模式(problem-based learning)改善患者对疾病的错误认知和自我管理效能。

(3)睡眠管理:临床医生通过问诊了解患者对自身睡眠质量的评价。采用匹兹堡睡眠质量评定量表客观评价患者的睡眠质量,该量表是目前被广泛采纳用于评价患者睡眠质量的自评量表。处理失眠症时应注意确定失眠原因,同一患者可能有多种原因,包括心血管疾病各种症状导致失眠、冠状动脉缺血导致失眠、心血管药物导致失眠、心血管手术后不适症状导致失眠、因疾病发生焦虑抑郁导致失眠、睡眠呼吸暂停以及原发性失眠。了解患者睡眠行为,纠正患者不正确的失眠认知和不正确的睡眠习惯。患者在发生失眠的急性期要尽早使用镇静安眠药物,原则为短程、足量、足疗程,用药顺序如下:苯二氮䓬类(安定、三唑安定、艾司唑仑、劳拉西泮等)、非苯二氮䓬类(吡唑坦、佐匹克隆、扎来普隆等)以及具有镇静作用的抗抑郁药。苯二氮䓬类药物连续使用不超过4周。一种镇静安眠药疗效不佳时可并用两种镇静安眠药物,每种药物都尽量用最低有效剂量。对高度怀疑有阻塞性睡眠呼吸暂停低通气综合征(OSAHS)的患者(特征:匹兹堡睡眠质量评定量表提示、肥胖、血压控制差、白天嗜睡、短下颌等),采用多导睡眠监测仪或便携式睡眠呼吸暂停测定仪了解患者夜间缺氧程度、睡眠呼吸暂停时间及次数。对于睡眠呼吸暂停低通气指数(apnea hypopnea index,AHI)大于等于 15 次/小时 或 AHI 小于 15 次/小时但白天嗜睡等症状明显的患者,建议接受持续气道或双水平正压通气治疗,口腔矫治器适用于单纯鼾症及轻中度 OSAHS 患者,特别是下颌后缩者。

5.健康教育

所有心脏康复专业人员应接受医患沟通技巧培训,包括动机访谈技术和戒烟后复吸干预技术。采用以证据为基础的健康行为改变模型以及干预技术,指导患者改变不健康行为。鼓励和支持患者设立短期和长期目标,并使用以问题为基础的健康教育模式,以培养患者的自我管理能力。鼓励患者选择一位疾病恢复期伙伴(可以是家人、亲戚或朋友),此人应能积极参与到患者的心脏康复和疾病恢复中来。

健康教育的目的不仅是提高患者的健康知识,也是提高患者战胜疾病的信心和自我管理效能。开展健康教育前要了解个体的文化程度、健康素养以及对健康知识的需求。

6.改善生活质量,促进职业回归

参见《中国心血管疾病康复/二级预防指南(2015 版)》。

7.心血管病康复其他方法

太极拳、八段锦、养生气功等中医传统康复方法有利于心血管病患者康复。此外,研究显示体外反搏作为缺血性心血管病患者辅助运动康复的一种方法,有助于改善心肌缺血和下肢缺血症状(详见《中国体外反搏临床应用专家共识》)。

三、医工交叉应用展望

技术的发展促进了医学的进步,这在房颤的治疗上体现得淋漓尽致。CARTO系统以及 Visitag、高精密度电压标测技术的应用,较好地增加了房颤射频消融手术的成功率及安全性;人工智能的进展,有望实现完全绿色射频消融手术。智能检测系统工具的应用不仅有助于新发房颤的识别,而且有助于监测随访射频消融术后房颤的复发。同时,未来有望通过 3D 打印技术构建合适的左心耳封堵装置。随着科技的持续发展进步,器材和操作技术还会得到不断革新,房颤的治疗方法会更加优化及高效。

生物医学工程技术的发展促进了医学的进步,这在房颤患者的诊断以及治疗方面的应用上体现得淋漓尽致。

(一)房颤的筛查

智能手表及其他可穿戴式仪器能采用光学容积脉搏波描记法(PPG)来测量心率及其他指标,并通过特殊算法转换为脉搏不规则性,通过示波仪或心电图间歇性监测房颤,以及用于房颤射频消融术后的心电监测。

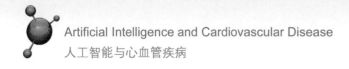

植入式心脏事件记录仪（植入式 holter）可持续记录人体心电活动，同时具有筛选心电图的功能。对于正常心电图只进行心电监测而不存储，一旦发生心律失常（心跳过快、过慢或不规律），立即将心律失常发作前、后心电图存储在纪录器内便于查阅，有助于房颤的筛选。

（二）房扑的标测

与心房颤动伴随发生的另一种常见心律失常是心房扑动，在心房扑动的治疗中需要运用到大量的软件计算，心房扑动是一种在左房或右房或两个心房共同参与（少见类型）规律折返的心律失常，与房颤相比，房扑是一种具有单一规律的心律失常，通常准确的标测显得更为重要，准确标测能够揭示房扑发作的机制，从而治疗合理的、有针对性的消融线，达到准确消融的效果。例如，下面的心电图（图 2-13）来自一个房扑患者。

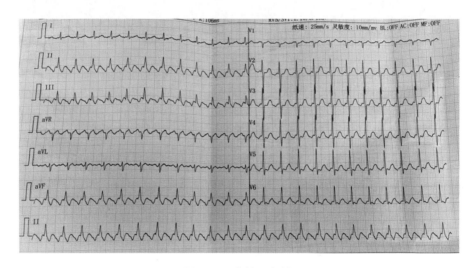

图 2-13　房扑心电图

那么，进行电生理检查，这样一个房扑呈现在标测软件上是图 2-14 的样子。

房扑是一个规律重复的电活动，因此可以在计算软件上设置很多参数，如颜色值（color bar）、兴趣窗（window of interest，WOI）、总周长（total cycle length，TCL）。当设置好这些参数，我们在移动标测导管时（五爪型）就会一片片标测心房的激动时间。最终，当完成整个心房标测时，就会在心房上呈现出红、橙、黄、绿、青、蓝、紫各个颜色，颜色越暖，代表在设置的兴趣窗内激动位置相较参考越提前，越冷越拖后。红、橙、黄、绿、青、蓝、紫如同一个循环，紫色传向红色，所以红不代表着最早，紫也不代表最晚（激动颜色解读仍是这一原则，只不过我们习惯把最早点标记成红色，红色恰好成了最早点的代表颜色）（见图 2-15）。

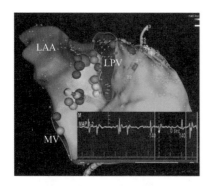
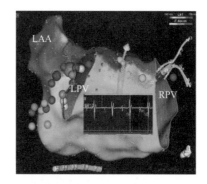
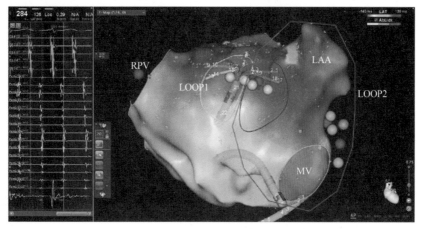

图 2-14 房扑的激动标测

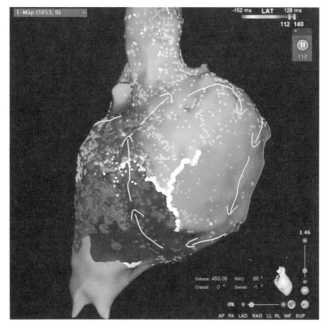

图 2-15 高精密度标测外科术后切口折返房扑

此外,规律的心房电活动肯定会在心房内产生一个弱磁场,根据检测到的弱磁场方向反推电传导的规律是一种颠覆性的房扑标测方式,但目前未见到此类标测软件。

(三)房颤左心耳封堵

房颤抗凝治疗的另一项进展是左心耳封堵技术(图 2-16、图 2-17),左心耳是心房血栓形成的重要部位,占 90% 以上。左心耳封堵术的难点:①每个人的左心耳大小、形状各异,需术前术中反复检查确认左心耳的开口大小以及深度;②房间隔穿刺难度高,正确地实施房间隔穿刺是左心耳封堵术快速成功的关键之一;③心脏 CT 不仅需要造影剂,而且其辐射性高,有时还不能完全排除左心耳血栓;④术式操作从学习开始到熟练掌握需老师全程指导,有严格的培训步骤,包括理论培训、手术观摩等;⑤术者需经常练习、临床经验丰富,与心脏超声医师、麻醉医师等整个手术团队配合默契。

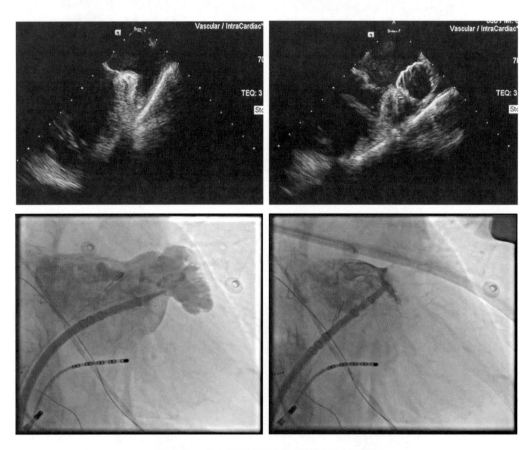

图 2-16 左心耳封堵 ICE 图像及 DSA 图像

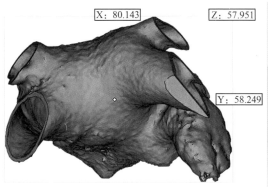 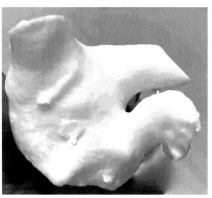

图 2-17　左心耳封堵

　　根据每个患者的 CT 数据重建三维模型,以全彩色多材料 3D 打印技术等比例还原。单个左心耳 3D 打印模型用于术前评估患者左心耳实际情况,帮助医生选用合适的封堵伞。整体心脏软质模型用于术前模拟手术入路,更精准确认房间隔穿刺位置。3D 打印模型协助术前规划与模拟训练,缩短患者暴露在 CT 射线的时间和手术时间。3D 打印模型可作为临床教学教具,供医生学习和反复训练使用。

　　技术的发展促进了医学的进步,这在房颤的治疗上体现得淋漓尽致。CARTO 系统以及 Visitag、高精密度电压标测技术的应用,较好地增加了房颤射频消融手术的成功率及安全性;人工智能的进展有望实现完全绿色射频消融手术。智能检测系统工具的应用不仅有助于新发房颤的识别,而且有助于监测随访射频消融术后房颤的复发。同时,未来有望通过 3D 打印技术构建合适的左心耳封堵装置。随着科技的持续发展进步,器材和操作技术还会得到不断革新,房颤的治疗方法会更加优化及高效。

※ 拓展阅读 ※

　　房颤是临床实践中最常见的持续性心律失常,与卒中、心衰和死亡相关。房颤作为心律失常领域尚未被攻克的顽疾一直是研究的热点。

　　1987 年,James L.Cox 教授第一次将 Cox 迷宫手术应用于临床;1991 年,证实 Cox 迷宫手术可以治疗房颤。尽管 Cox 迷宫手术做起来复杂,创伤性较大,临床上的推广应用受到了限制,但这提供了一个重要信号,那就是房颤可以被治愈。于是从 1994 年开始,业界研究者相继尝试射频消融治疗房颤。1997 年,《新英格兰医学杂志》发表了一项研究,证实射频消融可以根治房颤,此后房颤射频消融术成了全球的宠儿,各个国家都积极地开展。

与冠心病介入诊治相似,传统心电生理标测和消融均需借助导管介入技术完成,这就需要频繁使用 X 线透视指导导管操作和定位,传统心电生理技术实质上是心电学和 X 线心脏二维解剖信息的结合。这项技术明显的短板在于传统 X 线不能直接显示血管,需要辅以造影剂,增加手术风险,同时可能恶化肾功能不全患者的病情。在 20 世纪 90 年代初,以色列工程技术学院的 Ben-Haim 等研制出一种顶端埋置有磁性定位传感器的标测消融导管,并于同年年底首次应用于人体。其基本原理是通过将其放置在患者身下,呈环形排列的磁场发生器产生环绕心脏的磁场,并通过计算机对磁场进行空间分区编码以及定位。当消融导管进入定位板的磁场时,由传感器接收到的磁场信号和电极接收到的局部心电信号通过导管尾端的连线传入 CARTO 磁或电处理器进行处理。原始数据经由工作站的处理,通过计算显示出心腔的三维解剖图像、电激动播散顺序以及消融导管的位置,同时也可以记录电生理检查所需的体表和心内电图。CARTO 系统的理论标测误差小于 0.2 mm,动物实验活体内标测精度可达 0.7 mm,完全可以满足射频消融的需要。其后该系统又引入了影像融合技术,使得构建的电解剖图形更加完整,与实际情况更吻合。近年来,随着 CARTO 设备和技术的提升,又衍生了新的辅助技术,CARTO 系统得到了进一步完善。

现在,医生已经可以通过应用三维电解剖标测、磁导航、心腔内超声(ICE)等新设备和新技术,在计算机上建立心脏三维模型,更好地显示心腔和血管三维结构,指导导管操作、定位,同时规避心脏重要结构,降低手术风险。更重要的是,这些技术设备可以将心电学与三维解剖信息结合,揭示心律失常机制和靶点,指导导管消融,提高消融疗效,缩短手术时间。

房颤消融治疗对于阵发性房颤效果明显,但是治疗慢性持续性房颤的成功率较低,单纯依靠环肺静脉电隔离往往无法让患者恢复和维持窦性心律。当时常用的术式是 Stepwise 消融策略,成功率较高。但是这种术式操作复杂,手术及 X 线透视时间较长,对术者要求高,难以普及和推广。

北京安贞医院马长生团队针对房颤消融策略,提出了"2C3L"术式。"2C"指环肺静脉消融,"3L"指左心房顶部线、二尖瓣环峡部线及三尖瓣环峡部线。"2C3L"术式显著缩短手术、透视和消融时间,患者术后窦性心律维持率较高,且该术式有相对固定的判断标准,方便培训。"2C3L"术式目前已在国内 200 多家医院得到推广应用,一半医院将它作为标准体系,安全性和有效性达到国际领先水平。目前,马长生团队已正式启动 PROMPT-AF 研究,该研究将会证明"2C3L"联合二尖瓣无水酒精注射阻断 Marshall 韧带的导管消融策略可以更近一步提高慢性房颤的治疗成功率,为我国房颤导管消融治疗技术的普及和提高做出了突出贡献。马长生教授说:"保证高龄、心衰患者手术安全,1 万例也要避免因技术操作不当而导致的死亡。这个目标实现起来很难,但是有希望。这样的话,中国的房颤射频消融技术将在未来 10 年有一个更大的发展,使其更安全、成功率更高。与此同时,这可以提高患者和医生对于房颤导管消融术的接受度,大幅度降低手术对于医生和患者的挑战,最终造福于患者。"

参考文献

[1]葛均波,徐永健,王辰.内科学[M].9 版.北京:人民卫生出版社,2018.

[2]中国康复医学会心血管病专业委员会.中国心脏康复与二级预防指南 2018 精要[J].中华内科杂志,2018,58(11):802-810.

[3]王洁,孙国珍,杨刚,等.互联网+居家心脏康复模式下心房颤动射频消融术后患者运动康复依从性的动态轨迹研究[J].中国全科医学,2021,24(32):4074-4079,4093。

[4]HINDRICKS G,POTPARA T,DAGRES N,et al. 2020 ESC Guidelines for the diagnosis and management of atrial fibrillation developed in collaboration with the European Association for Cardio-Thoracic Surgery(EACTS):The task force for the diagnosis and management of atrial fibrillation of the European Society of Cardiology (ESC) developed with the special contribution of the European Heart Rhythm Association (EHRA) of the ESC[J]. European Heart Journal,2021,42(5):373-498.

[5] HUANG S,WOOD M A.Catheter ablation of cardiac arrhythmias[M]. Amsterdam:Elsevier,2019.

（张凯　陈桐帅　孔静）

冠状动脉粥样硬化性心脏病

1.了解冠状动脉粥样硬化性心脏病的定义、分型、病因及发病机制。

2.熟悉冠状动脉粥样硬化性心脏病的临床表现、辅助检查、诊断方法与鉴别诊断。

3.熟悉冠状动脉粥样硬化性心脏病规范的药物治疗。

4.掌握冠状动脉粥样硬化性心脏病影像学检查、介入治疗方法和治疗进展。

患者冯某,男,今年58岁,农民,之前没有高血压、糖尿病等慢性病史。此次因"查体发现心电图异常2天"来医院心内科住院治疗。

目前情况:2天前于当地医院健康体检,行心电图检查示"窦性心动过缓,QT间期延长,ST-T改变,异常Q波"。患者否认活动时胸痛、胸闷,否认心慌、头晕,否认恶心、呕吐等不适症状,考虑"急性心肌梗死不排除",建议进一步检查及治疗。患者为求进一步治疗,就诊于山东大学齐鲁医院急诊,查心梗三项示高敏肌钙蛋白I 21.98 ng/mL(正常值<17 ng/mL),以"冠状动脉粥样硬化性心脏病"收住医院心内科。

专科检查:双肺呼吸音粗,双肺底可闻及少许湿啰音。心率58次/分,律齐,各瓣膜听诊区未闻及病理性杂音。双下肢无水肿。

辅助检查:①心肌损伤标记物:肌酸激酶同工酶(CK-MB)3.3 ng/mL,肌酸激酶(CK)118 U/L,高敏肌钙蛋白I 21.98 ng/mL;心电图示ST-T改变,异常Q波(见图3-1)。②心脏超声示LVEF为0.5,符合心肌梗死超声改变,左室壁节段性运动不良,左心、右房扩大。颈动脉超声示双侧颈动脉中膜内层增厚,双侧颈动脉斑块形成。

入院诊断:冠状动脉粥样硬化性心脏病,急性非ST段抬高心肌梗死(non-ST-segment elevation myocardial infarction,NSTEMI),心功能II级(Killip分级)。

结合冯某目前辅助检查结果,考虑急性心肌梗死,虽然一直没有不适症状,但根据目前指南推荐,与冯某及其家属充分沟通后,决定行冠状动脉造影检查,必要时行冠脉支架置入术。冯某完善各种术前检查,排除绝对手术禁忌后,于入院2天后,在局麻下行冠脉造影术。

冠脉造影检查结果(图 3-2):左主干体部、末端狭窄 50%;左前降支开口狭窄 60%,自近段闭塞;左回旋支开口狭窄 40%,中段狭窄 50%～60%,自远段闭塞;右冠状动脉中段狭窄 60%,远段狭窄 80%。于左前降支近中段串联释放两枚支架,建议择期处理其余冠脉病变。

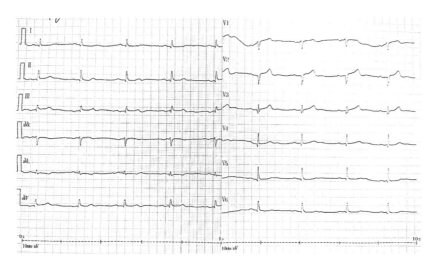

图 3-1　入院心电图

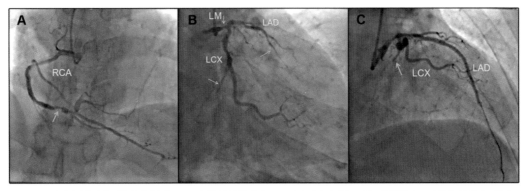

A:RCA 示右冠状动脉,箭头分别示 RCA 中段及远段病变;B:LM 示左主干,LAD 示前降支,LCX 为回旋支,箭头分别示 LM 末端病变,LAD 自近段闭塞,LCX 自远段闭塞;C:显示 LAD 置入两枚支架后,血流通畅,箭头示 LCX 病变。

图 3-2　选择性冠状动脉造影显像

医工结合点:对于部分症状不典型的冠心病患者,可以将人工智能深度学习算法应用于大型心电图数据集,能够识别分析异常心律和机械功能障碍,有助于医疗决策。另外,冠脉造影中血管内超声成像(IVUS)及光学相干断层成像(OCT)技术的应用可以指导冠脉介入治疗。一系列新型药物涂层冠脉支架、生物可吸收支架及药物球囊的问世,为患者提供了多种选择。

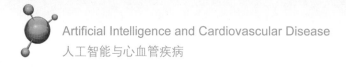

思考题

对于隐匿型冠心病患者,哪些医工交叉进展能为该类患者制定更好的治疗方案? 对于冠脉检查显示冠脉三支病变的患者,哪些医工交叉进展能够帮助判断"罪犯病变"?

案例解析

一、疾病概述

(一)定义及流行病学

冠状动脉粥样硬化性心脏病(coronary atherosclerotic heart disease)指冠状动脉发生粥样硬化病变引起管腔狭窄或闭塞,导致心肌缺血、缺氧或者坏死而引起的心脏病,简称"冠心病"(coronary heart disease,CHD),亦称"缺血性心脏病"(ischemic heart disease,IHD)。2018 年,心血管病死亡仍为我国城乡居民总死亡原因的首位,推算心血管病的现患人数为 3.30 亿人,其中冠心病患者 1139 万人。本病多发于 40 岁以上成人,男性发病早于女性,但近年来发病呈年轻化趋势,是威胁人类健康的主要疾病之一。

(二)分型

由于病理解剖及病理生理机制的不同,冠心病可分为不同的临床表型。1979 年世界卫生组织将冠心病分为以下五型:①无症状性或隐匿型冠心病;②心绞痛;③心肌梗死;④缺血性心肌病;⑤猝死。近年来,根据冠心病的发病特点和处理原则的不同,将冠心病分为两大类:①慢性冠脉疾病(chronic coronary artery disease,CAD),亦称"慢性心肌缺血综合征"(chronic ischemic syndrome,CIS);②ACS。其中,CAD 又包括稳定型心绞痛、缺血性心肌病以及无症状性冠心病等,ACS 分为不稳定型心绞痛(unstable angina,UA)、NSTEMI 及 STEMI,也有将冠心病猝死划分在内的。

(三)病因

本病的病因尚未完全确定。研究显示,本病为多因素作用于不同环节而引起,这些因素称作危险因素(risk factor),主要的危险因素包括以下几个:

1.年龄、性别

年龄、性别属于不可变危险因素。临床上本病多见于 40 岁以上的中老年人,49 岁以后发展较快,但近年来发病呈年轻化趋势。女性较男性发病率低,可能与雌激素的抗动脉粥样硬化作用相关,女性在绝经后期的发病率迅速增加。

2.脂质代谢异常

脂质代谢异常为动脉粥样硬化最重要的危险因素。血脂主要包括总胆固醇(total cholesterol,TC)、甘油三酯(triglyceride,TG)、低密度脂蛋白胆固醇(low density lipoprotein cholesterol,LDL-C)、高密度脂蛋白胆固醇(high density lipoprotein cholesterol,HDL-C),以及相应的载脂蛋白、脂蛋白(a)[Lp(a)]等。研究表明,TC、TG、LDL-C、Lp(a)增高,HDL-C 降低被认为是危险因素,其中,目前最肯定的是 LDL-C 的致动脉粥样硬化作用。因此,在临床实践中,LDL-C 为治疗的主要靶目标。

3.高血压

临床及尸检资料均表明,高血压患者动脉粥样硬化的发病率明显增高。高血压患者患冠心病的概率增高 3～4 倍,而 60%～70% 的冠心病患者有高血压。

4.吸烟

与不吸烟者相比,吸烟者的发病率和病死率增高 2～6 倍,并且与每日吸烟支数呈正比。被动吸烟也属于危险因素。吸烟可导致体内前列环素(PG)释放减少,血小板易于聚集于动脉壁,同时可使血中 HDL-C 降低、TC 增高,导致易患动脉粥样硬化。另外,烟草中的尼古丁可直接作用于冠脉和心肌,使得动脉痉挛及心肌受损。

5.糖尿病和糖耐量异常

糖尿病被称为冠心病的等危症。糖尿病患者冠心病的发病率较非糖尿病患者高出数倍,病变进展迅速,且多为多支病变。糖尿病患者常有凝血第Ⅷ因子增高及血小板功能增强、胰岛素抵抗(insulin resistance,IR)等,均与动脉粥样硬化的发生及血栓形成相关。

6.肥胖

超过标准体重的 20% 或 BMI 大于 24 kg/m² 者为肥胖症患者。肥胖可导致血浆 TG 及 TC 水平增高,并常伴发高血压或者糖尿病,同时可能伴有胰岛素抵抗,导致动脉粥样硬化的发病率明显增高。

7.家族史

家族史属于不可变危险因素。一级亲属中,男性发病时不足 55 岁,女性发病时不足 65 岁,考虑存在早发冠心病家族史。近年发现,与人类动脉粥样硬化危险因素相关的易感或突变基因多达 200 种以上。

8.其他

其他危险因素还包括 A 型性格、口服避孕药、高热量、高动物脂肪、高胆固醇、高糖饮食、缺乏体力活动、精神紧张、焦虑等。

(四)发病机制

动脉粥样硬化的发病机制曾有多种学说,包括脂质浸润学说、内皮损伤-反应学说、血小板聚集和血栓形成假说、平滑肌细胞克隆学说等。目前较为公认的为脂质浸润学说。

动脉粥样硬化斑块的演化如图 3-3、图 3-4 所示。在各种主要危险因素的共同作用下,LDL-C 通过受损的内皮细胞进入管壁内膜,经过氧化修饰形成氧化低密度脂蛋白胆固醇(oxidized LDL-C,ox-LDL-C),加重内皮损伤;单核细胞(monocyte)和淋巴细胞(lymphocyte)发生表面特性变化,黏附因子的表达增加,黏附于内皮细胞上的数量增多,同时从内皮细胞间移入内膜下形成巨噬细胞(macrophage),通过清道夫受体吞噬 ox-LDL-C,转变为泡沫细胞(foam cell),形成最早的粥样硬化病变脂质条纹。同时,巨噬细胞能分泌多种生长因子和促炎成分,包括肿瘤坏死因子-α(tumor necrosis factor-α,TNF-α)、白介素-1(interleukin-1,IL-1)、巨噬细胞趋化蛋白-1(macrophage chemoattractant protein-1,MCP-1)、血小板源生长因子(platelet derived growth factor,PDGF)、成纤维细胞生长因子(fibroblast growth factor,FGF)等,促进斑块的生长和炎症反应。进入内膜的 T 细胞识别巨噬细胞和树突状细胞提呈的抗原,同时被激活,产生具有强烈致动脉粥样硬化作用的细胞因子。在 PDGF 和 FGF 的作用下,平滑肌细胞从中膜迁移至内膜并增殖,亦可吞噬脂质成为泡沫细胞的另一重要来源。在某些情况下,平滑肌细胞在凝血酶等强力作用下发生显著增殖,合成和分泌胶原、蛋白多糖和弹性蛋白等,构成斑块基质。在上述各种机制的作用下,脂质条纹进展为纤维脂质病变及纤维斑块。后期,纤维斑块发生出血、坏死、溃疡、钙化及附壁血栓,形成晚期的复合病变。

当冠脉的供血与心肌的需血之间发生矛盾时,冠脉血流量不能满足心肌代谢的需要,就可引起心肌缺血缺氧。暂时的缺血缺氧引起心绞痛,而持续严重的心肌缺血可引起心肌坏死即心肌梗死。稳定型心绞痛又称"劳力性心绞痛",其发病机制为当冠脉狭窄或部分闭塞时,其血流量减少,对心肌的供血量相对比较固定,在休息时尚能维持供需平衡而无症状,但在劳力、情绪激动、饱食等心脏负荷突然增加的情况下,心率增快、心肌张力和心肌收缩力增加等,导致心肌氧耗量增加,而狭窄的冠状动脉供血却不能相应地增加以满足心肌对血液的需求时,即可引起心绞痛。

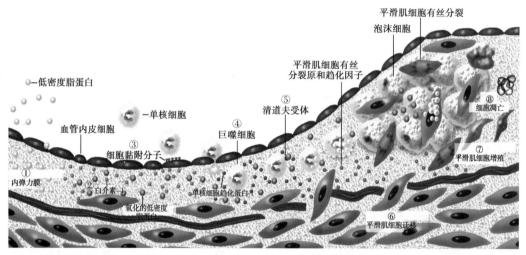

①内膜内脂蛋白颗粒(黄色小球)积聚,修饰的低密度脂蛋白用较深的颜色表示,修饰包括氧化和糖基化。②氧化应激,包括在修饰脂蛋白中发现的产物,可以诱导局部细胞因子的形成(绿色球体)。③细胞因子诱导黏附分子(内皮表面的蓝色突出)的表达增加,引起单核细胞黏附和化学趋化,引导它们迁移到内膜。④血液单核细胞在 MCP-1 等趋化因子刺激下进入动脉壁时,会遇到巨噬细胞集落刺激因子等刺激,从而增强其表达清道夫受体。⑤清道夫受体介导修饰脂蛋白颗粒的摄取,促进泡沫细胞的发育,巨噬细胞来源的泡沫细胞是细胞介质的主要来源,可分泌细胞因子和效应分子,如次氯酸、超氧阴离子(O₂⁻)和基质金属蛋白酶等。⑥平滑肌细胞从中膜移入内膜。⑦平滑肌细胞可分裂并分泌细胞外基质,促进细胞外基质在不断增长的动脉粥样硬化斑块中积累,通过这种方式,脂质条纹可以演变成纤维脂肪病变。⑧晚期可发生钙化,并继续纤维化,有时还会伴随平滑肌细胞死亡(包括程序性细胞死亡或凋亡),形成富含脂质以及死亡细胞及其碎屑的核心而表面纤维囊细胞成分较少的斑块。

图 3-3 动脉粥样硬化斑块的演化示意图

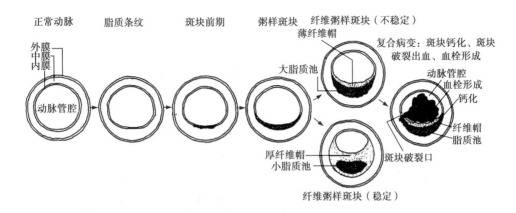

图 3-4　动脉粥样硬化进展过程血管横切面结构示意图

注：图中深黑色代表血栓、钙化，淡黑色代表脂质条纹、脂质核和脂质池，细黑点代表纤维帽。

UA/NSTEMI 发病机制为在不稳定粥样硬化斑块破裂或糜烂基础上血小板聚集、并发血栓形成、冠状动脉痉挛收缩、微血管栓塞导致急性或亚急性心肌供氧减少及缺血加重。虽然也可因劳力负荷诱发，但劳力负荷终止后胸痛并未缓解。其中，NSTEMI 常因心肌严重的持续性缺血导致心肌坏死，病理上出现灶性或心内膜下心肌坏死。

STEMI 的基本病因是冠脉粥样硬化基础上一支或多支血管管腔急性闭塞，若持续时间达到 20～30 分钟或以上，即可发生急性心肌梗死。大量的研究已证明，绝大多数 STEMI 是由于不稳定的粥样斑块破溃，继而出血和管腔内血栓形成，而使管腔闭塞。

（五）临床表现

1.发作性胸痛

典型的稳定型心绞痛的主要临床表现为发作性胸痛，其疼痛特点如下所示。

（1）诱因：发作性胸痛常由劳累或情绪激动（如愤怒、焦急、过度兴奋等）所诱发，也可见于饱餐后、逆风行走、寒冷、吸烟、心动过速、休克等情况。疼痛多发生于劳累或激动的当时，而不是于劳累之后，通常在相似的条件下重复发生。

（2）部位：典型发作性胸痛的部位（图 3-5）为一个中心（胸骨中上段）、上下一条线（上至咽部，下至剑突）、放射至三片（左肩、左前臂尺侧、下颌）。

（3）性质：胸痛常有压榨感、紧缩感或窒息感，也可有烧灼感，但不像针刺或刀扎样锐性痛。而有些患者表现为呼吸困难，也可伴有非特异性症状如乏力、头晕、恶心等。胸痛发作时，患者往往被迫停止正在进行的活动，直至症状缓解。

（4）持续时间：心绞痛一般持续数分钟至 10 余分钟，大多情况下 3～5 分钟，很少超过 30 分钟，若症状仅持续数秒，也可能与心绞痛无关。

（5）缓解方式：心绞痛一般在停止原来诱发症状的活动后即可缓解，舌下含用硝酸甘油等硝酸酯类药物也能在几分钟内缓解心绞痛。

ACS 患者胸痛的性质与典型的稳定型心绞痛相似，通常程度更重，心绞痛发生频率、严重程度和持续时间更长，可达数十分钟，诱发心绞痛的体力活动阈值突然或持久降低,可出现静息痛或夜间心绞痛,胸痛放射至新的部位或发作时伴有新的相关症状,如出汗、恶心、呕吐、心悸或呼吸困难等。常规休息或舌下含服硝酸甘油只能暂时甚至不能完全缓解症状。不典型症状包括上腹痛、类似消化不良症状和孤立性呼吸困难,常见于老年人、女性、糖尿病和慢性肾脏疾病或痴呆症患者。当临床缺乏典型胸痛症状,特别是当心电图正常或临界改变时,易被忽略和延误治疗,应注意连续观察。服硝酸酯类药物后缓解不是心绞痛的特异性表现,因为部分其他原因导致的急性胸痛应用硝酸酯类药物也有效。

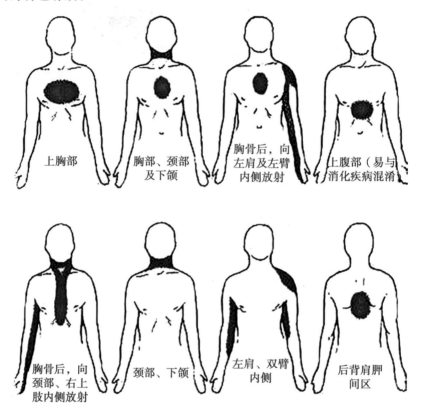

图 3-5　典型心绞痛胸痛部位

2.全身症状

急性心肌梗死患者可有发热、心动过速、白细胞计数增高和红细胞沉降率增快等,与坏死物质吸收有关。一般出现在疼痛发生后 24~48 小时,程度与梗死范围常呈正相关,体温一般在 38 ℃左右,很少达到 39 ℃,持续约 1 周。

3.心律失常

心律失常见于 75%~95% 的心梗患者,多发生在起病后 1~2 天,而以 24 小时内最多见,可伴乏力、头晕等症状。急性前壁心肌梗死多表现为快速型心律失常,如频发室性期前收缩(每分钟>5 次)。成对出现或呈短阵室性心动过速、多源性或落在前一心搏的易损期时(R-onT),常为心室颤动的先兆。心室颤动是 STEMI 早期,特别是入院前主要的死因。急性下壁或右室心肌梗死多表现房室传导阻滞和束支传导阻滞。

室上性心律失常则较少,多发生于心力衰竭者。前壁心肌梗死如同时发生房室传导阻滞,则表明梗死范围广泛,病情严重。

4.低血压和休克

急性心肌梗死患者剧烈胸痛时可出现血压下降,但未必是休克。如胸痛缓解而收缩压仍小于 80 mmHg,同时表现为烦躁不安、面色苍白、皮肤湿冷、脉搏细快、大汗淋漓、尿量减少(<20 mL/h)、神志迟钝甚至晕厥,则为休克表现。休克多在起病后数小时至数日内发生,见于 20% 的 STEMI 患者,主要是心源性休克,为心肌广泛(>40%)坏死,心排血量急剧下降所致,神经反射引起的周围血管扩张为次要原因,有些患者尚有血容量不足的因素参与。

5.心力衰竭

心力衰竭主要是急性左心衰竭,可在起病的最初几天内出现,或在疼痛、休克好转阶段发生,为梗死后心脏舒缩力显著减弱或不协调导致,表现为呼吸困难、咳嗽、发绀、烦躁等症状,严重者可发生肺水肿,随后可有颈静脉怒张、肝大、水肿等右心衰竭的临床表现。右心室心肌梗死者可一开始即出现右心衰竭症状,伴血压下降。

(六)并发症

STEMI 是冠心病最严重的类型,其并发症可分为机械性、缺血性、栓塞性和炎症性。

1.机械性并发症

再灌注治疗虽使 STEMI 患者合并机械性并发症的发生率明显降低,但仍然是 STEMI 患者致死的主要原因。机械性并发症多发生在 STEMI 早期,需及时发现和紧急处理。STEMI 患者如有突发低血压、反复发作胸痛、新出现的提示二尖瓣反流或室间隔穿孔的心脏杂音、肺淤血或颈静脉充盈等情况,应尽快行超声心动图评估以明确诊断。

(1)心室游离壁破裂:游离壁破裂多见于心肌梗死发病后 24 小时内及 1 周左右,发生率在 1% 以下,病死率高达 90% 以上。早期心脏破裂好发于前壁心肌梗死,表现为循环"崩溃",患者常在数分钟内死亡。老年、未接受及时有效的再灌注治疗以及延迟溶栓治疗是 STEMI 患者游离壁破裂最主要的危险因素。游离壁破裂发生时,患者多表现为突发的意识丧失、休克,电机械分离和急性心脏压塞。怀疑游离壁破裂时需立即行床旁超声心动图进行确认,并紧急行心包穿刺术进行引流以解除心脏压塞。部分游离壁破裂患者可能表现为迟发或亚急性过程,血液动力学恶化伴一过性或持续性低血压,同时存在典型的心脏压塞体征。游离壁破裂内科治疗的目标是稳定患者的血液动力学状况,为尽快手术做准备。必要时可行机械循环支持。

(2)室间隔穿孔:室间隔穿孔最早可以在 STEMI 发病后 24 小时内出现,前壁与后外侧壁的心肌梗死均可能发生,表现为临床情况突然恶化,出现心力衰竭或心源性休克,胸骨左缘第 3～4 肋间新发粗糙的收缩期杂音(90%),约 50% 的患者伴收缩期震颤。伴心源性休克的患者心脏杂音和震颤可不明显。超声心动图检查可明确诊断并评估严重程度。血管扩张剂联合主动脉内球囊反搏(IABP)辅助循环有助于改善症状。外科手术可能为 STEMI 合并室间隔穿孔心源性休克的患者提供生存的机会,但最佳手术时机仍无定论。血液动力学不稳定者宜及早(1周内)手术,在室间隔修补术的同时行冠状动脉搭桥术(CABG)。但心肌梗死早期坏死心肌与正常心肌边界不清楚,早期手术病死率高;血液动力学稳定患者宜推迟3～4周后手术,但等待手术的过程中死亡风险高。对某些患者行经皮导管室间隔缺损(ventricula septal defect,VSD)封堵术可降低病死率,提高远期生存率,但总体病死率仍然较高。

(3)乳头肌或腱索断裂:乳头肌或腱索断裂导致的急性二尖瓣反流可出现在 STEMI 发病后的2～7天,表现为突发的急性左心衰竭、血液动力学不稳定、肺水肿甚至心原性休克,可有二尖瓣区新出现收缩期杂音或原有杂音加重,需要及时行超声心动图检查寻找原因并确诊。紧急处理以降低左心室后负荷为主,包括使用利尿剂、血管扩张剂以及 IABP,必要时可使用正性肌力药物,宜尽早外科手术治疗,根据断裂程度决定手术方式。乳头肌或腱索断裂需要与急性缺血性乳头肌功能不全相鉴别。

(4)室壁瘤:室壁瘤多累及左室心尖部,发生率为5%～20%,是在心室腔内压力下,梗死部位的心室壁向外膨出而形成,见于 MI 范围较大的患者,常于起病数周后才被发现。发生较小室壁瘤的患者可无症状与体征,但发生较大室壁瘤的患者可出现顽固性心力衰竭以及复发性、难治性、致命性心律失常和血栓形成及栓塞。体检可发现心脏浊音界扩大,心脏搏动范围较广泛或心尖抬举样搏动,可有收缩期杂音。心电图上除了有 MI 的异常 Q 波外,约2/3患者同时伴有持续性 ST 段弓背向上抬高。X 线透视和摄片、超声心动图、放射性核素心脏血池显像、磁共振成像以及左心室选择性造影可见局部心缘突出,搏动减弱或有反常搏动。室壁瘤按照病程可分为急性和慢性室壁瘤。急性室壁瘤在 MI 后数日内形成,易发生心脏破裂和形成血栓。慢性室壁瘤多见于 MI 愈合期,由于瘤壁为致密的纤维瘢痕所替代,所以一般不引起破裂。

2.缺血并发症

(1)梗死延展:梗死延展指梗死区范围扩大,即坏死心肌数量增加,实际是一种早期再梗死的表现,多发生于心肌梗死后24小时到出院的一段时间内。其组织学基础为梗死灶周围又有新的坏死灶,大多分布在与梗死部位同一血供的危险区内。其发生机制可能是梗死冠状动脉出现自发再通后再次完全闭塞,因此更常见于梗死范围小的患者。早期再梗死发生于起病的10～14天内,其中85%发生于原梗死位置,因此,梗死区延展与早期再梗死几乎是同义词,或者说前者是后者的一种类型。

心肌梗死扩展或心肌梗死伸展(infarct expantion)是指急性心肌梗死早期(一般指心肌梗死后几小时到几天),梗死区心肌持续地、不成比例地变薄和扩张,但不伴有坏死心肌数量的增加,是急性心肌梗死的一种独立的并发症。其组织学基础是心肌纤维束滑移致肌束重新排列,引起室壁全层细胞数减少,进而导致梗死区室壁膨出变薄,引起早期左室扩大。有人认为,急性前壁心肌梗死后72 h 内左室扩大的主要原因是梗死壁扩展。梗死壁扩展还可引起正常时椭圆形的左室变形。梗死壁扩展几乎均发生于穿壁性心肌梗死,左前降支闭塞者发生率明显较高,与心肌梗死范围则无明显关系。

(2)再梗死:再梗死多指急性心肌梗死4周后再次发生的心肌梗死,既可发生在原来梗死的部位,也可发生在任何其他心肌部位。如果再梗死发生在急性心肌梗死后4周内,则其心肌坏死区一定受另一支有病变的冠状动脉所支配。通常再梗死发生在与原梗死区不同的部位,诊断多无困难,若再梗死发生在与原梗死区相同的部位,尤其是反复多次的灶性梗死常无明显的或特征性的心电图改变,可使诊断发生困难,此时迅速上升且又迅速下降的酶学指标,如 CK-MB 比肌钙蛋白更有价值。CK-MB 恢复正常后又升高或超过原先水平的 50%,对再梗死具有重要的诊断价值。

3.栓塞并发症

血栓形成是急性心肌梗死并发症之一,主要指左心室附壁血栓。血栓在 Q 波性心肌梗死中,尤其是前壁心肌梗死伴室壁瘤的患者中常常发生。未用抗凝疗法的 AMI 患者中约 20% 有附壁血栓。前壁心肌梗死的血栓发生率高至 40%,累及左心室心尖部的大面积心肌梗死患者血栓发生率高达 60%。据多个研究资料显示,有附壁血栓形成的患者,其体循环栓塞的概率为 4%~6%。栓塞最常见的部位是脑血管和肢体血管。

4.炎症性并发症

STEMI 后的心包并发症多与心肌梗死面积大、血运重建失败或延迟相关,包括早期梗死相关心包炎、晚期梗死相关心包炎(Dressler 综合征)以及心包积液。发生在 STEMI 早期的梗死后心包炎可在发病后迅速出现但持续时间短,Dressler 综合征则多在 STEMI 发病后 1~2 周出现。STEMI 后心包炎的诊断标准与急性心包炎相同,患者可表现为胸膜性胸痛、心包摩擦音及心电图改变,包括新发的广泛 ST 段抬高或急性期 PR 段压低,常见心包积液。为减少心包炎复发及缓解症状,对心肌梗死后心包炎的患者可给予抗炎治疗,优先选用大剂量的阿司匹林,且可考虑合用秋水仙碱。不推荐使用糖皮质激素。STEMI 后心包炎极少出现大量心包积液及心脏压塞,绝大多数情况下无须行心包穿刺引流。

5.心律失常

STEMI 发病早期心律失常较为常见,且与预后密切相关,院前发生的室速(VT)及室颤(VF)是心脏性猝死的主要原因。早期再灌注治疗可减少室性心律失常和心血管死亡风险。

(1)室性心律失常:室性心律失常是 STEMI 最为常见的心律失常,导致血液动力学障碍的 VT 及 VF 发生率为 6%~8%。STEMI 急性期预防性使用抗心律失常药物对患者有害。再灌注治疗中及 STEMI 发病 24 小时内发生的室性心律失常是否需要进行干预治疗取决于持续时间和对血液动力学的影响,无症状且不影响血液动力学的室性心律失常不需要使用抗心律失常药物。STEMI 发病 48 小时后非缺血诱发的持续 VT 或 VF 则为明显的预后不良指标,需评价是否有植入 ICD 的指征。对于反复发作 VT 和(或)VF 的 STEMI 患者,推荐早期行完全血运重建以解除潜在的心肌缺血。对于合并多形性 VT 或 VF 的 STEMI 患者,如无禁忌证应静脉使用 β 受体阻滞剂治疗;对于反复出现多形性 VT 者,推荐静脉使用胺碘酮;对于多次电复律后血液动力学仍不稳定伴反复 VT 的患者也应考虑静脉使用胺碘酮。如果 β 受体阻滞剂、胺碘酮及超速抑制治疗无效或无法获得,可使用利多卡因治疗。应注意纠正电解质紊乱(尤其是低钾血症与低镁血症)。对于经完全血运重建及优化药物治疗后仍反复发作 VT、VF 或电风暴的 STEMI 患者,可考虑在植入 ICD 后行射频消融治疗。

（2）室上性心律失常：心房颤动是 STEMI 患者最常见的室上性心律失常，发生率为 6%～21%，可诱发或加重心力衰竭，但不需要预防性使用抗心律失常药物。STEMI 急性期心房颤动的心室率控制比心律控制更为有效，如无心力衰竭或低血压，可静脉使用 β 受体阻滞剂控制心室率。当存在急性心力衰竭但不伴有低血压时，可静脉给予胺碘酮控制心室率，同时存在急性心力衰竭和低血压时可考虑静脉使用洋地黄类药物控制心室率。地高辛不用于心房颤动的心律控制。对于伴心房颤动的 STEMI 患者，如药物治疗不能控制快心室率或存在持续的心肌缺血、严重的血液动力学障碍或心力衰竭时，应立即行电复律。静脉胺碘酮有助于增加电复律的成功率，降低心房颤动再发风险。STEMI 急性期新发心房颤动的患者，应根据 CHA2DS2-VASc 评分决定是否需长期口服抗凝药物。

（3）窦性心动过缓和房室传导阻滞：窦性心动过缓多见于下壁心肌梗死患者，通常可自行恢复且不影响预后，宜对患者进行严密监护，但一般不需要特殊处理。STEMI 患者发生房室传导阻滞则需进行风险评估，完全房室传导阻滞和二度Ⅱ型的房室传导阻滞有指征则进行治疗干预。前壁心肌梗死患者出现的高度房室传导阻滞大多由广泛的心肌坏死所致，阻滞部位一般在希氏束以下，难以自行缓解且死亡率明显升高。伴有血液动力学不稳定的窦性心动过缓或无稳定逸搏心律的高度房室传导阻滞的 STEMI 患者，有指征则使用正性传导药物，如肾上腺素、阿托品、血管升压素，药物治疗无效时应安装临时起搏器。对于非高度房室传导阻滞或血液动力学稳定的缓慢型心律失常患者，不需要常规预防性临时起搏治疗。

（七）预后

UA/NESTEMI 的急性期一般在 2 个月左右，在此期间发生心肌梗死或死亡的风险最高。尽管 UA/NESTEMI 患者住院期间的死亡率低于 STEMI 患者，但其长期的心血管事件发生率与 STEMI 接近。心肌总缺血时间（即从胸痛发作开始至恢复有效心肌再灌注的总时间）决定 STEMI 的心肌梗死面积和预后，另外，也与侧支循环产生的情况有关。STEMI 急性期住院病死率过去一般为 30% 左右，采用监护治疗后降至 15% 左右，采用急诊溶栓疗法后再降至 8% 左右，住院 90 分钟内施行急诊介入治疗后进一步降至 4% 左右，死亡多发生在发病第 1 周内，尤其在数小时内，发生严重心律失常、休克或心力衰竭者，病死率尤高。

二、疾病的预防、诊断、治疗和康复

（一）预防

对未发生冠心病者应控制危险因素，积极预防动脉粥样硬化的发生，即心血管疾病的一级预防。如已发生冠心病，应积极治疗，防止病变发展并争取逆转。对于已发生并发症者应及时治疗，防止恶化，延长患者寿命，即冠心病的二级预防。

目前，从疾病防治角度看，首要目标仍然是已明确的传统危险因素。

心血管疾病的一级预防措施如下：

1.生活方式干预

不健康的生活方式包括不平衡膳食(饮食缺少蔬菜和水果、肉类和油脂量过高、食盐摄入过多、大量饮酒)、缺乏运动、吸烟和精神紧张,不健康的生活方式不仅是超重及肥胖、高血压、糖尿病、高胆固醇血症等慢性病的重要危险因素,还可以直接导致血管内皮功能损伤、炎症和氧化应激加强、促进血栓形成等。因此,生活方式干预是一级预防中所有预防措施的基石。

(1)平衡膳食:合理饮食的目标是低盐(食盐<5 g/d)、富含蔬菜和水果、低脂(饱和脂肪的摄入量低于总热量的 7%,胆固醇摄入<300 mg/d)。

(2)戒烟:吸烟是心血管疾病的重要致病因素,原则上也是唯一能够完全控制的致病因素。大量研究结果表明,吸烟与心血管疾病有因果关系。戒烟是避免心血管疾病死亡最经济、有效的干预措施。必要时,除非存在禁忌证和特殊人群,对于烟草依赖者可给予戒烟药物指导。

(3)规律运动:美国疾病控制和预防中心以及国家健康学院公布的运动建议中推荐:每周 5 d 及 5 d 以上、进行 30 min/d 以上的中等强度的有氧运动(包括快步走、慢跑、游泳、爬山、各种球类运动等)。

(4)控制体重:研究表明,BMI 为 22.5～25.0 kg/m² 者病死率最低,BMI 超过 25.0 kg/m² 后,每增加5 kg/m²,总病死率增加 30%。超重和肥胖者应在 6～12 个月内减轻体重 5%～10%,使 BMI 控制在 18.5～23.9 kg/m²。男性腰围控制在小于等于 90 cm、女性腰围控制在小于等于 85 cm。

(5)心理平衡:注重对患者的症状和病情给予合理的解释,对焦虑和抑郁症状明显者,应给予对症药物治疗,或转诊至心理疾病专科门诊。

2.血脂异常干预

降脂治疗在冠心病、卒中一级预防中的重要作用有充分的循证医学证据。多个大规模临床研究一致显示,应用他汀类药物降脂治疗可显著降低约 30%各种心血管事件的发生率,降低卒中发生率约 30%,且心血管事件绝对危险的下降与胆固醇下降的绝对值密切相关。建议:①一般人群健康体检应包括血脂检测。40 岁以下的血脂正常人群,每2～5 年检测 1 次血脂;40 岁以上的人群每年进行大于等于 1 次的血脂检测。心血管病高危人群每 6 个月检测 1 次血脂。②所有血脂异常患者首先进行强化生活方式干预。③LDL-C 达标是降脂治疗的首要目标,首选他汀类药物。在 LDL-C 达标时,非 HDL-C 达标是降脂治疗的次级目标(即 LDL-C 的目标值加 0.78 mmol/L)。当 TG 大于等于 5.65 mmol/L 时,应首先积极降低 TG,使 TG 小于 1.70 mmol/L,首选贝特类药物。④根据危险分层决定血脂达标值。

3.血糖监测与控制

大量研究证明,心血管损害早在糖调节受损阶段[糖耐量异常(IGT)或 FPG 受损(TFG)]就已经发生。因此,对血糖的干预应该提前到糖尿病诊断之前。对于糖耐量异常患者,通过生活方式干预和药物治疗可以预防糖尿病的发生。建议:①健康人 40 岁开始每年检查 1 次空 FPG。②积极干预 IGT。

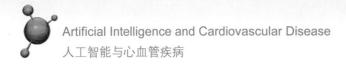

4.血压监测与控制

大量流行病学资料和临床研究证实,收缩压从 115 mmHg 开始和心血管风险之间呈连续的正线性关系,且为独立危险因素。我国研究资料显示,高血压是我国人群发生心血管事件的首要危险因素,其独立致病的相对危险为 3.4,人群归因危险度为 35%。建议:①18 岁以上的健康成人每 2 年监测血压大于等于 1 次,35 岁以上的成人每年监测血压大于等于 1 次,心血管门诊患者应常规接受血压测量。高血压患者调整治疗期间监测血压大于等于 2 次/天,血压平稳后每周监测血压 2 次。鼓励家庭自测血压。②高血压诊断、治疗中应综合考虑总心血管风险的评估。

5.动脉粥样硬化性血栓事件一级预防

建议对特定人群服用阿司匹林 75～100 mg/d 作为心血管疾病一级预防措施。

6.动脉粥样硬化性血栓事件二级预防

冠心病的二级预防,即所谓"ABCDE"方案指:①抗血小板、抗心绞痛治疗和 ACEI;②β受体拮抗剂预防心律失常、减轻心脏负荷等,控制血压;③控制血脂和戒烟;④控制饮食和治疗糖尿病;⑤健康教育和运动。

(二)诊断

1.症状

典型心绞痛的症状为发作性胸痛,活动或情绪激动时加重,休息或含服硝酸甘油时减轻,持续数分钟及十几分钟,心肌梗死者疼痛更剧烈、持续时间更长,含服硝酸甘油效果不佳。

2.体格检查

心绞痛发作时可有心率增快,少数患者也可减慢。心梗患者可出现第一心音减弱,出现第四心音奔马律,少数有第三心音奔马律。10%～20%的患者在起病第 2～3 天出现心包摩擦音,为反应性纤维性心包炎所致。心尖区可出现粗糙的收缩期杂音或伴收缩中晚期喀喇音,为二尖瓣乳头肌功能失调或断裂引起,室间隔穿孔可在胸骨左缘 3～4 肋间新出现粗糙的收缩期杂音伴震颤,出现各种心律失常。早期血压可增高,绝大多数时期出现血压降低。

3.实验室检查

(1)心电图

1)静息心电图。12 导联静息心电图和发作心电图诊断标准:R 波为主的成对导联 ST 段压低,T 波低平或倒置,发作后数分钟内逐渐恢复。

2)动态性改变。各时期的动态性改变如下:①超急性期(数分钟至数小时):急性心肌梗死发生后的数分钟,开始出现短暂的心内膜下心肌缺血,在心电图上产生异常高耸的 T 波,然后出现 ST 段上斜型或弓背向上型抬高,与直立 T 波相连。此外,QRS 振幅增高,并轻度增宽但未出现异常 Q 波。②急性期(梗死后数小时或数日,可持续数周):急性期心电图中出现 ST 段抬高,即出现心肌损伤,心肌损伤使面向损伤区的导联多出现 ST 段弓背向上显著抬高,且常呈单向曲线改变。此外,也会出现异常的 Q 波(Q 波是心肌坏死的标志)或 QS 波,T 波由直立开始倒置并逐渐加深。此时也是心肌梗死早期心电图最具诊断意义的心电图表现。③亚急性期(梗死后数周至数月):此时期抬高的 ST 段恢复至基线,缺血型 T 波由倒置较深逐渐变浅,但坏死型 Q 波持续存在。④陈旧期(梗死后数月之后):ST 段和 T 波恢复正常或 T 波持续倒置、低平,趋于恒定不变,但仍残留坏死型的 Q 波。

3)24 小时动态心电图诊断标准:ST 段自 J 点后 80 ms 处水平或下斜型下移 0.1 mV 或 ST 段抬高 0.2 mV 以上,持续 1 min 以上定义为冠心病阳性。

4)运动负荷心电图诊断标准:运动中或运动后以 R 波为主的导联 ST 段呈水平或下斜型下降(J 点后 60～80 ms)0.1 mV 或原有 ST 段下移者,运动后应在原有基础上再下降 0.1 mV,并持续 2 min。

(2)超声心动图:超声心动图有助于对急性胸痛患者进行鉴别诊断和危险分层,为无创性检查。新发室壁节段性运动不良是心肌梗死的可靠指标,可通过观察心腔形态的改变、心室的射血分数等来判断心肌缺血。对心肌梗死患者,超声心动图对发现机械并发症很有价值,如评估心脏整体和局部功能、乳头肌功能不全、室壁瘤和室间隔穿孔等。多巴酚丁胺负荷超声心动图检查还可用于评价心肌存活性。

(3)多层(16 或 64 排)螺旋 CT 诊断标准:至少一支主要冠状动脉或其主要分支的内径有大于等于 50% 的狭窄为冠心病阳性。

(4)核素灌注心肌显像诊断标准:心肌显像在运动和药物负荷时室壁局部出现放射性稀疏或缺损,延迟显像或静息后显像。

(5)冠状动脉造影诊断标准:至少一支主要冠状动脉或其主要分支的内径减少 50% 以上者为冠心病阳性。

(6)血清学检测:急性心肌梗死发生后,因为心肌缺血坏死或细胞膜通透性增加,使得心肌内的细胞酶释放入血,根据心肌损伤情况的不同,血清酶升高的幅度也不同,因此可以用血清酶的变化来反映心肌梗死的发生以及病灶的大小。同时,由于各种酶的生理特性不同,如在细胞内定位不同,分子量大小不同,生物半衰期不同等,造成了各种酶入血的时间、入血的速度以及在血清内的持续时间不同,为实验室病程和愈后的判断提供了依据。

1)血清酶学检查:心肌酶是一类传统的血清标志物,应用时间长,也较为成熟,既往国内外常用于诊断心肌梗死的血清酶主要有谷草转氨酶(GOT)、乳酸脱氢酶(LDH)、CK 和 CK-MB。由于急性心肌梗死后 CK-MB 的升高持续时间较短(起病后 4 小时增高,16～24 小时达高峰,3～4 日恢复正常),因此 CK-MB 适用于诊断再发心肌梗死。

2)心肌损伤标志物测定:心肌坏死时,心肌内含有的一些蛋白质类物质会从心肌组织内释放出来,并出现在外周血液循环中,因此可以作为心肌损伤判定指标。这些物质主要包括肌钙蛋白和肌红蛋白。

正常人血中几乎探测不到心肌肌钙蛋白(cTN),心肌细胞损伤时,cTNI 即开始释放,以游离或复合物形式进入血液循环,游离的 cTNI、cTNT 首先释放于血中,3～4 小时在外周血中逐渐增高,11～24 小时释放形成峰值,持续 7～10 天后降至正常。

血清肌红蛋白(MYO)明显升高是心肌梗死的早期定量指标,起病后 2 小时内升高,

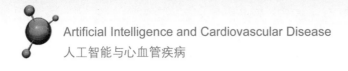

12 小时内达高峰,24～48 小时内恢复正常。但是值得注意的是,MYO 在急性肌损伤、急慢性肾衰、休克及发生能够引起肌肉病变的疾病时都会出现增高。

目前国内外研究者一致认为,由于 cTN 在敏感性及特异性方面优于其他标志物如总 CK、CK-MB、LDH、GOT,用释放到血液的 cTNI 作为心肌损伤时首选生化标志物更为合适。同时,可应用肌钙蛋白预测 ACS 患者的危险层次。由于广泛的组织分布,下列标志物缺乏组织特异性,在估测心肌损伤时不应再用,其中包括 CK、GOT、LDH 及其异构体。

（三）治疗

一般治疗:心绞痛发作时立刻停止活动,一般在休息后症状即可消除,平时应尽量避免各种诱发因素,如过度的体力活动、情绪激动、饱餐等,冬天注意保暖,避免油腻饮食,戒烟限酒,治疗高血压、糖尿病、血脂异常、贫血、甲状腺功能亢进等相关疾病。

1.药物治疗

（1）改善预后药物治疗

1)抗血小板药物:抗血小板治疗是冠心病预防与治疗的关键。

①血栓素 A2 抑制剂:血栓素 A2 抑制剂可有效活化血小板与增强血管收缩,其可通过结合 G-蛋白偶联受体,以活化磷脂酶 C(PLC)β 与增加细胞内钙离子,达到激活血小板的目的,当前临床应用的血栓素 A2 抑制剂药物主要是阿司匹林。阿司匹林可通过对环氧化酶进行不可逆抑制作用使血小板聚集与黏附受到抑制,促进抗血栓效果提升,以阻止血栓形成。

②P2Y12 受体拮抗剂:P2Y12 受体拮抗剂主要包括氯吡格雷、普拉格雷及替格瑞洛,此类药物常配合阿司匹林使用,在抗血小板治疗中占有重要地位。普拉格雷在我国尚未上市。P2Y12 受体拮抗剂可结合 ADP 受体,干预血小板与 P2Y12 结合,造成 GPⅡb/Ⅲa 和纤维蛋白原结合受阻,从而使抗血小板作用得到发挥。替格瑞洛作为新一代的 P2Y12 受体拮抗剂,可更直接地发挥抗血小板作用且具有可逆性。替格瑞洛并未使 ADP 结合阻断,其通过聚集血小板与使 ADP 受体诱导信号受到阻断来发挥作用。对于需要长期采取抗血小板治疗的患者而言,替格瑞洛具有更重要的临床意义。

③磷酸二酯酶抑制剂:磷酸二酯酶抑制剂可有效抑制磷酸二酯酶活性,使腺苷酸环化酶的转化与降解减少,并使血液内环磷酸腺苷与血小板含量增高,从而使抗血小板作用得到发挥,磷酸二酯酶抑制剂主要包括双嘧达莫与西洛他唑。

双嘧达莫的临床应用:双嘧达莫属于抗血小板药物之一,但 ACS 发作时不应将其作为重点应用的抗血小板药物。双嘧达莫应用增加与氯吡格雷双倍剂量效果相似,并不能有效使血小板的反应性与高反应性发生率降低,对于临床抗血小板疗效不佳。

西洛他唑的临床应用:西洛他唑联合双联抗血小板(DAPT)对于抗血小板的治疗效果相较于氯吡格雷 150 mg/d 更佳,可有效使血小板高反应性发生率降低并抑制血小板聚集,以防发生心血管意外。另外,对于 CYP2C19 异常患者,西洛他唑联合 DAPT 效果更为显著。

2)ACEI/ARB:ACEI/ARB 通过影响心肌重塑、减轻心室过度扩张而减少心力衰竭的发生,降低死亡率。在急性心肌梗死最初 24 小时内,对有心力衰竭证据、左心室收缩功能不全、糖尿病、前壁心肌梗死,但无低血压(收缩压<90 mmHg)或明确禁忌证者,应尽早口服 ACEI。对非前壁心肌梗死,低危(LVEF 正常、心血管危险因素控制良好、已接受血运重建治疗)、无低血压的患者应用 ACEI 也可能获益。发病 24 小时后,如无禁忌证,所有 STEMI 患者均应给予 ACEI 长期治疗。如患者不能耐受 ACEI,可考虑给予 ARB。冠心病患者如合并高血压,也可选择 ACEI/ARB。

ACEI/ARB 禁忌证包括 STEMI 急性期动脉收缩压小于 90 mmHg、严重肾功能不全[血肌酐水平>265 μmol/L(2.99 mg/dL)]、双侧肾动脉狭窄、移植肾或孤立肾伴肾功能不全、对 ACEI/ARB 过敏、血管神经性水肿或导致严重咳嗽者及妊娠期或哺乳期女性等。

3)调脂药物:对已确诊的冠心病患者,降低 LDL-C 的药物能降低不良出血事件的风险,因此所有冠心病患者都应使用他汀类药物,除非有禁忌证或不能耐受。使用最大耐受剂量他汀后 LDL-C 仍不能达标或不能耐受他汀者可以使用其他降脂药物,如胆固醇吸收抑制剂依折麦布或前蛋白转化酶枯草溶菌素 KeXin 9 型(proprotein convertose subtilisin/kexin type 9,PCSK9)抑制剂。TG 显著升高者,可加用贝特类药物。

4)β受体阻断药:β受体阻滞剂是临床上常用的兼具改善心肌缺血症状和预防心肌梗死的药物。根据对受体选择性的不同,β受体阻滞剂分为:①选择性β1受体阻滞剂,该类药物主要作用于β1受体,包括比索洛尔、美托洛尔、阿替洛尔等;②非选择性β1受体阻滞剂,即该类药物对β1和β2受体均有抑制作用,包括普萘洛尔等,非选择性β1受体阻滞剂临床应用较少;③非选择性β受体阻滞剂,该类药物可同时作用于α与β受体,具有扩张外周血管的作用,包括拉贝洛尔与阿罗洛尔。鉴于非选择性β1受体阻滞剂和非选择性β受体阻滞剂的不良反应,目前多选择以美托洛尔、阿替洛尔为代表的β1受体阻滞剂作为基础药物治疗。选择性β1受体阻滞剂通过选择性地阻断心肌β1肾上腺素能受体,发挥减慢心率、减少心排血量和心肌耗氧量以及降低血压等作用。若患者无支气管哮喘、重度或急性心力衰竭等相关禁忌证,在初始治疗时推荐使用β受体阻滞剂,该药可降低稳定型心绞痛患者再梗死的风险。

5)醛固酮受体拮抗剂:对于急性心肌梗死后已接受 ACEI 和(或)β受体阻滞剂治疗,但仍存在左心室收缩功能不全(LVEF≤40%)、心力衰竭或糖尿病,且无明显肾功能不全[男性血肌酐≤221 μmol/L(2.5 mg/dL)、女性血肌酐≤177 μmol/L(2.0 mg/dL)、血钾≤5.0 mmol/L]的患者,应给予醛固酮受体拮抗剂治疗。

(2)改善症状、减轻缺血发作药物治疗

1)硝酸酯制剂:这类药物除扩张冠状动静脉,增加冠状循环的血流量外,还通过激活一氧化氮(NO)系统,扩张周围血管,减轻心脏前后负荷,从而缓解心绞痛。硝酸酯制剂主要包括硝酸异山梨酯、硝酸甘油制剂。

2)β受体阻断药:β受体阻断药通过选择性抑制肾上腺素能受体,可减慢心率、降低心肌收缩力,减慢房室传导及异位节律,同时可以通过延长舒张期和增加正常心肌冠状动脉张力而增加缺血心肌的灌注,从而预防和减少心绞痛的发作。

3)钙通道阻断药或钙拮抗剂(CCB):CCB 主要通过扩张血管而降低外周 SVR,还有抑制心肌收缩力扩张冠状动脉、解除冠状动脉痉挛以及降低血液黏稠度、抗血小板聚集、改善心肌的微循环的作用。非二氢吡啶类CCB具有对窦房结的抑制作用，能减慢心率。

4）代谢类药物：代谢类药物主要包括曲美他嗪和雷诺嗪。曲美他嗪通过抑制脂肪酸氧化，增加葡萄糖代谢而治疗心肌缺血，无血流动力学影响。雷诺嗪是一种选择性的慢钠电流抑制剂，并具有改善心肌能量代谢的抗缺血特征，对心率和血压无影响，尤其适用于HbA1c水平升高的患者。

5）伊伐布雷定：伊戈布雷定为窦房结抑制剂，可选择性抑制窦房结起搏电流（If），降低窦性心率，从而减低心肌氧耗量，而对心肌收缩力和血压无影响。

6）尼可地尔：尼可地尔是烟酰胺的硝酸酯衍生物，可扩张冠状动脉并可激活血管平滑肌ATP敏感性钾通道，可单独应用或与β受体阻滞剂及CCB联合应用。

（3）中医中药治疗：常用的中药有速效救心丸、丹参滴丸、苏合香丸、麝香保心丸、通心络胶囊等。

2.再灌注治疗

（1）溶栓治疗：急性胸痛发病未超过12小时，预期2小时内无法行直接经皮冠状动脉介入治疗（直接PCI），无溶栓禁忌证的患者应行溶栓治疗；发病12~24小时仍有进行性缺血性胸痛和心电图至少相邻2个或2个以上导联ST段抬高大于0.1mV，或血液动力学不稳定的患者，若无直接PCI条件且无溶栓禁忌证，应考虑溶栓治疗。目前常用的溶栓药物包括非特异性纤溶酶原激活剂和特异性纤溶酶原激活剂两大类，非特异性纤溶酶原激活剂主要是尿激酶、链激酶，建议优先采用特异性纤溶酶原激活剂。重组组织型纤溶酶原激活剂阿替普酶是目前常用的溶栓剂，其他特异性纤溶酶原激活剂有尿激酶原、瑞替普酶和替奈普酶（重组人TNK组织型纤溶酶原激活剂，TNK-tPA）等。

（2）血运重建治疗。对于冠心病患者，需优先考虑血运重建治疗的临床情况包括：①心肌梗死后；②左心室功能不全；③多支血管病变和（或）大范围心肌缺血；④左主干病变；⑤除上述情况外，对于优化药物治疗仍不能控制症状的患者，也应考虑进行血运重建治疗。血运重建治疗可选的策略包括PCI及冠状动脉旁路移植术（GABG）或内乳动脉远端-冠状动脉吻合术。对发病12小时内的STEMI患者，应行直接PCI，STEMI发病超过12小时，但有临床和（或）心电图进行性缺血证据、伴持续性心肌缺血症状、血液动力学不稳定或致命性心律失常者，也应考虑直接PCI。

（四）康复

心脏康复是指综合应用药物、运动、营养、精神心理和行为干预戒烟限酒五大处方，使心血管疾病患者获得正常或者接近正常的生活状态，降低心血管事件及猝死风险的再发率，使其尽早恢复体力和回归社会。大量研究支持心脏病患者可从心脏康复治疗中获益。心脏康复能够降低急性缺血性冠脉事件的发生率和再住院率，使急性心肌梗死患者1年内猝死风险降低45%，使心肌梗死后患者全因死亡率降低8%~37%，心血管病死率降低7%~38%。另外，稳定型心绞痛、冠状动脉旁路移植术（CABG）、经皮冠状动脉介入治疗术（PCI）的患者均可从心脏康复运动训练中获益，并降低各种原因导致的慢性心力衰竭再住院率和病死率。

心脏康复的具体内容包括以下部分：

1.心血管综合评估

心血管综合评估包括对疾病状态、心血管危险因素、生活方式、社会心理因素和运动风险的综合评估，是实施心脏康复的前提和基础。

2.二级预防循证用药

遵循心血管指南，使用有证据的药物。

3.健康生活方式医学干预

改变不良生活方式，适度运动、戒烟、限酒、合理饮食，促进危险因素控制达标；促进动脉粥样硬化斑块稳定和侧支循环形成。

4.管理社会心理因素

落实双心医学模式，关注精神心理状态和睡眠质量，提高生命质量，促进患者回归社会。

冠心病康复分3期，包括院内康复期（Ⅰ期）、院外早期康复或门诊康复期（Ⅱ期）和社区或家庭长期康复期（Ⅲ期）。Ⅰ期康复的时间有限，主要目的为减少心肌梗死急性期并发症和健康教育；Ⅱ期康复是冠心病康复的核心阶段，既是Ⅰ期康复的延续，也是Ⅲ期康复的基础；Ⅲ期康复为维持Ⅰ期、Ⅱ期的康复效果，在社区和家庭持续康复。各期的内容、目标及适宜人群见表3-1。

表 3-1　冠心病心脏康复分期及相关内容

分期	内容	目标	适宜人群	备注
Ⅰ期康复	冠心病患者住院时运动治疗，包括综合评估、指导戒烟、运动训练、日常活动指导和健康教育。重点进行日常活动指导及床边运动训练，出院时进行 CPET 或 6 分钟步行试验等测试，指导制订运动处方，建议出院后运动康复和注意事项。	缩短住院时间，促进日常生活及运动能力恢复，增加患者自信心，减少心理痛苦，减少再住院，避免卧床带来的运动耐量减退、血栓栓塞性并发症。	AMI、AHF、PCI、CABG、心脏瓣膜病手术、先天性心脏病外科手术住院的患者。	Ⅰ期院内康复要在医学监护下运动训练。
Ⅱ期康复	冠心病患者出院后即刻至 12 个月内，此阶段是Ⅰ期康复的延续，包括病情评估、健康教育、综合落实五大处方、日常活动指导和心理支持，重点进行药物依从性监测和心电血压监护下的中等强度有氧运动训练，每次运动持续 30～60 分钟，每周 3～5 次，推荐完成 36 次运动康复，至少不低于 25 次。	患者恢复日常活动能力，纠正不良生活习惯，坚持以运动治疗为核心主动控制心血管危险因素，优化二级预防用药，恢复正常社会生活和工作。教会患者自我管理技能，避免再发心血管事件，减少再心梗住院，降低死亡率。	AMI 和（或）ACS 恢复期、稳定型心绞痛、PCI 或 CABG 后 12 个月内的患者，建议出院后尽早制订康复计划。	Ⅱ期康复方案可多样化，可在住院、门诊和家庭远程指导完成。

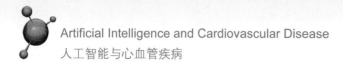

续表

分期	内容	目标	适宜人群	备注
Ⅲ期康复	冠心病患者出院 12 个月后进行的长期社区或家庭康复。此阶段为Ⅱ期康复的延续,为患者制订个性化家庭运动训练计划,基于互联网结合人工智能的家庭心脏康复方案是主要形式。	让患者主动地控制危险因素,长期坚持运动治疗习惯,最大限度地提高患者的生命质量,有自信、有能力参与社会生活和工作。	所有出院后 12个月或完成Ⅱ期心脏康复的冠心病患者。	Ⅲ期康复方案主要在社区和家庭基于远程医疗指导完成。

建立多学科心脏康复团队,团队至少包括心脏康复医生和护士,运动治疗师、心理师和营养师可兼职,心脏康复医生组织团队成员完成每一次评估,护士负责患者心脏康复档案的建设和管理,记录患者每次的心血管综合评估结果和运动训练过程,由心脏康复医生完成对整个评估的报告解读。

三、医工交叉展望

生物医学工程技术的发展促进了医学的进步,这在冠心病患者诊断以及介入治疗学上的应用体现得十分充分。

(一)新的冠心病检测手段

冠状动脉血管狭窄不一定导致心肌缺血,而传统的检测方法如上文提到的静息心电图、动态心电图、负荷心电图、超声心动图、冠脉造影等无法直观显示具体的心肌缺血部位,因此亟须评估心肌灌注状态的无创检测手段。目前临床评价心肌灌注状态的影像学检查方法包括心肌增强超声心动图(myocardial contrast echocardiography,MCE)、单光子发射型计算机断层成像(single-photon emission computed tomography,SPECT)、正电子发射型计算机断层成像(positron emission computed tomography,PET)、CT 和磁共振成像(magnetic resonance imaging,MRI)。

1.MCE

MCE 指的是采用囊式微气泡对比剂进行超声心动检查,这些微气泡只位于血管内,在检查的过程中,通过静脉持续注射微气泡,使得心肌组织内及动脉血管内的微气泡对比含量达到一个相对稳定的状态,再使用超声波破坏这些微气泡,从而获得"时间-图像强度"关系,并由此评估血流量。MCE 能实时评估心肌血流量状态,其携带方便,快速简单,时间较短,无辐射,可重复观察,是评估血流量的一种理想工具。但是,MCE 与 MR 及 SPECT 相比,分辨率较差,图像质量显示不清晰,故可能对随后诊断造成偏差。

2.CT 心肌灌注成像

CT 心肌灌注成像的基本原理是灌注对比剂(非离子型碘对比剂)后,正常心肌组织、缺血心肌组织和梗死心肌组织摄取对比剂的能力不同。正常心肌组织强化程度正常,缺血心肌组织强化程度降低,梗死的心肌组织则早期无强化或强化明显减低,晚期由于梗死心肌毛细血管床损害,对比剂由毛细血管弥散至心肌间质,而显示为延迟强化。

3.MRI

MRI 是一种多参数、多维度的心肌成像技术,拥有很高的空间分辨率,并可以在任意平面评估心脏的整体和局部的心肌功能,为心肌灌注、心肌存活、组织学特征和冠脉解剖结构提供临床信息。负荷灌注 CMR 需要先使用血管舒张剂诱导组织充血,随后灌注并观察钆对比剂在每个心肌节段分布的充盈缺损来判断心肌灌注状态。

4.核素成像

核素成像是一种无创冠心病放射性核素检查,目前主要有 SPECT 和 PET 两种设备,包括心肌灌注显像(MPI)、心肌代谢显像、核素心室造影。其中应用最广泛的是心肌灌注显像检查,利用心肌摄取放射性标记化合物的量与冠状动脉灌注血流量呈正比的原理,通过单光子发射计算机断层显像(SPECT)判定冠状动脉狭窄和心肌缺血或心肌梗死的位置,以及心肌缺血或梗死的范围和程度。因此,MPI 既能反映心外膜、大中冠脉及其主要分支狭窄所产生的心肌缺血,亦能反映微小冠脉所产生的心肌缺血,包括静息显像和负荷试验心肌灌注显像。正电子发射体层摄影(PET)较 SPECT 具有更高的准确性,而且可以进行定量分析,时间分辨率高,并且能够无创、动态地测定心肌缺血绝对血流量和冠状动脉血流储备(CFR),是目前评估心肌存活性最可靠的影像学方法。但因 PET检查价格昂贵,操作复杂费时,临床应用受到一定限制。目前,PET-CT 的出现使冠状动脉解剖学和功能学的"一站式"检查成为可能,随着 PET-CT 显像技术的不断发展和进步,其具有准确性好、空间分辨率高、可定量分析等特点,可以全面无创地诊断冠心病。

5.心肌声学造影

心肌声学造影是最近几年发展起来的,通过外周静脉或冠状动脉内注射微气泡声学造影剂,结合负荷试验,对通过心肌微循环气泡进行检测,从而显示冠心病心肌微循环病理生理变化,评估冠脉血流储备、早期无创诊断冠心病。在判断冠状动脉狭窄及心肌缺血方面与核素成像 SPECT 一致性较好。

6.三维斑点追踪超声心动图(three-dimensional speckle tracking echocardiography,3D-STE)

3D-STE 是新近用来衡量心肌形变的方法,是在斑点追踪成像技术和实时三维超声心动图的基础上发展起来的新技术,通过追踪三维空间内心肌运动轨迹,评估心肌的局部和整体运动,从而更定量、准确及全面地评估患者的心肌运动功能,在一定程度上提高了超声心动图对冠心病的诊断价值,具有较大的应用前景。

在 CT 心肌灌注成像技术基础上发展出来的时-空多任务网络级联技术(spatio-temporal multi-task net-work cascade,ST-MNC)可自动获取心肌血流分布的时间和空间参数,充分反映医工结合为冠心病诊疗带来的便利。除此之外,现代心音图技术(acoustic cardiography,ACG)、实时三维超声心动图(real-time three-dimensional echocardiography,RT-3DE)、四维左室容积定量分析工具(four-dimensional left ventricular volume quantitative,4D LVQ)等飞速发展的技术在冠心病的诊断、治疗、预后评估中也正在发挥越来越重要的作用。

(二)医工结合在介入治疗中的发展

最早期的经皮冠状动脉介入术为单纯经皮冠状动脉球囊成形术(PTCA),由于其具有急性血管闭塞、极高的再狭窄率(可达 30％～58％),已经很少应用。随着技术和材料的发展,冠状动脉支架的发明使得冠状动脉支架植入术成为冠心病介入治疗的基本方法之一。支架的广泛使用使得血管的急性闭塞事件发生率和再次血运重建率大幅下降,然而仍有较高的再狭窄率。药物洗脱支架(DES)的发明使支架的再狭窄率从 20％～30％降低到 10％以下,很好地诠释了工学进步给医学带来的福利。

当前,介入心脏病学飞速发展。人们不断发明新的腔内影像学材料和技术,指导支架植入,新的球囊和支架材料不断改变支架植入过程。

1.IVUS

通过心导管顶端放置的超声微探头探测冠状动脉情况,可直接显示冠状动脉管腔的断面,准确测量血管狭窄程度和斑块负荷,测定冠状动脉重构情况,尤其能精确评价动脉粥样硬化斑块性质,因此对于冠状动脉介入治疗有着重要指导价值。

2.OCT

OCT 很大程度上克服了冠状动脉造影的不足。OCT 是一种利用近红外线及光学干涉原理对生物组织进行成像的新技术,分辨率较高而穿透性较低,通过光学信号衰减对正常血管及有病变的血管进行成像,可以区分纤维斑块、钙化斑块(包括钙化深度和角度)、脂质斑块、富含白细胞和血小板的白血栓及富含红细胞的红血栓,尤其在血栓识别时较 IVUS 有优势。

3.冠状动脉血流储备分数(FFR)

FFR 是一个比值,即病变血管(Q_s)与正常血管供给心肌的最大血流量(Q_n)之比。FFR 测量简要来说是通过导管、压力导丝、压力感受器或计算流体动力学(computational fluid dynamics,CFD)等技术,将该冠脉正常及病变状况下所供给相应心肌的最大血流量做一个比值,评估是否存在功能性缺血,进一步评估是否采取 PCI 及判断预后。FFR 的一个重要界值是 0.80。研究者普遍认为,FFR 大于 0.80 的狭窄几乎不导致运动诱发的心肌缺血,最佳药物治疗已足够;FFR 小于 0.75 可诱导心肌缺血,临床中支架置入是合理的;而 FFR 位于 0.75～0.80 则为"灰度区域",应合理根据临床实际情况来确定最终治疗方案。

4.FFRCT 测定技术

FFRCT 主要依据计算机技术模拟流体力学原理,在冠状动脉 CT 成像技术中引进流体力学计算,得到冠状动脉血管狭窄病变处的血流储备分数无创评价。CCTA 在获取到冠状动脉三维图像后,使用计算机专用软件再依据冠状动脉解剖学信息将冠状动脉的血流情况模拟出来,经图像分割将冠状动脉数与左心室质量提取,施行计算流体学对静息与负荷状态下的冠状动脉血流、压力进行模拟,经复杂运算在模拟计算上获得冠状动脉数任意一点血流储备分数值。可见,FFRCT 技术是一种模拟流体动力学与计算机影像学重建的功能学结合的新型技术,是医工结合的又一典型案例。

5.定量血流分数(QFR)

QFR 基于造影图像计算机三维定量分析(3D-QCA),不需要压力导丝检测。QFR 计算的原理包括:①无狭窄的情况下冠脉内压力不变;②通过流体力学方程来确定冠脉血流通过狭窄病变时的压力下降;③与参考血管比较,通过 3D-QCA 分析确定狭窄病变部位的几何特征;④冠脉流速远端与近端相比保持不变,但质量流率(单位时间内通过管腔的血流量)随着血管变细和分支发出逐渐降低。因此,血管节段的质量流率可根据平均血流速率和 3D-QCA 计算出的参考血管直径得出。QFR 具体测定方法包括离线和实时在线两种,在冠脉造影影像中选取 2 幅投射角度大于等于 25°的图像,对病变节段进行 3D-QCA 分析,计算管腔的狭窄百分比、病变长度、最小管腔直径、参考近端和远端血管直径以及面积狭窄百分比。再用相应的计算机软件模拟测定压力曲线,根据选取的管腔两端的压力差计算 QFR 的数值。已有数项研究证明 QFR 与 FFR 的一致性,QFR 有望成为 FFR 的一种替代指标。

（三）新的介入材料和方法

1.切割球囊

切割球囊是在普通球囊表面的纵轴上等角度地镶嵌 3~4 枚、高度 0.2~0.3 mm 的刀片。球囊扩张时刀片在压力下切开病变部位的内膜和中膜,可以切开硬病变便于扩张,对血管壁的损伤较小。此外,切割球囊不易滑脱移位,有序撕裂斑块,减少斑块移位,可有效降低残余狭窄及严重夹层的发生率,能够降低夹层后血管急性闭塞的发生率。

2.药物涂层球囊(drug coated balloon,DCB)

药物涂层球囊是近年出现的 PCI 新方法之一,由于血管内无永久异物,克服了支架内血栓、支架断裂、金属过敏等缺陷,并且可缩短术后双联抗血小板治疗(dual antiplatelet therapy,DAPT)时程,减少出血并发症的风险。DCB 为包裹有抗增殖剂的半顺应性球囊,目前主流的抗增殖剂为紫杉醇,紫杉醇具有亲脂性、高吸附率等特点。它在接触到血管内膜的瞬间迅速释放,并被快速吸收,可对平滑肌细胞产生强效且持续的抑制增生作用。在实际临床应用中,药物洗脱支架(drug eluting stent,DES)只能覆盖所在血管壁面积的 15%~25%,而且有支架覆盖和非覆盖区域药物浓度差异等缺陷。而 DCB 是在球囊接触内皮时均匀释放药物,起到抗增殖作用,同时也可以避免金属异物及聚合物诱发管壁炎症反应,降低支架植入相关并发症的发生率,如 DAPT 的出血风险和支架内再狭窄(in-stent restenosis,ISR)等。同时,DCB 因不改变原有的动脉解剖学特征及柔韧性,不改变血管内血流状态,故在小血管病变、分叉病变、慢性完全闭塞病变等复杂病变的治疗中有一定优势。2016 年版《药物涂层球囊临床应用中国专家共识》指出,DCB 可能是治疗小血管病变的优选。此外,DCB 在分叉病变、钙化病变、慢性完全闭塞病变中均有较好的应用前景。

3.生物可吸收支架(bioresorbable stent,BRS)

BRS 主要包括生物可吸收聚合物支架和生物可吸收金属支架,可以解决其支架内再狭窄和晚期形成血栓等问题。生物可吸收聚合物支架所用的材料大多数是高分子材料,如天然可降解高分子和合成可降解高分子等。由于人体内存在的乳酸单体都是左旋结构,生物可吸收聚合物支架一般选择左旋聚乳酸作为材料。临床上一般要求支架至少能够提供六个月的支撑,如果支架过早降解,病变的血管得不到修复,若支架降解太慢,又会增加炎症发生的概率,目前研究最多的金属材料为镁(镁基合金)、铁(铁基合金)和锌

（锌基合金）。随着材料的不断改进,制备工艺、介入操作的不断优化,可吸收生物支架技术会更加成熟,从药物涂层技术来看,降低药量,提高药物利用率,采用单面涂层技术、促内皮化技术、可降解涂层或无涂层等技术,降低支架再狭窄,促进内皮修复,也是未来药物支架发展的重要方向。

4.血管内旋磨技术

临床中,部分患者存在程度较重的血管内膜钙化情况,特别是运用球囊已无法进行扩张的血管病变,采用内旋磨进行治疗能取得较好的治疗效果。从实际应用看,这项先进的治疗技术虽然可以有效处理严重钙化的病变情况,但在治疗期间可能会引发多血栓、血管痉挛等多种并发症,所以还需进行更广泛的临床研究,不断调整改进,以使治疗更为安全可靠。

5.血栓抽吸术

心梗发生的重要原因就是血管中有血栓生成,所以该疾病的救治中,清除血栓组织是重中之重。虽然血栓抽吸设备已问世多年,然而却没有制订统一的手术方法。

在心梗的治疗中,首先需要对患者动脉中的血栓情况进行检查评估,全面了解血栓的严重程度,对于负荷量较大,血管中病变情况发生在近端的部分心梗患者,临床中医生可采取血栓抽吸的治疗方法为患者进行治疗。但如果心梗患者血栓负荷较轻、发生梗死的范围不大、发生缺血情况的时间较久,那么对这类患者实施抽吸术的效果并不显著。对于发生血栓的血管处过于迂曲、血管存在重度狭窄的这类患者,不宜选择抽吸术进行治疗。

此外,对于弥漫性冠状动脉粥样硬化性心脏病患者来说,为达到完全再血管化,冠状动脉内膜剥脱术已成为该类患者行 CABG 时的重要辅助术式。对于因为冠状动脉病变弥漫且细小而不能进行 CABG 或 PCI 治疗的患者,激光心肌血运重建术（TMLR）是一种可能的选择。TMLR 是用激光束在缺血心肌区域内形成一些微小的激光孔道,把左心室氧合血直接引向缺血区域,从而改善心肌缺血状态。据报道,TMLR 短期效果不错,但长期随访资料并不多。

※ 拓展阅读 ※

1977 年,Gruentzig 医生在瑞士苏黎世成功完成世界上第一例经皮腔内冠状动脉成形术（PTCA）,开创了冠脉介入治疗的新纪元,现今,经皮冠状动脉治疗已经经历了 PTCA 时代、金属裸支架（BMS）时代、药物洗脱支架（DES）时代和生物可降解支架（BRS）时代。

如今,冠脉的介入治疗已经全面走入 DES 时代,极大降低了 BMS 的再狭窄问题,使再狭窄率由 BMS 的 20％～30％降低到 5％～10％。然而,2006 年报道的晚期血栓形成事件（BASKET-LATE）研究使人们开始重视第一代 DES 引起的晚期（一年后）支架再狭窄问题,其机制可能与 DES 导致的内皮愈合延迟有关。经过改进,目前已发展至第二代 DES,包括改进支架多聚物涂层生物相容性、应用可降解多聚物涂层或无聚合物涂层技术,使用钴-铬合金或铂-铬合金取代不锈钢作为支架平台,应用西罗莫司衍生物如依罗莫斯和佐他莫司作为涂层药物等,其安全性及有效性极大优于第一代 DES。目前,冠脉"无植入"治疗正成为冠脉介入治疗的第四次革命。药物涂层球囊(DCB)及完全可降解药物支架(BRS)正受到越来越多的推崇。与 DES 相比,DCB 无聚合物基质反应,又无金属骨架残留,可减少内膜炎症反应,并可缩短双联抗血小板治疗时间,为患者保留后续治疗机会。

BRS 在植入早期支撑病变血管,待血管负性重构完成后即完全降解,减少血管壁炎症反应,对分支血管无影响,并可在同一部位反复介入治疗,还可与磁共振检测兼容,是目前冠脉介入治疗的发展方向。

2020 年 3 月 5 日,由中国科学院院士、复旦大学附属中山医院心内科主任葛均波团队历经十余年科研攻关及临床随访研究,研制出具有我国自主知识产权的生物可吸收冠脉西罗莫司洗脱支架——XINSORB 支架,并通过了国家药品监督管理局审批上市。目前,XINSORB 支架的人体探索性研究已完成 5 年临床随访,结果显示,XINSORB 支架与进口生物可吸收支架相比毫不逊色,且与传统金属药物洗脱支架的"金标准"效果相当。

葛均波院士团队凭借这款 XINSORB 可吸收支架,打破了进口支架在中国的长期垄断,每年为国家节约医疗费用超过 10 亿元。葛院士强调:"自主创新非常重要,有些人嫌弃自主创新研发时间长,经济效益显现慢,不如拿钱买西方国家的产品进行复制,便宜又省力,这种想法是非常错误的,我们鼓励吸收引进消化再创新,但是必须要有核心技术,否则将永远受制于别人。同时应该加强基础研究工作,通过协同创新去解决医学领域的技术难题。未来我们希望有很多的医生创新理念与企业合作,产生一系列自主原创的高端医疗器械,造福更多的患者。"

参考文献

[1]葛均波,徐永健,王辰.内科学[M].9 版.北京:人民卫生出版社,2018.

[2]国家卫生计生委合理用药专家委员会,中国药师协会.急性 ST 段抬高型心肌梗死溶栓治疗的合理用药指南(第 2 版)[J].中国医学前沿杂志(电子版),2019,11(1):40-65.

[3]中国医师协会心血管内科医师分会,《中华内科杂志》编辑委员会.心血管疾病一级预防中国专家共识(2010)[J].中国实用乡村医生杂志,2019,26(6):3-13.

[4]中华医学会,中华医学会杂志社,中华医学会全科医学分会,等.冠心病心脏康复基层指南(2020 年)[J].中华全科医师杂志,2021,20(2):150-165.

[5]马长生,方唯一,霍勇.介入心脏病学[M].2 版.北京:人民卫生出版社,2012.

[6]林果为,王吉耀,葛均波.实用内科学[M].15 版.北京:人民卫生出版社,2017.

[7]中华医学会心血管病学分会,中华心血管病杂志编辑委员会.急性 ST 段抬高型

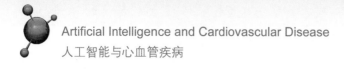

心肌梗死诊断和治疗指南(2019)[J].中华心血管病杂志,2019,47(10):766-783.

[8]王克江,冯磊.能谱CT评价心肌灌注的价值[J].中国医疗器械信息,2018,(243):41-42.

[9]鲁爱慧,林仙方.三维斑点追踪超声心动图评价冠状动脉粥样硬化性心脏病的应用进展[J].临床超声医学杂志,2017,19(3):190-192.

[10]顾伟峰,卜军.心脏磁共振成像技术在冠状动脉粥样硬化性心脏病诊疗中的应用进展[J].上海交通大学学报,2017,37(11):1557-1563.

[11]韩长瑞,朱运刚,李艳艳,等.冠状动脉CT的血流储备分数诊断冠心病的价值及临床进展研究[J].中国医疗器械信息,2021,27(7):44,83.

[12]王全用,郝粉娥,刘挨师.冠心病影像学研究进展[J].内蒙古医科大学学报,2015,37(S1):107-112.

[13]冯久勃,邬小玫.血流储备分数的研究进展[J].中国医疗器械杂志,2020,44(2):179-184.

[14]袁圆,张奇.定量血流分数的临床研究及应用进展[J].国际心血管病杂志,2020,47(1):19-22.

[15]张淼,王健宇.实时三维超声心动图与四维左室定量分析的研究进展[J].临床超声医学杂志,2015,17(10):687-689.

[16]黄厚源,于雪,季福绥.药物涂层球囊治疗冠状动脉原发病变的研究进展[J].中国临床医生杂志,2021,49(8):899-904.

[17]张福伟,陈漠水.现代心音图技术在心血管疾病诊断中的作用[J].医学综述,2016,22(21):4265-4269.

[18]凌普焕.抗血小板药物在冠心病中的临床应用进展[J].中西医结合心血管病电子杂志,2020,8(6):20,27.

[19]张雪莲,李岩松.光学相干断层成像在冠状动脉粥样硬化性心脏病中的应用进展[J].国际心血管病杂志,2020,47(6):355-359.

[20]MANN D L,ZIPES D P ,LIBBY P,et al. Braunwald's heart disease:A textbook of cardiovascular disease [M]. 10th ed. Amsterdam:Elsevier,2015.

（马连越　翟纯刚　张雷）

第四章　高血压

学习目的

1.了解高血压的定义、分型、病因及发病机制。

2.熟悉高血压的临床表现、辅助检查、诊断方法与鉴别诊断。

3.熟悉继发性高血压的诊断和治疗。

4.熟悉高血压的规范的药物治疗。

5.掌握高血压治疗方法和治疗进展。

案例

患者,男,37岁,因"阵发性头晕10年,加重半月"入院。

患者于10年前出现阵发性头晕,查体发现血压升高,最高血压140/100 mmHg,偶口服美托洛尔及贝尼地平治疗,血压控制尚可。近半月患者于劳累后头晕加重,自测血压升高,最高180/109 mmHg,自服药物降压效果差,伴胸闷,无胸痛、泡沫尿、晕厥、头痛等不适,为求进一步诊治,门诊以"高血压"收入我科,患者自发病以来,饮食睡眠可,大小便无明显异常,体重无明显增减。

查体:体温36 ℃,心率75次/分,血压169/98 mmHg,呼吸频率18次/分,身体质量指数35.5 kg/m²,右上肢血压160/87 mmHg,左上肢血压156/86 mmHg,右下肢血压170/80 mmHg,左下肢血压175/77 mmHg。

入院后积极完善相关辅助检查,结果显示:①24小时动态血压:24小时平均血压147/79 mmHg,白昼平均血压151/80 mmHg,夜间平均血压140/77 mmHg。②心电图:ST-T改变。③超声心动图:LVEF 0.69,左室肥厚,左房扩大,二尖瓣返流(轻度),三尖瓣返流(轻度),左室充盈异常,双侧颈动脉粥样斑块形成。④血常规、尿便常规、凝血常规、肝肾功血糖等均无明显异常;皮质醇、促肾上腺皮质激素、卧立位肾素-血管紧张素-醛固酮系统(RAAS)检查、儿茶酚胺及代谢产物、尿蛋白肌酐比值、甲功、类风湿系列等均在正常范围之内;尿β2微球蛋白0.282 mg/L,LDL-C 2.62 mmol/L,TG 3.00 mmol/L。肾上腺薄层CT扫描显示双肾上腺未见明显异常,脂肪肝,CTA显示肠系膜上动脉及左侧肾动脉起始段轻度狭窄,冠脉CTA显示冠状动脉三支病变,多发钙化、斑块及轻到中度狭窄,病源性质考虑为

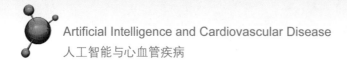

动脉粥样硬化性。睡眠呼吸监测报告：阻塞性睡眠呼吸暂停综合征（重度），低氧血症（重度）。

诊断：①高血压（3级，极高危）；②冠状动脉粥样硬化性心脏病；③重度阻塞性睡眠呼吸暂停低通气综合征；④左肾动脉狭窄。

治疗：给予降压、降脂、抗血小板、稳定斑块、持续气道正压通气等治疗，患者症状改善。

医工结合点：①对于高血压患者，可以通过远程24小时动态血压平台，对高血压及相关心血管疾病进行管理。对高血压患者及疑似高血压患者进行24小时内的血压监测，有效避免"白大衣现象"，发现"隐匿性高血压"，了解血压变化趋势，包含血压夜间下降情况以及晨峰血压。②智能穿戴式睡眠呼吸监测设备与AI远程分析诊断系统，可在多导睡眠监测信号提取、基于人工智能的阻塞性睡眠呼吸暂停患者代谢疾病预测及手术疗效预测等方面发挥重要作用。

思考题

对于高血压患者，哪些医工交叉进展能够帮助判断高血压病因？哪些医工交叉进展能为该类患者制定更好的治疗方案？

案例解析

一、疾病概述

（一）定义和病理生理

高血压是以体循环动脉压升高为主要临床表现的心血管综合征，可分为原发性高血压（essential hypertension）和继发性高血压（second hypertension）。原发性高血压，又称"高血压病"，是心脑血管疾病最重要的危险因素，常与其他心血管危险因素共存，可损伤重要脏器如心、脑、肾的结构和功能，最终导致这些器官功能衰竭。血压是心输出量和外周SVR的产物，它受到前负荷、心脏收缩力、血管壁厚以及血管外周弹性的影响。与长期的高血压状态形成相关的病理变化，包括血管结构改变、重构和阻力小动脉的增生。这些变化也涉及小血管动脉粥样硬化的早期和逐渐发展过程，这也是晚期高血压导致终末器官损伤的可能原因。这都是由于一系列复杂、相互联系的过程产生的，其包括血栓形成、内皮损伤和功能障碍、炎症级联反应、氧化应激和遗传易感性环境下的自主神经失调。试验已经证明，收缩压对高血压及其相关并发症的病理生理学都具有很重要的影响，此结论不同于旧的传统思维。收缩压的升高会持续一生，而相比之下，舒张压会保持升高直到大约50岁，在接下来的十年中往往会趋于平稳，并可能稳定或下降。

（二）血压分类

人群中血压呈连续性正态分布，正常血压和高血压的划分无明确界线，高血压的标准是根据临床及流行病学资料界定的。目前，我国采用的血压分类和标准见表4-1。高血压定义为未使用降压药物的情况下诊室收缩压大于等于 140 mmHg 和（或）舒张压大于等于 90 mmHg。根据血压升高水平，进一步将高血压分为 1～3 级（见表 4-1）。

表 4-1　血压水平分级

分类	收缩压/mmHg		舒张压/mmHg
正常血压	<120	和	<80
正常高值血压	120～139	和（或）	80～89
高血压	≥140	和（或）	≥90
1 级高血压（轻度）	140～159	和（或）	90～99
2 级高血压（中度）	160～179	和（或）	100～109
3 级高血压（重度）	≥180	和（或）	≥110
单纯收缩期高血压	≥140	和	<90

注：当收缩压和舒张压分属于不同分级时，以较高的级别作为标准。以上标准适用于任何年龄的成年男性和女性。

《ISH 2020 国际高血压实践指南》提出连续 2～3 次诊室血压大于等于 140/90 mmHg即可诊断为高血压。其诊断标准与《中国高血压防治指南（2018 年修订版）》《2018 年欧洲心脏病学会/欧洲高血压学会高血压管理指南》和《2019 年日本高血压管理指南（JSH 2019）》相同，但并未遵循《2017 年美国心脏病学会/美国心脏协会高血压指南（2017 AHA）》中血压大于等于 130/80 mmHg 的高血压诊断标准。这个诊断标准更适合于全球大多数国家的高血压的诊断和治疗的实际情况，对很多国家沿用多年的诊断标准给予肯定和认可，易于被各国接受并执行。

（三）流行病学

高血压的患病率和患者数是衡量流行程度的主要指标。自 1958 年起开展的 6 次全国性调查显示，我国高血压患病率和患者数持续增加。《中国居民营养与慢性病状况报告（2015 年）》显示，我国 18 岁及以上居民的高血压患病率为 25.2%，高血压现患人数超过 2.7 亿。

《中国心血管病报告 2018》显示，我国 18 岁及以上居民的高血压患病率为 27.9%，高血压患病率随年龄增加明显升高，65 岁及以上人群的高血压患病率超过 50%。高血压患病年轻化趋势日益显著，18～24 岁、25～34 岁和 35～44 岁人群高血压患病率分别为 3.5%、5.8% 和 14.1%。我国高血压患病率还存在较大的地区差异，整体呈现北方高、南方低，沿海高于内地，城市高于农村，且大城市如北京、天津、上海等更高，高原少数民族地区患病率较高，男、女性高血压总体患病率差别不大，青年期男性略高于女性，中年后女性稍高于男性。18 岁及以上居民的高血压知晓率为 51.6%、治疗率为 45.8%、控制率为 16.8%，我国高血压整体防治状况仍有待进一步改善。

心脑血管疾病在我国居民死亡原因中位列第一，而高血压是心脑血管疾病死亡的最重要的危险因素。高血压带来了沉重的疾病负担，中国疾病预防控制中心的一项研究报

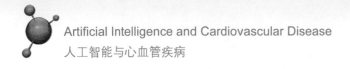

告显示,2017年我国因高血压死亡的人数达254万,其中约69%为卒中死亡、54%为缺血性心脏病死亡、41%为其他心血管疾病死亡,另外43%的慢性肾脏病死亡可归因于高血压。还有研究显示,高血压是老年性痴呆的高危因素。

（四）病因

高血压的主要影响因素包括遗传、年龄、超重或肥胖、高盐摄入、吸烟、过量饮酒、运动量不足、长期精神紧张、空气污染等。个体具有的危险因素越多,程度越严重,血压水平越高,高血压患病风险越大。

1.遗传因素

高血压具有明显的家族聚集性。父母均有高血压,子女发病概率高达46%。约60%高血压患者有高血压家族史。高血压的遗传可能存在主要基因显性遗传和多基因关联遗传两种方式。在遗传表型上,不仅高血压发生率体现遗传性,而且在血压水平、并发症发生以及其他有关因素如肥胖等方面也体现遗传性。近年来,有关高血压的基因研究报道很多,但尚无突破性进展。关于高血压的基因定位,在全世界进行的二十多个高血压全基因组扫描研究中,共有三十多个染色体区段可能有关。

2.环境因素

(1)饮食:不健康的饮食习惯是高血压的重要危险因素,高盐、高脂饮食可导致血压升高。无论在成年人还是儿童和青少年中,钠的摄入量与血压水平和高血压患病率均呈正相关,多个荟萃分析结果显示,减少食盐摄入量可降低血压,预防高血压发生。目前,世界卫生组织推荐量为每人每日食盐摄入量低于5.0 g。膳食纤维可以降低钠盐吸收,增加钠离子排出,抑制血压升高。增加不饱和脂肪酸(如大豆油、橄榄油、茶油等植物油以及鱼油)和减少饱和脂肪酸(如猪油、黄油等)的摄入有利于降低血压。过量饮酒可增加血压升高的风险。根据《中国居民膳食指南(2016)》,中国人危险饮酒指男性平均每日纯酒精摄入量为41～60 g、女性21～40 g,有害饮酒指男性平均每日纯酒精摄入量大于60 g、女性大于40 g。我国18岁及以上居民饮酒者中有害饮酒率为9.3%。限制饮酒与血压下降显著相关,酒精摄入量平均减少67%,收缩压下降约3.3 mmHg,舒张压下降约2 mmHg。

(2)精神应激:城市脑力劳动者高血压患病率超过体力劳动者,从事精神紧张度高的职业者发生高血压的可能性较大,长期生活在噪声环境中,听力敏感性减退者患高血压也较多。此类高血压患者经休息后症状和血压可获得一定改善。

(3)吸烟:吸烟可使交感神经末梢释放去甲肾上腺素增加而使血压增高,同时可以通过氧化应激损害NO介导的血管舒张,引起血压增高。

3.其他因素

(1)体重:体重增加是血压升高的重要危险因素。正常体重是指体重指数(body mass index,BMI)为18.5～23.9 kg/m²[BMI＝体重÷身高²(kg/m²)],且男性腰围小于90 cm、女性腰围小于85 cm。超重和肥胖可增加高血压和心脑血管疾病的患病风险,尤其是中心性肥胖。肥胖者发生高血压的风险是BMI正常者的3倍。BMI平均每增加10 kg/m²,男性收缩压升高17 mmHg、女性升高14 mmHg。近年来,我国居民超重和肥胖的比例明显增加,《中国居民营养与慢性病状况报告(2015 年)》显示,我国 18 岁及以上居民超重和肥胖率分别达 30.1% 和 11.9%。

(2)药物:服避孕药妇女血压升高发生率及程度与服药时间长短有关。口服避孕药引起的高血压一般为轻度,并且可逆转,在终止服药后 3～6 个月血压可恢复正常,其他如麻黄碱、肾上腺皮质激素、非甾体抗炎药(NSAIDs)、甘草等也可使血压增高。

(3)睡眠呼吸暂停低通气综合征(sleep apnea hypopnea syndrome,SAHS):SAHS 是指睡眠期间反复发作性呼吸暂停,有中枢性和阻塞性之分。SAHS 患者 50% 有高血压,血压升高程度与 SAHS 病程和严重程度有关。

(五)发病机制

1.神经机制

各种原因使大脑皮质下神经中枢功能发生变化,各种神经递质浓度与活性异常,包括去甲肾上腺素、肾上腺素、多巴胺、神经肽、5-羟色胺、血管加压素、脑啡肽、脑钠肽和中枢肾素-血管紧张素系统,最终使交感神经系统活性亢进,血浆儿茶酚胺浓度升高,阻力小动脉收缩增强而导致血压增高。

2.肾脏机制

各种原因引起肾性水钠潴留,增加心排血量,通过全身血流自身调节使外周 SVR 和血压升高,启动压力-利尿钠(pressure-natriuresis)机制再将潴留的水、钠排泄出去;也可能通过排钠激素分泌释放增加,如内源性类洋地黄物质,在排泄水、钠的同时使外周 SVR 增高而使血压增高。这个学说的理论意义在于将血压升高作为维持体内水钠平衡的一种代偿方式。现代高盐饮食的生活方式与遗传性或获得性肾脏排钠能力的下降是许多高血压患者的基本病理生理异常。有较多因素可引起肾性水钠潴留,如亢进的交感活性使肾 SVR 增加,肾小球有微小结构病变,肾脏排钠激素(前列腺素、激肽酶、肾髓质素)分泌减少,肾外排钠激素(内源性类洋地黄物质、心房肽)分泌异常,或者潴钠激素(18-羟去氧皮质酮、醛固酮)释放增多。低出生体重儿也可以通过肾脏机制导致高血压。

3.激素机制

RAAS 激活。经典的 RAAS 包括:肾小球入球动脉的球旁细胞分泌肾素,激活从肝脏产生的血管紧张素原(AGT),生成血管紧张素 Ⅰ(AT Ⅰ),然后经肺循环的转换酶(ACE)生成血管紧张素 Ⅱ(AT Ⅱ)。AT Ⅱ 是 RAAS 的主要效应物质,作用于血管紧张素 Ⅱ 受体 1(AT$_1$),使小动脉平滑肌收缩,刺激肾上腺皮质球状带分泌醛固酮,通过交感神经末梢突触前膜的正反馈,使去甲肾上腺素分泌增加,这些作用均可使血压升高。近年来,研究者发现很多组织如血管壁、心脏、中枢神经、肾脏及肾上腺,也有 RAAS 各种组成成分。组织 RAAS 对心脏、血管的功能和结构所起的作用,可能在高血压发生和维持中有更大影响。另有研究表明,AT Ⅰ 和 AT Ⅱ 可以通过多条途径产生血管紧张素 1～7(A1～7),A1～7 通过与 G 蛋白偶联的 MAS 受体发挥扩血管以及抑制血管平滑肌细胞增殖作用,使人们更全面地理解 RAAS 的心血管作用。

4.血管重构

血管重构在高血压发病中发挥着重要作用,覆盖在血管壁内表面的内皮细胞能生成、激活和释放各种血管活性物质,如NO、PG、内皮素(ET1)、内皮依赖性血管收缩因子(EDCF)等,调节心血管功能。年龄增长以及各种心血管危险因素,如血脂异常、血糖升高、吸烟、高同型半胱氨酸血症等导致血管内皮细胞功能异常,使氧自由基产生增加,灭活增强,血管炎症、氧化应激反应等影响动脉的弹性功能和结构。由于大动脉弹性减退,脉搏波传导速度增快,反射波抵达中心大动脉的时相从舒张期提前到收缩期,出现收缩期延迟压力波峰,可以导致收缩压升高,舒张压降低,脉压增大。阻力小动脉结构(血管数目稀少或壁/腔比值增加)和功能(弹性减退和阻力增大)改变,影响外周压力反射点的位置或反射波强度,也对脉压增大起重要作用。

5.胰岛素抵抗

胰岛素抵抗是指必须以高于正常的血胰岛素释放水平来维持正常的糖耐量,表示机体组织对胰岛素处理葡萄糖的能力减退。约50%原发性高血压患者存在不同程度的IR,在肥胖、血TG升高、高血压及糖耐量减退同时并存的四联症患者中最为明显。近年来,研究者认为IR是2型糖尿病和高血压发生的共同病理生理基础,但IR导致血压升高的机制尚未获得肯定解释,多数研究者认为是IR造成继发性高胰岛素血症引起的,继发性高胰岛素血症使肾脏水钠重吸收增强,交感神经系统活性亢进,动脉弹性减退,从而使血压升高。在一定意义上,胰岛素抵抗所致交感活性亢进使机体产热增加,是对肥胖的一种负反馈调节,这种调节以血压升高和血脂代谢障碍为代价。

(四)临床表现

大多数高血压患者起病缓慢,缺乏特殊临床表现,导致诊断延迟,仅在测量血压时或发生心、脑、肾等并发症时才被发现,常见症状有头晕、头痛、颈项板紧、疲劳、心悸等,也可出现视物模糊、鼻出血等较重症状,典型的高血压头痛在血压下降后即可消失。高血压患者可以同时合并其他原因的头痛,往往与血压水平无关,如精神焦虑性头痛、偏头痛、青光眼等。如果突然发生严重头晕与眩晕,要注意可能是脑血管病或者降压过度、直立性低血压。高血压患者还可以出现受累器官的症状,如胸闷、气短、心绞痛、多尿等。另外,有些症状可能是降压药的不良反应所致。

高血压体征一般较少,周围血管搏动、血管杂音、心脏杂音等是重点检查的项目。应重视的是颈部、背部两侧肋脊角、上腹部脐两侧、腰部肋脊处的血管杂音,较常见。心脏听诊可有主动脉瓣区第二心音亢进、收缩期杂音或收缩早期喀喇音。有些体征常提示继发性高血压可能,如腰部肿块提示多囊肾或嗜铬细胞瘤,股动脉搏动延迟出现或缺如,下肢血压明显低于上肢,提示主动脉缩窄,向心性肥胖、紫纹与多毛,提示皮质醇增多症。

1.靶器官损害

(1)心脏:长期压力负荷增高,儿茶酚胺与AT Ⅱ等都可刺激心肌细胞肥大和间质纤维化引起左心室肥厚和扩张,称为高血压性心脏病。左心室肥厚可以使冠状动脉血流储备下降,特别是在耗氧量增加时,导致心内膜下心肌缺血。高血压性心脏病常可合并冠状动脉粥样硬化和微血管病变。

（2）脑：长期高血压使脑血管发生缺血与变性，形成微动脉瘤，一旦破裂可发生脑出血。高血压促使脑动脉粥样硬化，粥样斑块破裂可并发脑血栓形成。脑小动脉闭塞性病变引起针尖样小范围梗死病灶，称为腔隙性脑梗死。高血压的脑血管病变，特别容易发生在大脑中的豆纹动脉、基底动脉的旁正中动脉和小脑齿状核动脉。这些血管直接来自压力较高的大动脉，血管细长而且垂直穿透，容易形成微动脉瘤或闭塞性病变。因此脑卒中通常累及壳核、丘脑、尾状核、内囊等部位。

（3）肾脏：长期持续高血压使肾小球内囊压力升高，肾小球纤维化、萎缩，肾动脉硬化，导致肾实质缺血和肾单位不断减少。慢性肾衰竭是长期高血压的严重后果之一，尤其在合并糖尿病时。恶性高血压时，入球小动脉及小叶间动脉发生增殖性内膜炎及纤维素样坏死，可在短期内出现肾衰竭。

（4）视网膜：视网膜小动脉早期发生痉挛，随着病程进展出现硬化。血压急骤升高可引起视网膜渗出和出血。眼底检查有助于了解高血压严重程度，目前采用 Keith-Wagener 眼底分级法：①Ⅰ级：视网膜动脉变细、反光增强；②Ⅱ级：视网膜动脉狭窄、动静脉交叉压迫；③Ⅲ级：在上述病变基础上有眼底出血及棉絮状渗出；④Ⅳ级：在上述基础上又出现视盘水肿。

2.并发症

（1）冠状动脉疾病：血压每增加 20/10 mmHg，缺血性心脏病或脑血管意外（cerebrovascular accident，CVA）的死亡危险加倍。对于所有其他相关的并发症和共存疾病也是一样，积极的血压控制与针对个体疾病的治疗可延缓疾病恶化。

（2）脑血管意外：发生脑血管意外的风险与血压呈线性关系，控制血压可降低 CVA 的复发风险。

（3）左心室肥大：在超过 30% 的高血压患者中，超声心动图上可见左心室肥大。左心室肥大与心血管发病率和死亡率有关，LVH 模式根据血流动力学负荷情况的改变而改变。

（4）充血性心力衰竭：高血压患者发生充血性心力衰竭（收缩或舒张功能障碍）的可能性是血压正常者的3倍；ACEI、血管紧张素Ⅱ受体拮抗剂和β受体阻滞剂能够降低死亡率。袢利尿药，而非利尿剂，常用于缓解容量超负荷的症状，醛固酮的阻断能够降低终末器官纤维化。

（5）视网膜病变：高血压与视网膜病变独立相关，高血压是发生其他视网膜血管疾病（如视网膜静脉或动脉阻塞或者缺血性视网膜神经病变）的一个主要危险因素。

（6）外周动脉疾病：治疗伴有外周动脉疾病患者的高血压可降低心肌梗死、卒中或充血性心力衰竭的危险。

（7）慢性肾病：高血压与发生肾脏疾病和终末期肾病（end-stage renal disease，ESRD）密切相关。然而，许多高血压患者会发生轻度肾硬化，但很少发生 ESRD。黑色人种比白色人种更容易出现高血压性肾脏疾病的恶化。

（8）主动脉夹层：超过 70% 的主动脉夹层患者有高血压病史。主动脉壁夹层的形成，尤其是近端（A 型）夹层的形成与高死亡率相关。

（9）恶性高血压：未经诊断或未经充分治疗的原发性高血压是高血压急症的最常见原因。

二、疾病的预防、诊断、治疗和康复

（一）预防

目前我国对于高血压的防治主要采取疾病三级预防策略，即全人群策略、高危人群策略和患者防治策略三结合。一级预防针对全人群开展，主要通过进行健康教育，提倡健康生活方式，避免高血压危险因素的产生，预防高血压的发生；二级预防针对高危人群，通过对高危人群定期测量血压，做到对高血压早发现、早诊断、早治疗；三级预防主要针对高血压患者，通过对高血压患者进行规范化管理，结合长期、规范化的非药物和药物治疗，使血压下降并达标，从而减少心脑血管病的发生危险。

1.一级预防

一级预防也叫"病因预防"，高血压的一级预防主要为危险因素的预防，具体措施包括以下几点：

（1）健康教育：健康教育的内容主要包括高血压的诊断标准、高血压的危害、与高血压相关的危险因素、血压达标水平、长期规律服药的重要性、减少食盐摄入、控制体重、适当运动、戒烟戒酒等非药物治疗的重要性、定期测量血压的必要性等，以及为何要接受随访和管理等。不同人群由于知识背景、生活环境等因素的影响，对高血压健康教育信息和侧重点的需求各不相同，因此，健康教育方式应个体化、多样化、灵活化，针对不同人群健康教育信息的需求进行教育，才能达到最好效果。

（2）改善膳食结构：已有研究证实，膳食结构可影响血压，不合理的膳食是引起血压水平升高甚至发生高血压的重要危险因素，因此，改善膳食结构是防止血压水平升高、降低心血管病发生风险的有效措施。

1）减少钠盐摄入量：食盐摄入量过高是导致中国人群高血压发生的主要原因之一。我国人群大部分的食盐摄入来自烹调用盐或腌制食品，因此，减少钠盐摄入首先应减少烹调用盐，少吃各种腌制品及咸菜。世界卫生组织建议每人每日食盐量应不超过 6 g。此外，广泛推广低钠代用盐也是减少钠盐摄入的措施之一。

2）减少脂肪摄入量：膳食中脂肪的摄入增多会增加慢性病的发生危险，同时，摄入过高的脂肪将会增加超重和肥胖的发生风险，从而增加患高血压的危险性。研究表明，降低膳食中脂肪总含量、减少饱和脂肪酸摄入、增加不饱和脂肪酸摄入可使总人群血压水平下降约8 mmHg，其中高血压患者的血压下降幅度更明显。

3）补充钾摄入量：人群研究显示，钾摄入量与人群血压水平、高血压总患病率以及卒中发生危险之间呈负相关，而增加钾的摄入则可有效降低血压水平。此外，在高盐饮食（310 mmol/d）基础上补充大剂量钾（60 mmol）能够拮抗高盐饮食引起的血压升高，其效应与重度限盐相近。我国膳食中钾含量较低，特别是在北方地区。因此，高血压的一级预防除强调限盐外还应大力推动钾摄入量的增加。

4）多吃水果和蔬菜：有研究结果显示，水果和蔬菜的摄入量增加可有效降低收缩压和舒张压水平。增加水果和蔬菜的摄入量可在一定程度上预防高血压的发生。

5)限制饮酒:高血压患者应戒酒,健康男性每日饮酒量应不超过 30 g,健康女性每日饮酒量应不超过 15 g。

(3)控制体重:我国居民中目前约有 2 亿人超重,6000 万人为肥胖者。而超重和肥胖均是明确的高血压发病危险因素。在调整其他因素后,随着体质量指数(BMI)和腰围的增加,高血压发病风险增加,因此,控制体重可有效降低中国成人血压水平。

(4)增加体力活动:缺乏体力活动可导致超重、肥胖、血脂异常、高血压、血糖升高,并增加心血管病的发病危险,增加体力活动可在一定程度上降低血压水平。

(5)减轻精神压力:社会变迁快、生活方式日益更新,以及个人工作生活的压力,易导致个体精神压力大,心理失衡而使血压升高。因此,应注意保持心情舒畅,生活规律,劳逸结合,确保足够的睡眠时间,避免紧张、过累、激动和忧虑。

2.二级预防

(1)定期测量血压:正常成人应规律测量血压(1 次/2 年)。35 岁以上者不论因何原因就诊,均应进行血压测量,高危人群应每半年测量 1 次血压,以便及早发现高血压,提高高血压的知晓率。

(2)及早治疗高血压:美国高血压监测和随访研究对 10940 例高血压患者随机接受积极治疗和常规治疗,结果表明,无论患者有无靶器官损害,积极治疗组的病死率均低于常规治疗组。当已经出现晚期靶器官损害或心血管疾病后,即使同时采取全方位的干预措施和降压治疗,心血管事件发生率仍非常高。因此,对高血压患者应及早进行干预治疗,提高高血压的治疗率。

3.三级预防

(1)规范管理高血压患者:对于已明确诊断的高血压患者,应采取规范化管理。按患者发生心血管疾病的危险程度分为低、中、高三层。对于低危风险患者,应采取一级规范管理,待血压稳定后每三个月随访 1 次;对于中危风险患者,应采取二级规范管理,待血压稳定后每两个月随访1 次;对于高危风险患者,应采取三级规范管理,待血压稳定后每个月随访 1 次。每次随访应询问病情和降压反应。确定治疗方案或维持治疗,明确降压目标。

(2)规范治疗高血压患者:高血压治疗包括非药物疗法和药物疗法。非药物疗法包括限盐、戒烟限酒、适量运动、平衡膳食、心理平衡等,应针对患者的主要问题,采取相应的措施进行改善。规范化药物治疗是控制高血压患者血压达标的关键。大多数高血压患者需要终生服药,可选择的降压药物有钙拮抗剂、ACEI、血管紧张素Ⅱ受体拮抗药、利尿药、β受体阻滞药及固定复方制剂等,应根据病情和患者的具体情况选择适合的降压药。

(3)倡导高血压患者进行自我管理:在高血压的三级预防中,应强调高血压患者进行自我管理的作用。医生和患者应共同参与,设立高血压管理的优先问题,建立不同时期的治疗计划和管理目标,促进高血压患者自我管理知识、技能和信念的提高,为患者提供高血压自我管理的基本技术和管理工具,改善高血压患者治疗的主动性和依从性。

（二）诊断方法

1.高血压的诊断标准

（1）诊室血压：在未服用降压药物的情况下，非同日 3 次测量收缩压大于等于 140 mmHg 和（或）舒张压大于等于 90 mmHg，可诊断为高血压。如目前正在服用降压药物，血压虽低于 140/90 mmHg，仍诊断为高血压。

（2）动态血压监测（ambulatory blood pressure monitoring，ABPM）：24 小时平均血压大于等于 130/80 mmHg，或白天血压大于等于 135/85 mmHg，或夜间血压大于等于 120/70 mmHg，可诊断为高血压。

（3）家庭自测血压：连续监测 5～7 天，平均血压大于等于 135/85 mmHg，可诊断为高血压。

（4）隐匿性高血压和白大衣高血压：需注意隐匿性高血压和白大衣高血压。隐匿性高血压主要表现为诊室血压小于 140/90 mmHg，动态血压监测或家庭自测血压提示高血压。白大衣高血压表现为反复出现诊室血压升高，而动态血压监测或家庭自测血压正常。

2.实验室检查

（1）基本项目。实验室检查的基本项目包括：血液生化（钠、钾、空腹血糖、TC、TG、HDL-C、LDL-C、尿酸、肌酐），全血细胞计数，血红蛋白和血细胞比容，尿液分析（蛋白、糖和尿沉渣镜检），心电图。

（2）推荐项目。实验室检查的推荐项目包括：24 小时动态血压监测、超声心动图、颈动脉超声、餐后 2 小时血糖检查、血同型半胱氨酸、尿白蛋白定量、尿蛋白定量、眼底检查、胸部 X 线检查、脉搏波传导速度以及踝臂血压指数等。

动态血压监测是由仪器自动定时测量血压，每隔 15～30 分钟自动测压，监测连续 24 小时或更长时间。正常人血压呈明显的昼夜节律，表现为双峰一谷，在上午 6～10 时及下午 4～8 时各有一个高峰，而夜间血压明显降低。目前认为动态血压的正常参考范围为：24 小时平均血压小于 130/80 mmHg，白天血压均值小于 135/85 mmHg，夜间血压均值小于 120/70 mmHg。动态血压监测可诊断白大衣高血压，发现隐蔽性高血压，检查是否存在顽固性高血压，评估血压升高程度、短时变异和昼夜节律以及治疗效果等。

（3）选择项目。对怀疑为继发性高血压的患者，根据需要可以分别选择以下检查项目：血浆肾素活性、血和尿醛固酮、血和尿皮质醇、血肾上腺素及去甲肾上腺素、血和尿儿茶酚胺、动脉造影、肾和肾上腺超声、CT 或 MRI、睡眠呼吸监测等。对有并发症的高血压患者，进行相应的心、脑和肾检查。

3.高血压易患人群的界定标准

具有以下危险因素之一则为高血压的易患人群：①高血压前期，收缩压 120～139 mmHg 和（或）舒张压 80～89 mmHg。②年龄大于等于 45 岁。③超重和肥胖，BMI 大于等于 24 kg/m²，或中心性肥胖（男性腰围≥90 cm，女性腰围≥85 cm）。④有高血压家族史。⑤高盐饮食。⑥长期大量饮酒。⑦吸烟（含被动吸烟）。⑧缺乏体力活动。⑨长期精神紧张。此外，血脂异常、糖尿病是高血压发生的潜在危险因素。

4.血压测量规范

规范测量血压是诊断高血压、评估血压水平以及观察降压疗效的主要手段,应定期测量血压,鼓励使用正确测量技术进行家庭血压监测。

(1)诊室血压:诊室血压是由医护人员在标准条件下按统一规范进行测量得到的血压值,是目前诊断高血压、进行血压水平分级以及观察降压疗效的常用方法。使用通过国际标准方案认证的上臂式医用电子血压计,并定期校准。使用标准规格的袖带(气囊长度 22～26 cm、宽度 12 cm),肥胖或臂围大者需使用大规格袖带。测量前被测量者安静休息至少 5 分钟,测量坐位、上臂血压,将捆绑袖带的上臂放在桌子上,与心脏处于同一水平。首诊时建议测量双上臂血压,取读数较高一侧的血压值。测量血压时,至少测量 2 次,间隔 1～2 分钟;若差别小于等于 5 mmHg,则取 2 次测量的平均值;若差别大于5 mmHg,应再次测量,取后 2 次测量的平均值。

对于疑诊体位性低血压者,应同时测定站立位血压。站立位血压在卧位改为站立后 1 和 3 分钟时测得。体位性低血压的诊断标准:从卧位转为立位后 3 分钟内收缩压下降大于等于 20 mmHg 和(或)舒张压下降大于等于 10 mmHg,可伴或不伴低灌注症状。

诊室血压的测量频次推荐:健康人群建议每年测量血压 1～2 次;高血压易患人群建议每 3～6 个月测量血压 1 次;高血压患者中血压已达标者建议至少 3 个月测量血压1 次,未达标者建议每 2～4 周测量血压 1 次。

(2)动态血压监测:动态血压监测可评估 24 小时血压昼夜节律、体位性低血压、餐后低血压等。应使用经国际标准方案认证的动态血压测量仪,并定期校准。动态血压监测指标包括 24 小时、白天(清醒活动)、夜间(睡眠)收缩压和舒张压平均值。通常白天每30 分钟测量 1 次,晚上睡眠期间每 1 小时测量 1 次。应确保 24 小时期间血压的有效监测,每小时至少有 1 个血压读数。有效血压读数应达到总监测次数的 70% 以上。

(3)家庭自测血压:家庭自测血压可辅助调整治疗方案,推荐高血压易患人群及患者长期进行家庭血压监测。推荐使用经过验证的上臂式电子血压计,每年至少校准 1 次,不推荐使用腕式血压计、手指血压计等其他部位的电子血压测量设备。建议早晨起床后 1 小时内或晚上就寝前测量血压,早晨应在服降压药物及早餐前、排尿后测量坐位血压,测量方法同诊室血压。测量血压时,应至少测量 2 次,间隔 1～2 分钟,若差别小于等于5 mmHg,则取 2 次测量的平均值,若差别大于 5 mmHg,应再次测量,取后 2 次测量的平均值。初诊高血压患者或高血压患者调整降压药物期间,建议连续自测家庭血压 7 天。血压控制平稳者,建议每周家庭自测血压 1～2 天。对于精神高度焦虑者,不建议频繁自测血压。鼓励高血压患者记录"血压日记",进行血压的自我管理。建议记录每次测量血压的日期、时间、收缩压、舒张压和心率。

6.鉴别诊断

高血压的鉴别诊断见表 4-2。

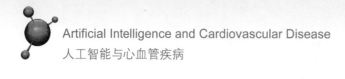

表 4-2　原发性高血压的鉴别诊断

疾病	鉴别征象或症状	鉴别检查
药源性	• 可能有急性中毒、停药、可卡因戒断症状或使用拟交感神经药的体征 • NSAIDs、口服避孕药、拟交感神经药、草药（如黑升麻、辣椒、麻黄）、甘草、免疫抑制剂（环孢素、他克莫司）、红细胞生成素、较高剂量的皮质类固醇或抗内皮生长因子化疗药（伐珠单抗）和酪氨酸激酶抑制剂［如舒尼替尼、索拉非尼（sorafenif）］治疗史或摄入史	• 药物毒理学筛查可检测到违禁物质 • 若摄入甘草过多会导致低钾血症
慢性肾病	• 可能会有瘙痒、水肿或尿量变化	• 高血清肌酐 • 可以发现慢性贫血 • 肾脏超声检查可以鉴别硬化肾或多囊肾
肾动脉狭窄	• 常用于高血压难以控制的患者或存在动脉粥样硬化病危险的老年患者 • 可能会出现肾动脉杂音	• 肾脏多普勒超声或肾动脉磁共振血管造影（MRA）确认诊断
主动脉缩窄	• 上肢和下肢存在血压差异，股动脉搏动消失	• CT、血管造影或 MRI 确认诊断
阻塞性睡眠呼吸暂停	• 典型表现是肥胖患者白天嗜睡，打鼾或睡眠时窒息	• 多通道睡眠描记术提示夜间血氧饱和度下降
醛固酮增多症	• 除了轻度代谢性碱中毒、相对性高钠血症、钾缺乏和 FPG 升高之外，很少有体征和症状	• 不明原因低钾血症 • 血浆醛固酮高 • 血浆肾素低 • 盐负荷试验不能抑制高醛固酮水平
甲状腺功能减退症	• 皮肤干燥、畏冷、体重增加、行动迟缓和甲状腺肿大	• 在原发性甲状腺功能减退症患者中，促甲状腺激素升高
甲状腺功能亢进	• 畏热，体重减轻，多食，心悸	• 促甲状腺激素受到抑制，游离甲状腺激素水平升高
甲状旁腺功能亢进症	• 往往没有鉴别性症状，然而，可能会发生肾绞痛、腹痛或骨折	• 高钙血症，血清甲状旁腺激素（PTH）升高或不正常
库欣综合征	• 典型症状和体征包括体重增加、满月脸、颈背部脂肪垫、腹部紫纹和易淤血	• 地塞米松抑制试验异常，24 小时尿游离皮质醇和（或）深夜唾液皮质醇
嗜铬细胞瘤	• 阵发性血压升高，潮红和头痛	• 24 小时尿筛查显示香草扁桃酸、肾上腺素和（或）儿茶酚胺升高

续表

疾病	鉴别征象或症状	鉴别检查
肢端肥大症	• 肢端(手、脚、下颚)肥大	• 胰岛素样生长因子-1(insulin-like growthfactor-1，IGF-1)升高,血清生激素水平升高,不受葡萄糖负荷的抑制
胶原血管病	• 系统性红斑狼疮、类风湿性关节炎、手指或脚趾硬化或血管炎病史的体征或症状	• 红细胞沉降率升高,补体水平异常,抗 DNA、抗 RNP、抗史密斯抗体阳性,类风湿因子阳性
妊娠高血压	• 妊娠 20 周后在既往血压正常的患者中检测到	• 如果出现子痫前期,24 小时尿白蛋白排泄量为 300 mg/L

（三）治疗

1.治疗目的与原则

原发性高血压目前尚无根治方法。临床证据表明收缩压下降 10～20 mmHg 或舒张压下降 5～6 mmHg,3～5 年内脑卒中、冠心病与心脑血管病死亡率事件分别减少 38%、16% 与 20%,心力衰竭减少 50% 以上,高危患者获益更为明显。降压治疗的最终目的是减少高血压患者心、脑血管病的发生率和死亡率。高血压治疗原则如下:

(1)治疗性生活方式干预。治疗性生活方式干预适用于所有高血压患者:①减轻体重:将 BMI 尽可能控制在 24 kg/m² 以下,体重降低对改善胰岛素抵抗、糖尿病、血脂异常和左心室肥厚均有益。②减少钠盐摄入:膳食中约 80% 钠盐来自烹调用盐和各种腌制品,所以应减少烹调用盐,每人每日食盐量以不超过 6 g 为宜。③补充钾盐:每日吃新鲜蔬菜和水果。④减少脂肪摄入:减少食用油摄入,少吃或不吃肥肉和动物内脏。⑤戒烟限酒。⑥增加运动:运动有利于减轻体重和改善胰岛素抵抗,提高心血管调节适应能力,稳定血压水平。⑦减轻精神压力,保持心态平衡。⑧必要时补充叶酸制剂。

(2)降压药物治疗对象。降压药物的治疗对象包括:①高血压 2 级或以上病人;②高血压合并糖尿病,或者已经有心、脑、肾靶器官损害或并发症的患者;③凡血压持续升高,改善生活方式后血压仍未获得有效控制者。高危和很高危患者必须使用降压药物强化治疗。

(3)血压控制目标值:目前,一般主张血压控制目标值应低于 140/90 mmHg。糖尿病、慢性肾脏病、心力衰竭或病情稳定的冠心病合并高血压患者,血压控制目标值低于 130/80 mmHg。对于老年收缩期高血压患者,收缩压控制于 150 mmHg 以下,如果能够耐受,可降至 140 mmHg 以下。应尽早将血压降低到上述目标血压水平,但并非越快越好。大多数高血压患者,应根据病情在数周至数月内将血压逐渐降至目标水平。年轻、病程较短的高血压患者,可较快达标。但老年人、病程较长或已有靶器官损害或并发症的患者,降压速度宜适度缓慢。

(4)多重心血管危险因素协同控制:各种心血管危险因素之间存在关联,大部分高血

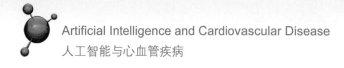

压患者合并其他心血管危险因素。降压治疗后尽管血压控制在正常范围,其他危险因素依然对预后产生重要影响,因此降压治疗应同时兼顾其他心血管危险因素控制。降压治疗方案除了必须有效控制血压外,还应兼顾对血糖、血脂、尿酸和同型半胱氨酸等多重危险因素的控制。

2.降压药物治疗

降压药物应用的基本原则为常用的五大类降压药物均可作为初始治疗用药,建议根据患者的危险因素、亚临床靶器官损害以及合并临床疾病情况进行个体化治疗。一般患者采用常规剂量;老年患者初始治疗时通常采用较小的有效治疗剂量,然后逐渐增加至血压达标。优先使用长效降压药物。应根据血压水平和心血管风险选择初始单药或联合治疗(单片复方制剂或自由联合)。强调早期达标,降压达标时间为 4 周或 12 周以内。

常用降压药物包括 CCB、ACEI、ARB、利尿剂和 β 受体阻滞剂五大类(表 4-3),以及由上述药物组成的固定配比复方制剂。五大类降压药物均可作为初始和维持用药,应根据患者的危险因素、亚临床靶器官损害以及合并临床疾病的情况,合理选择药物。大多数无并发症的患者可单独或联合使用噻嗪类利尿剂、α 受体拮抗剂、CCB、ACEI 和 ARB,治疗应从小剂量开始。目前认为,2 级高血压患者在开始时就可以采用两种降压药物联合治疗,联合治疗有利于血压较快达到目标值,也利于减少不良反应。联合治疗应采用不同降压机制的药物,我国临床主要推荐应用的优化联合治疗方案是:ACEI/ARB+二氢吡啶类 CCB,ARB/ACEI+噻嗪类利尿剂,二氢吡啶类 CCB+噻嗪类利尿剂;二氢吡啶类 CCB+β 受体拮抗剂。次要推荐使用的联合治疗方案是:利尿剂+β 受体拮抗剂,α 受体拮抗剂+α 受体拮抗剂,二氢吡啶类 CCB+保钾利尿剂;噻嗪类利尿剂+保钾利尿剂。三种降压药联合治疗一般必须包含利尿剂。合理的治疗方案和良好的治疗依从性,一般可使患者在治疗 3~6 个月内达到血压控制目标值。对于有并发症的患者,降压药和治疗方案选择应该个体化。降压治疗的益处主要是通过长期控制血压达到的,所以高血压患者需要长期降压治疗,尤其是高危和很高危患者。在每个患者确立有效治疗方案控制血压后,仍应继续治疗,不应随意停止治疗或频繁改变治疗方案,停用降压药后,多数患者在半年内又恢复到原来的血压水平。由于降压治疗的长期性,因此患者的治疗依从性十分重要。采取以下措施可以提高患者治疗依从性:医师与患者之间保持经常性的良好沟通;让患者和家属参与制订治疗计划;鼓励患者家中自测血压。

近年来,经皮肾动脉交感神经消融治疗显示出初步疗效和前景,其他非药物治疗的方法尚缺乏有效性证据。

表 4-3 常用降压药物名称、剂量及用法

药物分类	药物名称	单次剂量	用法（每日）
利尿剂	氢氯噻嗪（hydrochlorothiazide）	12.5 mg	1～2 次
	氨苯蝶啶（triamterene）	50 mg	1～2 次
	阿米洛利（amiloride）	5～10 mg	1 次
	呋塞米（furosemide）	20～40 mg	1～2 次
	吲达帕胺（indapamide）	1.25～2.5 mg	1 次
β受体拮抗剂	普萘洛尔（propranolol）	10～20 mg	2～3 次
	美托洛尔（metoprolol）	25～50 mg	2 次
	阿替洛尔（atenolol）	50～100 mg	1 次
	倍他洛尔（betaxolol）	10～20 mg	1 次
	比索洛尔（bisoprolol）	5～10 mg	1 次
	卡维地洛（carvedilol）	12.5～25 mg	1～2 次
	拉贝洛尔（labetalol）	100 mg	2～3 次
钙通道阻滞剂	硝苯地平（nifedipine）	5～10 mg	3 次
	硝苯地平控释剂（nifedipine GITS）	30～60 mg	1 次
	尼卡地平（nicardipine）	40 mg	2 次
	尼群地平（nitredipine）	10 mg	2 次
	非洛地平缓释剂（felodipine SR）	5～10 mg	1 次
	氨氯地平（amlodipine）	5～10 mg	1 次
	左旋氨氯地平（levamlodipine）	1.25～5 mg	1 次
	拉西地平（lacidipine）	4～6 mg	1 次
	乐卡地平（lercanidipine）	10～20 mg	1 次
	维拉帕米缓释剂（verapamil SR）	240 mg	1 次
	地尔硫䓬缓释剂（diltiazem SR）	90～180 mg	1 次
血管紧张素转换酶抑制剂 制剂	卡托普利（captopril）	12.5～50 mg	2～3 次
	依那普利（enalapril）	10～20 mg	2 次
	贝那普利（benazepril）	10～20 mg	1 次
	赖诺普利（lisinopril）	10～20 mg	1 次
	雷米普利（ramipril）	2.5～10 mg	1 次
	福辛普利（fosinopril）	10～20 mg	1 次
	西拉普利（cilazapril）	2.5～5 mg	1 次
	培哚普利（perindopril）	4～8 mg	1 次

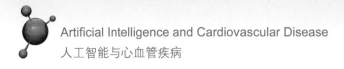
续表

药物分类	药物名称	单次剂量	用法（每日）
血管紧张素Ⅱ受体拮抗剂	氯沙坦（losartan）	50～100 mg	1次
	缬沙坦（valsartan）	80～160 mg	1次
	厄贝沙坦（irbesartan）	150～300 mg	1次
	替米沙坦（telmisartan）	40～80 mg	1次
	奥美沙坦（olmesartan）	20～40 mg	1次
	坎地沙坦（candesartan）	8～16 mg	1次

3.继发性高血压的诊断与治疗

继发性高血压占高血压患者的 5％～15％。继发性高血压除高血压本身对机体的影响外，与之伴随的内分泌紊乱、低钾血症、肾功能不全、低氧血症等还可导致独立于血压之外的心脑血管损害，因此早识别、早诊断、早治疗尤为重要。以下几种情况应警惕继发性高血压的可能：①发病年龄不足 40 岁的 2 级高血压或儿童青少年时期出现任何级别高血压。②高血压程度严重（3 级）或出现高血压急症。③高血压伴自发或利尿剂引起的低钾血症。④夜尿增多、血尿、泡沫尿或有肾脏疾病史。⑤阵发性高血压，发作时伴头痛、心悸、皮肤苍白及多汗等。⑥双侧上肢血压相差 20 mmHg 以上，股动脉等搏动减弱或不能触及。⑦降压效果差，不易控制。⑧夜间睡眠时打鼾并出现呼吸暂停。⑨长期口服避孕药及糖皮质激素等药物者。⑩长期血压稳定的患者突然出现急性恶化性高血压。

继发性高血压的主要疾病和病因包括：①肾脏疾病：肾小球肾炎、慢性肾盂肾炎、先天性肾脏病变（多囊肾）、继发性肾脏病变（结缔组织病、糖尿病肾病、肾淀粉样变等）、肾动脉狭窄、肾肿瘤。②内分泌疾病：皮质醇增多症（Cushing 综合征）、嗜铬细胞瘤、原发性醛固酮增多症、肾上腺性变态综合征、甲状腺功能亢进、甲状腺功能减退、甲状旁腺功能亢进、腺垂体功能亢进、绝经期综合征。③心血管病变：主动脉瓣关闭不全、完全性房室传导阻滞、主动脉缩窄、多发性大动脉炎。④颅脑病变：脑肿瘤、脑外伤、脑干感染。⑤睡眠呼吸暂停综合征。⑥其他：妊娠高血压综合征、红细胞增多症、药物（糖皮质激素、拟交感神经药、甘草）。

（1）肾实质性高血压：肾实质性高血压包括急、慢性肾小球肾炎，糖尿病肾病，慢性肾盂肾炎，多囊肾和肾移植后等多种肾脏病变引起的高血压，是最常见的继发性高血压，终末期肾病患者 80％～90％合并高血压。肾实质性高血压的发生主要是由于肾单位大量丢失，导致水钠潴留和细胞外容量增加，以及肾脏 RAAS 激活与排钠减少。高血压又进一步升高肾小球内囊压力，形成恶性循环，加重肾脏病变。

临床上有时难以将肾实质性高血压与原发性高血压伴肾脏损害完全区别开来。一般而言，除恶性高血压，原发性高血压很少出现明显蛋白尿，血尿不明显，肾功能减退首先从肾小管浓缩功能开始，肾小球滤过功能仍可长期保持正常或增强，直到最后阶段才有肾小球滤过降低，血肌酐上升。肾实质性高血压往往在发现血压升高时已有蛋白尿、血尿和贫血、肾小球滤过功能减退、肌酐清除率下降。如果条件允许，肾穿刺组织学检查有助于确立诊断。

肾实质性高血压必须严格限制钠盐摄入，每天小于 3 g。通常需要联合使用降压药物治疗，将血压控制在 130/80 mmHg 以下。如果不存在使用禁忌证，联合治疗方案中一般应包括 ACEI 或 ARB，有利于减少尿蛋白，延缓肾功能恶化。

（2）肾血管性高血压：肾血管性高血压是单侧或双侧肾动脉主干或分支狭窄引起的高血压，常见病因有多发性大动脉炎、肾动脉纤维肌性发育不良和动脉粥样硬化，前两者主要见于青少年，后者主要见于老年人。肾血管性高血压的发生是由于肾血管狭窄，导致肾脏缺血，激活 RAAS。早期解除狭窄可使血压恢复正常；对于长期或高血压基础上的肾动脉狭窄，解除狭窄后血压一般也不能完全恢复正常，持久严重的肾动脉狭窄会导致患侧甚至整体肾功能的损害。

凡进展迅速或突然加重的高血压，均应怀疑本症。体检时在上腹部或背部肋脊角处可闻及血管杂音。肾动脉彩超、放射性核素肾图、肾动脉 CT 及 MRI 检查有助于诊断，肾动脉造影可明确诊断和狭窄部位。

治疗方法可根据病情和条件选择介入外科手术或药物治疗。治疗的目的不仅是降低血压，还在于保护肾功能。经皮肾动脉成形术及支架植入术较简便，对单侧非开口处局限性狭窄效果较好。手术治疗包括血运重建术、肾移植术和肾切除术，适用于不宜经皮肾动脉成形术的患者。不适宜上述治疗的患者，可采用降压药物联合治疗。需要注意，双侧肾动脉狭窄、肾功能已受损或非狭窄侧肾功能较差患者禁忌使用 ACEI 或 ARB，因为这类药物解除了缺血肾脏出球小动脉的收缩作用，使肾小球内囊压力下降，肾功能恶化。

（3）原发性醛固酮增多症：本症是肾上腺皮质增生或肿瘤分泌过多醛固酮所致，临床上以长期高血压伴低血钾为特征，亦有部分患者血钾正常，临床上常因此忽视了对本症的进一步检查。由于电解质代谢障碍，本症可有肌无力、周期性瘫痪、烦渴、多尿等症状。血压大多为轻、中度升高，约 1/3 表现为顽固性高血压。实验室检查有低血钾、高血钠、代谢性碱中毒、血浆肾素活性降低、血浆和尿醛固酮增多。血浆醛固酮与血浆肾素活性比值增大有较高的诊断敏感性和特异性。超声、放射性核素、CT、MRI 可确立病变性质和部位。选择性双侧肾上腺静脉血激素测定对诊断确有困难者有较高的诊断价值。

如果本症是肾上腺皮质腺瘤或癌肿所致，手术切除是最好的治疗方法。如果是肾上腺皮质增生，也可做肾上腺大部切除术，但效果相对较差，一般仍需使用降压药物治疗，选择醛固酮拮抗剂螺内酯和长效钙通道阻滞剂。

（4）嗜铬细胞瘤：嗜铬细胞瘤起源于肾上腺髓质、交感神经节和体内其他部位嗜铬组织，肿瘤间歇或持续释放过多肾上腺素、去甲肾上腺素与多巴胺。临床表现变化多端，典型的发作表现为阵发性血压升高伴心动过速、头痛、出汗、面色苍白。在发作期间可测定血或尿儿茶酚胺或其代谢产物 3-甲氧基-4-羟基苦杏仁酸（VMA），如有显著增高，提示嗜铬细胞瘤。超声、放射性核素、CT 或 MRI 可做定位诊断。

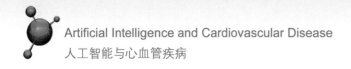

嗜铬细胞瘤大多为良性,约 10％为恶性,手术切除效果好。手术前或恶性病变已有多处转移无法手术者,选择 α 受体拮抗剂和 β 受体拮抗剂联合降压治疗。

(5)皮质醇增多症:皮质醇增多症主要是由于促肾上腺皮质激素(ACTH)分泌过多导致肾上腺皮质增生或者肾上腺皮质腺瘤,引起糖皮质激素过多所致。80％皮质醇增多症患者有高血压,同时有向心性肥胖、满月脸、水牛背、皮肤紫纹、毛发增多、血糖增高等表现。24 小时尿中 17-羟类固醇和 17-酮类固醇增多、地塞米松抑制试验和肾上腺皮质激素兴奋试验有助于诊断。颅内蝶鞍 X 线检查、肾上腺 CT 和放射性核素肾上腺扫描可确定病变部位。治疗主要采用手术、放射和药物方法根治病变本身,降压治疗可采用利尿剂或与其他降压药物联合应用。

(6)主动脉缩窄:主动脉缩窄多数为先天性,少数是多发性大动脉炎所致,临床表现为上臂血压增高,而下肢血压不高或降低。在肩胛间区、胸骨旁、腋部有侧支循环的动脉搏动和杂音,胸部听诊有血管杂音。胸部 X 线检查可见肋骨受侧支动脉侵蚀引起的切迹,主动脉造影可确定诊断。主动脉缩窄的治疗主要采用介入扩张支架植入或外科手术方法。

(四)康复要点

高血压患者的预后不仅与血压水平有关,而且与是否合并其他心血管危险因素以及靶器官损害程度有关。因此,从指导治疗和判断预后的角度,应对高血压患者进行心血管危险分层,将高血压患者分为低危、中危、高危和很高危,具体危险分层根据血压升高水平(1、2、3 级)、其他心血管危险因素、是否有糖尿病、靶器官损害以及并发症情况决定,如表 4-4 所示。影响高血压心血管预后的重要因素如表 4-5 所示。

表 4-4 高血压患者心血管危险分层标准

其他危险因素和病史	高血压		
	1 级	2 级	3 级
无	低危	中危	高危
1~2 个其他危险因素	中危	中危	很高危
≥3 个其他危险因素或靶器官损害	高危	高危	很高危
临床合并症或合并糖尿病	很高危	很高危	很高危

表 4-5 影响高血压患者心血管预后的重要因素

心血管危险因素	靶器官损害	伴随临床疾病
• 高血压(1~3 级) • 年龄＞55 岁(男性);＞65 岁(女性) • 吸烟 • 糖耐量受损和(或)FPG 受损 • 血脂异常 TC≥5.7 mmol/L(220 mg/dL 或 LDL-C＞3.3 mmol/L(130 mg/dL)或 HDL-C＜1.0 mmol/L(40 mg/dL) • 早发心血管病家族史(一级亲属 发病年龄男性＜55 岁,女性＜65 岁) • 腹型肥胖(腰围男性≥90 cm,女性 ≥85 cm)或肥胖(BMI≥28 kg/m²) • 血同型半胱氨酸升高(≥10 μmol/L)	• 左心室肥厚 心电图:Sokolow-Lyon(RV₅＋SV1) ＞38 mm 或 Cornell＞2440 mm·ms (RaVL＋SV₃); 超声心动 LVMI 男性≥125 g/m², 女性≥120 g/m² • 颈动脉超声内膜中层厚度(IMT) ≥0.9 mm 或动脉粥样硬化斑块 • 颈股动脉脉搏波传导速度 (PWV)≥12 m/s • 踝臂指数(ABI)＜0.9 • eGFR＜60 mL/(min·1.73 m²)或 血肌酐轻度升高男性:115~ 133 μmol/L(1.3~1.5 mg/dL),女性: 107~124 μmol/L(1.2~1.4 mg/dL) • 尿微量白蛋白 30~300 mg/24 h 或 白蛋白/肌酐≥30 mg/g	• 脑血管病 脑出血,缺血性脑卒中, 短暂性脑缺血发作 • 心脏疾病 心肌梗死,心绞痛,冠状 动脉血运重建,慢性心 力衰竭 • 肾脏疾病 糖尿病肾病,肾功能受 损,肌酐≥133 μmol/L (1.5 mg/dL,男性),≥ 124 μmol/L(1.4 mg/dL, 女性) 尿蛋白≥300 mg/24 h • 周围血管病 • 视网膜病变 • 出血或渗出,视盘水肿 • 糖尿病

三、医工交叉应用的展望

随着学科的融合发展,现代医学已进入到"工程医学"(engineering-based medicine)阶段。智能医学工程在现代高血压的诊断诊疗以及患者管理中发挥着重要作用。

(一)心电监护仪中的血压检测

心电监护仪是临床操作中重要的生命支持类仪器设备(见图4-1),普遍用于医院各临床科室,能密切监测患者呼吸、脉搏、心率、血压、血氧等体征参数变化,及时发现病情异常改变,以此有效控制患者病情,处理异常问题。

1.检测原理

医用多参数监护仪主要由四个部分组成:信号参数、模拟处理、数字处理、信息输出。医用多参数监护仪通过电极和传感器获取人体心电、血压、呼吸、氧饱和度

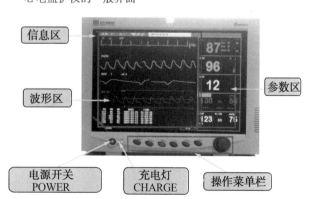

图 4-1 心电监护仪的常规显示界面

等生理参数信号,并将这些信号转化为电信号。该仪器设备能够自动储存患者生理动态

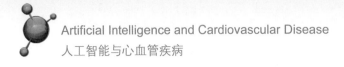

性数据变化,监测人体运动状态下生理参数变化,通过远程数据分析系统、客户端软件等进行数据分析,为临床治疗提供可靠证据。

2.血压监测

目前大部分心电监护设备的血压测量原理是基于振动法,采取无创血压测量的方式获取患者的动态性数据。绕在被测人胳膊上的充气袖带部分地阻断了动脉血流,在放气过程中监测袖带气体的振荡波。脉动的动脉血流引起的振动波迭加在袖带内气压上,再通过测量分析振动波幅度即可得到被测人动脉的收缩压、舒张压和平均血压(见图4-2)。这个测量和分析过程由微处理器控制完成(见图4-3)。

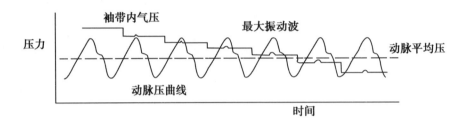

图 4-2   振动法测量血压原理示意图

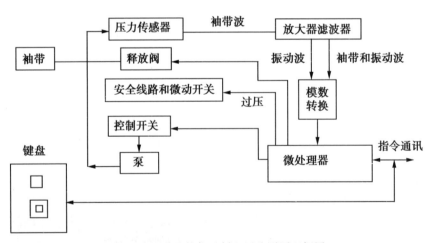

图 4-3   心电监护仪无创血压监测原理框图

3.操作方法

该仪器的使用方法如下:①使用心电监护仪时先驱尽袖带内空气。使患者取平卧或半卧位,肘部伸直并轻度外展,手掌平放向上,使肱动脉与心脏在同一水平,平整无折地将袖带缠于肘关节上二横指,其下缘距肘窝上 2～3 cm,松紧以能放入一手指为宜,袖带中部对准肘窝,使其充气时压力能正好压在肱动脉上。②根据医嘱调好监护仪参数。告知患者及家属测量血压时袖带会连续充气,一般测量 3 次,间隔大于 5 分钟,取其平均值做记录。

（二）动态血压监测系统

动态血压监测是由仪器自动定时测量血压，每隔 15～30 分钟自动测压，连续测压 24 小时或更长时间。正常人血压呈明显的昼夜节律（见图 4-4），表现为"双峰一谷"：在上午 6～10 时及下午 4～8 时各有一个高峰，而夜间血压明显降低。目前认为，动态血压的正常参考范围为 24 小时平均血压小于 130/80 mmHg，白天血压均值小于 135/85 mmHg，夜间血压均值小于 120/70 mmHg。

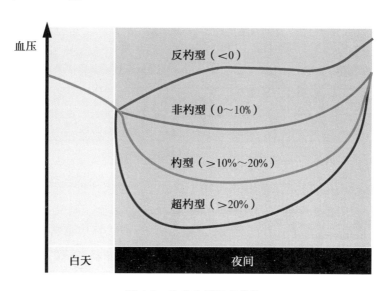

图 4-4 动态血压昼夜节律

1.适应证

建议对于新发现的 1～2 级诊室高血压患者进行动态血压监测，以排除白大衣性高血压，明确高血压诊断。动态血压监测能够评估 24 小时血压的动态变化，发现阵发性血压升高等血压波动过大情况，能够有效识别诊室外时段血压异常，尤其是夜间血压不下降、夜间高血压等病理状态，这些血压特征对临床排查继发性高血压有一定的提示作用。对于诊室血压处于正常高值或已出现明显靶器官损害的患者，需警惕是否合并隐蔽性高血压的危险因素，进行 24 小时动态血压监测筛查隐蔽性高血压，以免漏诊。在已经接受降压治疗的高血压患者中，单纯采用诊室血压，既可能低估，也可能高估血压控制情况。对于服用降压药物后诊室血压仍然控制不佳的患者，动态血压监测可以识别其中的白大衣性未控制高血压患者，避免过度治疗。对于持续性未控制高血压患者，也可根据动态血压监测结果调整降压方案。对于服药后诊室血压低于 140/90 mmHg 的患者，如果出现新发的心脑血管并发症或靶器官损害，或靶器官损害进行性加重，亦应评估 24 小时、白天、夜间血压是否达标，有无清晨高血压，以排查隐蔽性未控制高血压。需要注意的是，利用动态血压监测评估降压疗效时，应维持原有降压药物治疗，不需停用降压药物，这样才可获取可靠的降压疗效评价。作为血压评估的标准方法，动态血压监测亦可用于临床试验，准确评估试验药物或器械的降压疗效。此外，动态血压监测还有助于筛查某些特殊的血压情况,如发作性低血压、体位性低血压、餐后低血压、卧位高血压等,并根据这些血压特征识别某些疾病,如阻塞性睡眠呼吸暂停综合征、帕金森病等(见表 4-6)。

表 4-6　动态血压监测适应证

明确高血压诊断	评估降压疗效,优化降压治疗
新发现的 1～2 级诊室高血压	诊室血压已达标,但仍发生了心脑血管并发症,或新出现了靶器官损害,或靶器官损害进行性加重
诊室血压正常高值,或合并靶器官损害或高心血管疾病发生风险	明确难治性高血压诊断,或诊室血压未达标,为了解夜间、清晨血压及血压昼夜节律情况,以优化降压治疗方案
血压波动较大,或怀疑体位性低血压、餐后低血压、继发性高血压等	在临床试验中,评价药物或器械治疗的降压效果

2.监测方法

目前,大多数临床研究推荐使用示波法上臂式动态血压计进行动态血压测量。首先应测量臂围,根据臂围大小选择合适的血压计袖带:与诊室血压测量相同,大部分成年人通常选择标准袖带;肥胖、上臂臂围较大(≥32 cm)者,应选择大袖带;相反,上臂臂围较小(<24 cm)者,则选择小袖带。儿童动态血压计袖带选择也应遵循"袖带气囊长度覆盖至少 80％ 上臂周径,宽度为长度的 40％"的原则,根据臂围大小选择对应的袖带。动态血压监测前,最好先测量双侧上臂诊室血压,或了解既往双侧血压测量结果:如果双侧上臂诊室血压相差大于等于 10 mmHg,应选择血压较高一侧上臂进行动态血压监测;如果双侧上臂诊室血压相差小于 10 mmHg,建议选择非优势臂进行动态血压监测,以减少手臂活动对血压监测结果的影响。同时告知患者在自动测量动态血压时,测量手臂需保持静止不动。在佩戴好血压计后,先用动态血压计手动测量 2 次,测试血压计是否正常工作;监测结束后,在卸下血压计前,最好再次用动态血压计手动测量 2 次,确认血压计正常工作。另外,诊室测量的这几次血压也有助于判断有无白大衣效应。推荐使用日记卡记录血压,监测当天的生活作息,包括起床、睡眠、午睡、三餐时间、活动和服药信息,有助于后期书写动态血压评估报告。建议在工作日进行动态血压监测,以提供与日常工作生活状态更为接近的血压监测数据。动态血压监测时间应尽可能不少于 24 小时,最好每小时都有 1 个以上血压读数。自动测量的频率推荐设定为白天每 15～30 分钟测量 1 次,夜间每 30 分钟测量 1 次。一般来讲,如果有效读数设定在应获取读数的 70％ 以上,计算白天血压的读数至少 20 个,计算夜间血压的读数至少 7 个,可以看作有效监测。如不满足上述条件,则应重复监测。

3.临床应用

动态血压监测主要有四个方面的临床应用:①诊断高血压,提高高血压诊断的准确性,主要包括诊断白大衣高血压,发现隐蔽性高血压,检查是否存在顽固性高血压以及评估血压升高程度、短时变异和昼夜节律等;②评估特殊时段(如清晨和夜间)的血压及心脑血管疾病的发生风险,提高风险评估水平;③评估降压治疗效果;④指导高血压个体化治疗,提高降压治疗质量,实现24小时血压完美控制,充分发挥降压治疗预防心脑血管并发症的作用。

4.动态血压其他衍生参数

(1)血压负荷:血压负荷一般是指某一时段内(白天、夜间或24小时)血压超过正常值的次数占总的血压测量次数的比例。为了更准确地反映血管承受的压力负荷程度,临床研究也常将血压测量时间和血压描绘成曲线,将血压超过正常值的曲线下面积作为血压负荷。

(2)动脉硬化参数:当人体动脉血管弹性较高时,收缩压升高,舒张压也会相应升高;当血管弹性降低时,收缩压升高,舒张压升高不明显,甚至降低。因此,收缩压与舒张压之间的动态关系在一定程度上可以反映动脉的弹性功能。利用24小时动态收缩压和舒张压之间的回归关系,计算动态动脉硬化指数(ambulatory arterial stiffness index,AASI),可以评估动脉硬化程度。

(3)脉率及其相关指标:动态血压监测过程中也监测脉率,并可衍生出多个血压与脉率关系的指标,如以血压与脉率的乘积评估心脑血管疾病发生风险、以收缩压变化与脉率变化的比值评估自主神经功能、以血压的昼夜节律和脉率的快慢评估盐敏感性等。这些指标的临床意义尚需进一步研究。

(三)有创血压监测系统

有创血压监测系统是将动脉穿刺管直接插入周围动脉内,然后通过测压换能装置直接进行血压动态测量的装置。有创动脉血压的监测具有准确性、连续性、可靠性等优点,能够直接反映收缩压、舒张压及平均动脉压的瞬时变化,为危重患者病情的评估、抢救及治疗提供可靠的数据支持。目前,有创血压监测系统被认为是动脉血压测量的"金标准"。

1.监测原理

有创血压监测系统通过微创的方式,将套管针置于桡动脉等外周动脉血管内,并连接延伸管、传感器及监护仪。传感器将导管内液体压力信号转换为电信号并输入监测仪,最终将其转换成数字和波形显示于屏幕上。

2.适应证

有创动脉血压的监测在重症监护病房和麻醉科已得到非常广泛的应用,其主要的适应证有:①血流动力学不稳定,如严重的低血压、高血压或者血压波动迅速时;②需要非常严格地控制血压,如主动脉瘤渗血、主动脉创伤等,以减少主动脉破裂的风险;③患者需频繁进行动脉取血;④无法用无创法测量血压的患者。

3.监测设备

目前大多数的有创血压监测系统主要包括充液导管系统和电子信息系统两个组件。穿刺成功后将动脉导管与充液导管系统相连,然后通过压力传感器将机械能转换成电信号从而测得患者的血流压力数据(见图4-5)。临床操作时需要用到的物品主要包括动脉留置导管、压力套组、加压输液袋、无菌贴膜、压力传感线、监护仪以及穿刺用药品等。

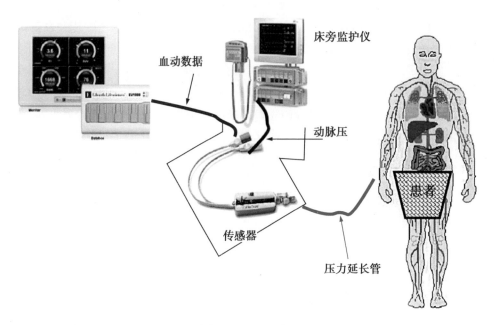

图 4-5　有创血压监测设备示意图

4.操作方法

(1)Allen's 试验

1)穿刺部位:动脉穿刺部位首选桡动脉,因桡动脉位置表浅,易于穿刺、固定及观察。在行桡动脉穿刺前必须检查患者尺动脉的供血情况,即 Allen's 试验,以确保侧支循环良好。Allen's 试验方法如下:将患者接受测量的前臂抬高,术者双手拇指分别触摸其桡、尺动脉搏动后,嘱患者做 3 次握拳和放松动作,接着压迫阻断桡、尺动脉血流至手部发白,接着松开尺动脉压迫,观察手部转红时间,正常值为 5～7 s(0～7 s 表示血液循环良好,8～15 s 为可疑,>15 s 系供血不足)。若结果大于 7 s,判断为 Allen's 试验阳性,禁止在该侧行桡动脉置管,可转而选择另一侧桡动脉或股动脉等其他血管进行穿刺。为患者实施术前 Allen's 试验非常必要,通过 Allen's 试验的筛选可以有效地预防血栓的形成。对于穿刺部位的选择,其次是足背动脉、肱动脉、股动脉、腋动脉等。而后面提及的这些动脉因位置关系不易固定、易发生感染、穿刺失败形成血肿压迫或血栓堵塞而影响穿刺侧支循环等原因,一般只用于严重低血压周围动脉不易触及时,其他条件相同的情况下测量,有创测压较无创测压一般高出 5～20 mmHg。另外,穿刺部位不同,测出的血压也不相同:股动脉收缩压较桡动脉高 10～20 mmHg,而舒张压低15～20 mmHg,足背动脉收缩压可能较桡动脉高 10 mmHg,而舒张压低 10 mmHg。因此,在分析患者有创动脉血压变化的时候,首先应考虑患者的穿刺部位所造成的差异。

2)穿刺步骤:选择无感染部位、非手术部位以及侧支动脉血供良好的肢体动脉。首先摸清动脉走向,固定好肢体,消毒铺巾;固定穿刺点后,左手中指扣及动脉搏动,右手持穿刺针,与皮肤呈30°～45°角进针;见针尾有回血后,右手固定针芯,左手放于针栓处送外套管;随后取出针芯,血液外流通畅即为穿刺成功。接测压及冲洗装置,用 3M 敷贴固定,并与监护仪连接,校零后即可测压。

3)校零方法:将动脉测压管连接传感器后将压力传感器固定至零点水平位,转动三通,使传感换能器隔绝动脉与大气相通,启动监护仪进行校零,当监护仪屏幕上压力曲线变为直线并与基线重合,监护仪上数字显示"0"时,即为校零成功。转动三通使之与动脉相通而隔绝大气,此时在监护仪上即可看到所测得的压力数值及压力波形。

5.监测指标

核心数据是通过有创血压监测系统得到的压力波形。有创动脉血压在监护仪上显示的压力波形主要由三部分组成,即升支、降支和重搏波。升支表示主动脉瓣的开放及心室向主动脉快速射血,至顶峰为动脉收缩压。降支表示主动脉瓣关闭并持续至下一个心动周期,心室不再向主动脉射血,代表血液由主动脉近端流向周围动脉,在压力图形上表现为压力迅速升高后降低,最低点为舒张压。当心室内压力低于主动脉时,主动脉瓣关闭,大动脉弹性回缩,在动脉压的降支上形成小折陷,在中央动脉称切迹、周围动脉称重搏波,此时标志着心室射血期的结束。不同的穿刺部位测量得到的动脉血压压力图形是不同的,正确解读压力图形在日常的临床应用中十分重要,有利于在血压变化时做出正确的判断。对于危重患者,有创动脉血压监测不仅可连续监测患者的血压,而且还可以测量得到 CO、CI、SV、SVI、SVV、SVR、SVRI 等动态流量指标,进而了解患者心肌收缩力、心肌射血功能、心脏负荷、循环血量及心率的变化等,从血流动力学方面指导抢救治疗。

6.影响测压的因素

有创血压测量的准确性首先依赖于导管、压力传感器以及心电监护仪系统的正确连接。其中任何一处出现连接错误均会造成监护仪血压数值不显示或者显示测量数值不准确。其次,穿刺针应妥善固定,如出现脱落、打折等情况均会造成监测结果的不准确。另外,测压管的长度、测压管中的气体及管路阻塞情况都会影响到血压测量结果的准确性。最后,有创动脉血压还与患者的自身因素有关,如性别、年龄、24 小时动脉血压的波动性、心理因素、季节变化、白大衣效应及代谢综合征的影响等。因此,对于监测结果应全面分析,综合考虑。

※ 拓展阅读 ※

高血压是心脑血管疾病的重要危险因素,是威胁人类健康的"无形杀手"。《中国心血管健康与疾病报告 2020》指出中国高血压现患人数为 2.45 亿人。《中国健康与营养调查(1991~2015 年)》表明,我国高血压的流行率为 25.6%,知晓率为 27.2%,治疗率为 23.6%,控制率仅为 8.4%。高血压防治刻不容缓。

刘力生教授,1954年毕业于北京协和医科大学,先后在北京协和医院、北京阜外医院工作,1980年赴美国伯明翰阿拉巴马大学从事心血管病博士后研究。先后任北京阜外医院副院长、内科主任、高血压研究室主任、教授等职务。刘力生教授曾任世界卫生组织心血管病专家委员会成员、中国高血压联盟主席、中华心血管病学会主任委员、国际高血压学会理事、美国心脏病学会重点(AHA)高血压研究理事会国际研究员、世界卫生组织发展中国家心血管病研究执行委员会共同主席、世界高血压联盟主席、原卫生部心血管病防治研究中心副主任。刘力生获2021"全球心血管健康杰出贡献奖"。

随着对高血压研究的不断深入,证实了降压与心脑血管病的密切关系,也就证实了降压的必要性。因此,刘力生教授强调,科学绝不可一条路走到黑,要善于思考和创新。她率先在国内开展大规模多中心前瞻性临床研究,领导、组织编写中国高血压防治指南,是国内外著名的心血管病内科专家、国内大规模临床试验的奠基人、中国高血压研究领域的一位学术带头人。刘力生教授多次指出,高血压的防控要关口下沉,预防要窗口前移。县域医院在医疗体系中起到非常重要的承上启下作用,县域高血压防控工作做得如何,是我国高血压防控成败的关键。正如刘力生教授所言,中国高血压防控要解决"最后一公里"的问题。做一件事,就要坚持到底。刘力生自己也没有料到,她会与高血压打一辈子交道,成为中国高血压联盟乃至世界高血压联盟的"掌门人",为全球高血压防控出谋划策。

随着时代发展,各项新技术应运而生。刘力生教授表示,通过领域外的跨界交流和领域内多学科的交流,将相关专家、学者、工作者团结起来,共同建设、共谋发展,应用互联网+、可穿戴设备、慢病管理新模式、权威医学健康科普平台等,无疑将极大地推动行业发展,从而促进疾病诊治水平的提升。

参考文献

[1]国家卫生计生委疾病预防控制局.中国居民营养与慢性病状况报告(2015)[M].北京:人民卫生出版社,2015.

[2]国家心血管病中心.中国心血管病报告2018[M].北京:中国大百科全书出版社,2019.

[3]中国营养学会.中国居民膳食指南(2016)[M].北京:人民卫生出版社,2016.

[4]李云,杨鹏,吴寿岭,等.高血压病的三级预防策略[J].中国预防医学杂志,2014,15(4):376-378.

[5]桑沛.心电监护仪临床应用中存在的问题及优化措施[J].中国医疗器械信息,2021,27(10):179-181.

[6]王志泉,焦永春.惠普监护仪78352A无创血压监测系统原理与电路分析及维修两例[J].医疗设备信息,1999(1):26-27.

[7]徐媛媛,田苗,陈程,等.心电监护仪在心血管危重患者中监测血压的应用[J].价值工程,2011,30(31):260.

[8]葛均波,徐永健,王辰.内科学[M].9版.北京:人民卫生出版社,2018.

[9]中国高血压联盟《动态血压监测指南》委员会.2020中国动态血压监测指南[J].中国医学前沿杂志(电子版),2021,13(3):34-51.

[10]贺智明,周超英,李新胜.有创血压传感器发展现状及其趋势[J].医疗卫生装备,2006(2):34-36.

[11]李莫振,王磊,葛绍侠.有创动脉血压监测的应用及影响因素[J].临床医学,2013,33(1):101-103.

[12]张任怡.探析有创血压监测在心血管疾病介入治疗中的应用与护理[J].中西医结合心血管病电子杂志,2019,7(29):94.

[13]张杰,毛振北,钟声宏,等.有创动脉测压在急危重病人监测中的应用[J].实用临床医学,2007(4):58-59.

[14]张建康.有创动脉压监测在危重患者中的应用[J].人人健康,2018(10):96.

[15] SAAD M F, REWERS M, SELBY J, et al. Insulin resistance and hypertension: The insulin resistance atherosclerosis study[J]. Hypertension,2004,43(6):1324-1331.

[16]FAXON D P,CREAGER MA,SMITH S C JR,et al. Executive summary: Atherosclerotic vascular disease conference proceeding for healthcare professionals from a special writing group of the American Heart Association[J]. Circulation,2004,109(21):2595-2604.

[17]VASAN R S,LARSON M G,LEIP E P,et al. Impact of high-normal blood pressure on the risk of cardiovascular disease[J]. N Engl J Med, 2001,345(18):1291-1297.

[18] UNGER T, BORGHI C, CHARCHAR F, et al. 2020 International society of hypertension global hypertension practice guidelines[J]. Hypertension,2020,75(6):1334-1357.

[19]WANG Z,CHEN Z,ZHANG L,et al. Status of hypertension in China:Results from the China hypertension survey, 2012-2015 [J]. Circulation, 2018, 137 (22): 2344-2356.

[20]SU M,ZHANG Q,BAI X,et al. Availability,cost,and prescription patterns of antihypertensive medications in primary health care in China: A nationwide cross-sectional survey [J]. Lancet,2017,390(10112):2559-2568.

[21]LADECOLA C, YAFFE K, BILLER J, et al. Impact of hypertension on cognitive function: A scientific statement from the American Heart Association[J]. Hypertension, 2016,68(6):e67-94.

[22]FAN J,SONG Y,CHEN Y,et al. Combined effect of obesity and cardio-metabolic abnormality on the risk of cardiovascular disease: A meta-analysis of

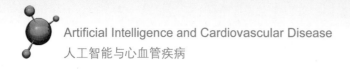
prospective cohort studies[J]. Int J Cardiol,2013,168(5):4761-4768.

[23]ZHANG M,ZHAO Y,SUN H,et al. Effect of dynamic change in body mass index on the risk of hypertension:Results from the Rural Chinese Cohort Study[J]. Int J Cardiol,2017,238:117-122.

[24]CHEN Z,SMITH M,DU H, et al. Blood pressure in relation to general and central adiposity among 500 000 adult Chinese men and women[J]. Int J Epidemiol, 2015,44(4):1305-1319.

[25]SAAD M F,REWERS M,SELBY J,et al. Insulin resistance and hypertension: The InsulinResistance Atherosclerosis Study[J]. Hypertension,2004,43(6):1324-1331.

[26]FAXON D P,CREAGER M A,SMITH S C J R,et al. Executive summary: Atherosclerotic Vascular Disease Conference proceeding for healthcare professionals from a special writing group of the American Heart Association[J]. Circulation,2004 , 109(21):2595-2604.

[27]VASAN R S,LARSON M G,LEIP E P,et al. Impact of high-normal blood pressure on the risk of cardiovascular disease[J]. N Engl J Med, 2001, 345 (18): 1291-1297.

[28]LEWINGTON S,CLARKE R,QIZILBASH N,et al. Age-specific relevance of usual blood pressure to vascular mortality: A meta-analysis of individual data for one million adults in 61 prospective studies[J]. Lancet,2002,360(9349):1903-1913.

[29] PROGRESS Collaborative Group. Randomized trial of a perindopril-based blood-pressure lowering regimen among 6,105 individuals with previous stroke or transient ischaemicattack[J]. Lancet,2001,358(9287):1033-1041.

[30]SCHMIEDER R E,MESSERLI F H. Hypertension and the heart[J]. J Hum Hypertens,2000,14(10-11):597-604.

（提蕴　闫雪芳　乔磊）

先天性心脏病

第一节　房间隔缺损

1.了解房间隔缺损的分类、症状、体征及病理生理特点。

2.熟悉房间隔缺损的辅助检查和诊断方法。

3.掌握房间隔缺损介入封堵手术治疗的方法和进展。

患者,女,64岁,因"反复活动后心悸气短30年,加重1月"入院。

目前情况:患者30年前无明显诱因出现活动后心悸气短,发绀,无畏寒发热,无胸痛,患者前往四川大学华西医院就诊,心脏彩超提示"先天性心脏病,房间隔缺损",建议手术治疗,患者拒绝。此后患者活动后心悸气短反复发作,偶有心前区不适。1个月前患者不慎受凉后感心悸气短加重,心前区不适,伴后背隐痛,劳累后加重,偶有头晕,休息后不能缓解,咳嗽,咳少量黏痰,来我院就诊,门诊以"先天性心脏病,房间隔缺损"收入院。

专科检查:颈静脉无怒张,胸廓不对称,双肺叩诊呈清音,双肺呼吸音清,右肺可闻及湿啰音。心界扩大,心率86次/分,律齐,胸骨左缘第二肋间处可闻及3/6级收缩期吹风样杂音。

辅助检查:胸片示右下肺片状影,考虑炎性病变,心影增大。心电图:窦性心律,完全性右束支传导阻滞,T波改变(低平)。心脏彩超示:LVEF 68%,左心室缩短分数(FS)43%。左心室内径(LV)38 mm,右心室内径(RV)33 mm,左心房内径(LA)43 mm,右心房内径(RA)43 mm,室间隔厚度(IVS)8 mm,左室后壁厚度(LVPW)8 mm。超声所见:右房室及左房增大,左室大小正常。主动脉内径正常,肺动脉内径增宽。室间隔未见中断,房间隔回声中断约23 mm。各瓣膜形态、结构及开闭活动未见异常,主动脉弓部发育正常,肺静脉回流未见异常。多普勒检测:房水平探及左向右的跨隔分流束,V_{max}为1.15 m/s,跨瓣压差(PG)为5.3 mmHg。

入院诊断:房间隔缺损。

排除相关手术禁忌后行房间隔缺损介入封堵术,成功于房间隔缺损处放置30 mm

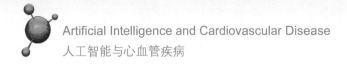
房间隔缺损(ASD)封堵器一枚,心脏多普勒超声示心房水平无残余分流。

医工结合点:超声心动图检查能够无创、迅速地确诊房间隔缺损,并准确测量房间隔缺损的大小,评估介入封堵的可行性,是临床上最常用的检查手段。外科手术与经皮封堵术治疗继发孔型 ASD 均有良好的远期效果,但经皮封堵术对左、右心室功能的负面影响较小。随着介入器材和导管技术的进步,经皮 ASD 封堵术已成为解剖条件合适的继发孔型 ASD 的首选治疗方式。

思考题

此例患者的诊疗过程涉及了哪些医工交叉的知识?

案例解析

一、疾病概述

(一)定义及流行病学

房间隔缺损是在胚胎发育过程中,房间隔的发生、吸收和融合出现异常,导致左右心房之间残留未闭的缺损。ASD 是小儿时期常见的先天性心脏病,该病的发病率约为活产婴儿的 1/1500,占先天性心脏病发病总数的 5%～10%。女性较多见,男女性别比例为1∶2,且有家族遗传倾向。

(二)病理解剖

根据胚胎发生,房间隔缺损可分为原发孔型房间隔缺损和继发孔型房间隔缺损。

原发孔型房间隔缺损也称为"Ⅰ孔型房间隔缺损",约占 15%,缺损位于心内膜垫与房间隔交接处,常合并二尖瓣前瓣裂或三尖瓣隔瓣裂,称为部分型心内膜垫缺损(图5-1)。

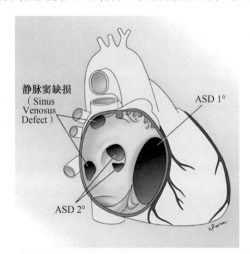
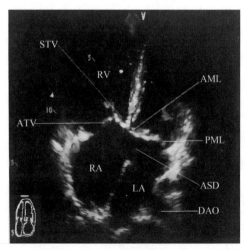

图 5-1　原发孔型 ASD

继发孔型房间隔缺损根据缺损的位置不同又分为以下四种类型：①中央型：最为常见，约占75%，缺损位于房间隔中心位置，缺损周边可见完整的房间隔结构，有时缺损呈筛孔状。②上腔型：缺损位于房间隔后上方，与上腔静脉入口无明显界限，常合并右上肺静脉异位引流。③下腔型：缺损位于房间隔后下方，与下腔静脉入口相延续，没有完整的房间隔边缘，后缘为心房后壁。④混合型：兼有上述两种或两种以上的巨大缺损(图5-2)。

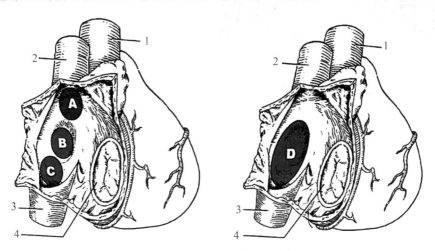

A：上腔型；B：中央型；C：下腔型；D：混合型；
1：主动脉；2：上腔静脉；3：下腔静脉；4：三尖瓣

图 5-2　继发孔型 ASD

（三）病理生理

出生后左房压高于右房，如存在ASD则出现左向右分流，分流量与缺损大小、两侧心房压力差及心室的顺应性有关。出生后初期左、右心室壁厚度相似，顺应性也相近，故分流量不多。随年龄增长，肺SVR及RVP下降，右心室壁较左心室壁薄，右心室充盈阻力也较左心室低，故分流量增加。由于右心血流量增加，舒张期负荷加重，故右心房、右心室增大。肺循环血量增加，压力增高，晚期可导致肺小动脉肌层及内膜增厚，管腔狭窄，到成年后出现艾森曼格综合征，左向右分流减少，甚至出现右向左分流，临床出现紫绀。

（四）临床表现

房间隔缺损的症状因缺损大小不同而有区别。房间隔缺损小的可全无症状，仅在体检时发现胸骨左缘2~3肋间有收缩期杂音，缺损较大时分流量也大，导致体循环血流量不足而影响生长发育，表现为体形瘦长、面色苍白、乏力、多汗，活动后气促。由于肺循环血流增多而易反复呼吸道感染，严重者早期发生心力衰竭。

多数患儿在婴幼儿期无明显体征，2~3岁后心脏增大，前胸隆起，扣诊心前区有抬举冲动感，一般无震颤，少数大缺损分流量大者可出现震颤。听诊有以下四个特点：①第1心音亢进，肺动脉瓣第2心音增强。②由于右心室容量增加，收缩时射血时间延长，肺动脉瓣关闭更落后于主动脉瓣，导致宽而不受呼吸影响的第2心音固定分裂。③由于右心室增大,大量的血流通过正常肺动脉瓣时(形成相对狭窄)在左第 2 肋间近胸骨旁可闻及 2～3 级喷射性收缩期杂音。④当肺循环血流量超过体循环达 1 倍以上时,则在胸骨左下第 4～5 肋间隙处可出现三尖瓣相对狭窄的短促与低频的舒张早中期杂音,吸气时更响,呼气时减弱。随着肺动脉高压的进展,左向右分流逐渐减少,第 2 心音增强,固定性分裂消失,收缩期杂音缩短,舒张期杂音消失,但可出现肺动脉瓣及三尖瓣关闭不全的杂音。

（五）辅助检查

1.X 线

X 线可显示肺野充血,右心房、右心室扩大,肺动脉段隆凸,肺门影增大,肺血增多,主动脉结偏小。透视可见肺门舞蹈症征象(图 5-3)。

2.心电图

房间隔缺损典型的心电图表现为电轴右偏、不完全性右束支传导阻滞,部分患者有右心房和右心室肥大(图 5-4)。

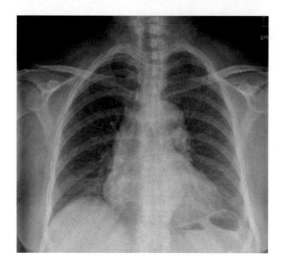

图 5-3　ASD 患者 X 线正位片

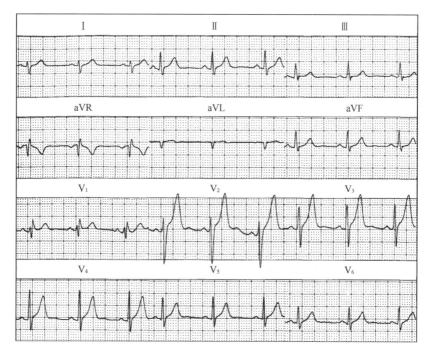

图 5-4　ASD 患者心电图

3.超声心动图

超声心动图是主要的诊断方法。超声心动图可显示房间隔中断,右心房、右心室内径增大,肺动脉增宽,三尖瓣活动幅度增大。多普勒彩色血流显像可观察到心房内左向右穿隔血流。与此同时,超声心动图可以对房间隔缺损进行准确分类,为治疗方式的选择提供参考意见(图5-5)。

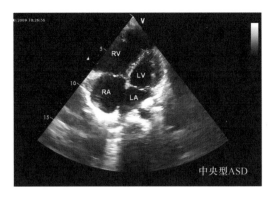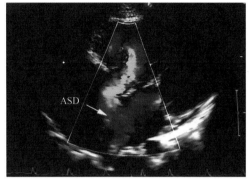

图 5-5　ASD 超声心动图

4.心导管检查

对于房间隔缺损,经过上述无创检查已能够明确其解剖畸形和肺循环压力等重要参数,一般不需要进行心导管检查,只有当临床上怀疑有其他合并心血管畸形或肺动脉高压时,为了了解肺循环阻力状况,才有进行心导管检查的指征。

二、疾病的预防、诊断、治疗和康复

(一)预防

先心病具有明显的遗传倾向,同时受孕期宫内因素的影响。母亲妊娠期间应避免病毒感染性疾病、宫内缺氧、服用致畸性药物、饮酒、放射线接触等因素。

(二)诊断

典型的心脏听诊、心电图、X 线表现可提示房间隔缺损存在,超声心动图可以确诊,应与肺静脉畸形引流、肺动脉瓣狭窄及小型室间隔缺损等鉴别。

(三)治疗

1.外科手术

小于 3 mm 的房间隔缺损多在 3 个月内自然闭合,大于 8 mm 的房间隔缺损一般不会自然闭合。房缺分流量较大($Qp/Qs>1.5$)的患者均需手术治疗,一般可在 3～5 岁时,体外循环下直视关闭。反复呼吸道感染、发生心力衰竭或合并肺动脉高压者应尽早手术治疗。

2.房间隔缺损介入封堵术

(1)房间隔缺损介入封堵术的适应证包括:①继发孔型 ASD 直径大于等于 5 mm,伴右心容量负荷增加,小于等于 36 mm 的左向右分流 ASD。②缺损边缘至冠状静脉窦,上、下腔静脉及肺静脉的距离大于等于 5 mm;至房室瓣大于等于 7 mm。③房间隔的直径大于所选用封堵伞左房侧的直径(图5-6)。④不合并必须外科手术的其他心脏畸形。

(2)房间隔缺损介入封堵术的禁忌证包括:①原发孔型 ASD 及静脉窦型 ASD。②已有右向左分流者。③近期有感染性疾病、出血性疾病以及左心房和左心耳有血栓者。

（3）房间隔缺损介入封堵术并发症包括：①残余分流：即刻残余分流发生率为6％～40％，术后72小时为4％～12％，而3个月之后仅为0.1％～5％。②血栓或气体栓塞。③血管并发症及感染。④心律失常等。

（4）疗效及预后：对于条件和大小合适的ASD，介入封堵治疗成功率可达100％。

（四）康复

房间隔缺损介入封堵的患者，术后6～8小时拆除股静脉压迫器后即可下床活动，但应注意术后3个月内应避免剧烈运动，如有突发胸闷憋气、晕厥等情况，需考虑到封堵器脱落。同时避免感染，谨防感染性心内膜炎的发生。如无禁忌，应坚持服用阿司匹林抗血小板治疗6个月，以预防封堵器血栓形成。定期复查心电图和心脏彩超。

三、医工交叉应用展望

（一）房间隔缺损封堵器

Amplatzer封堵器是目前常用的房间隔缺损封堵器，由美国AGA公司生产，它由具有自膨胀性的双盘及连接双盘的腰部三部分组成。双盘及腰部均系镍-钛记忆合金编织成的密集网状结构，双盘内充高分子聚合材料。封堵器的型号有6～40 mm，每一型号相差1～2 mm，型号大小为封堵器的腰部圆柱的直径，可根据房间隔缺损的大小选择相应型号。封堵器的左心房侧的边缘比腰部直径大12～14 mm，右心房面比腰部直径大10～12 mm。2002年，国产类Amplatzer双面伞ASD封堵装置应用于临床。

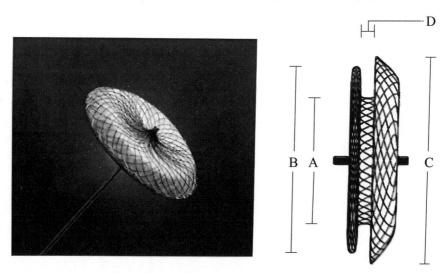

A：腰部直径；B：右心房伞面直径；C：左心房伞面直径；D：腰部长度

图5-6　ASD封堵器

（二）常规ASD介入封堵

手术过程：①年长儿童及成人采用局部麻醉，小儿可根据情况选择静脉复合麻醉，穿刺右侧股静脉；②在导丝导引下，经股静脉将输送鞘管置于左心房内或左上肺静脉开口处置入封堵器：沿鞘管送入封堵器至左心房，依次打开左房侧及右房侧伞盘（图 5-7）；③行心脏超声，检查封堵效果，释放封堵器；④拔出鞘管，局部加压包扎。

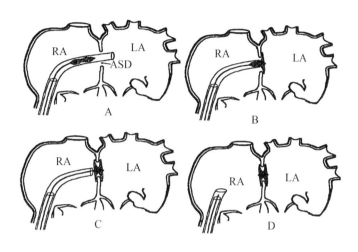

图 5-7　介入封堵 ASD 流程示意图

围绕目前 ASD 介入封堵的相关临床情况，仍有以下医工交叉问题需要思考改进，以期取得更大的临床获益：

①如何通过术前检查确定患者行房间隔缺损介入封堵术的成功率？②如何通过术前检查评估 ASD 患者介入封堵术后并发症的发生率？③如何在现有封堵器的基础上进一步优化，以减少封堵术后残余分流、房室传导阻滞等并发症的发生率？

参考文献

[1]陈灏珠，林果为，王吉耀，等.实用内科学[M].15 版.北京：人民卫生出版社，2017.

[2]王吉耀.内科学[M].2 版.北京：人民卫生出版社，2010.

[3]欧阳钦，吴汉妮，刘成玉.临床诊断学[M].2 版.北京：人民卫生出版社，2010.

[4]周爱卿，李奋，朱铭.先天性心脏病心导管术[M].上海：上海科学技术出版社，2009.

[5]刘延玲，熊鉴然.临床超声心动图学[M].3 版.北京：科学出版社，2014.

[6]ANDERSON R H，SPICER D E，HLAVACEK A M，et al.心脏外科解剖学[M].夏宇，译.上海：上海科学技术出版社，2019.

[7]中国医师协会心血管内科分会先心病工作委员会.常见先天性心脏病介入治疗中国专家共识　一、房间隔缺损介入治疗[J].介入放射学杂志，2011，20(1)：3-9.

第二节　卵圆孔未闭

学习目的

1.了解卵圆孔未闭(paten foramen ovale,PFO)的定义、解剖特征、临床意义。

2.熟悉卵圆孔未闭的诊断和治疗方法。

3.掌握影像学检查方法对卵圆孔未闭相关卒中的评判价值。

4.掌握卵圆孔未闭介入封堵术的方法和进展。

案例

患者,男,35岁,主因"言语不清12天"入院。

目前情况:患者12天前无明显诱因出现言语不清。1年前曾发生脑梗死,未遗留后遗症。否认高血压、糖尿病等慢性病史,否认吸烟及饮酒史。

专科查体:神经系统检查示构音障碍,右侧额纹、面纹浅,右侧闭目及示齿力弱。四肢肌力、肌张力正常,双侧巴氏征阴性。

辅助检查:颅脑 MRI 示基底节区新发梗死灶;颈部及颅脑 CTA 示双侧颈总动脉、双侧颈内动脉、双侧锁骨下动脉、椎动脉均无明显狭窄;心电监测示窦性心律;免疫相关检查均正常;神经系统感染病毒抗体检测未见异常;脑血管病相关基因筛查未见明确致病改变。经颅多普勒发泡试验(c-TCD)阳性,呈雨帘状频谱;经食管超声心动图(transesophageal echocardiography,TEE)示卵圆孔未闭,直径1.2 mm。

入院诊断:①脑梗死;②卵圆孔未闭。

考虑该患者为卵圆孔未闭导致的反复脑梗,排除手术禁忌后行卵圆孔未闭介入封堵术。术中于右房造影见少量造影剂经房间隔进入左房。根据术前心脏彩超及术中造影结果,选用18/25 mm PFO 封堵器成功封堵,术后复查 TEE 无残余分流,c-TCD 发泡试验阴性。随访12个月无脑梗死再发。

医工结合点:临床 PFO 主要通过超声心动图和声学造影来诊断,包括 TTE 和经胸超声心动图声学造影(contrast transthoracic echocardiography,cTTE)、TEE 和经食管超声心动图声学造影(contrast transesophageal echocardiography,cTEE)、对比增强经颅多普勒超声声学造影(contrast-enhanced transcranial doppler,cTCD)等来检查和诊断。PFO 最终以右心导管检查(RHC)进行确诊,介入封堵手术可在放射线或单纯超声引导下进行。

思考题

此例患者的诊疗过程涉及哪些医工交叉的知识?

案例解析

一、疾病概述

(一)定义

卵圆孔是胚胎时期心脏房间隔的一个生理性通道,出生后大多数人原发隔和继发隔相互靠近、粘连、融合,逐渐形成永久性房间隔。若 3 岁以上未完全融合,则将遗留的裂隙样通道称为卵圆孔未闭。

(二)流行病学

一般认为,成年人 PFO 的发生率约为 25%,其中,1～29 岁 PFO 发生率为 30%,30～79 岁为 25%,80 岁以上为 20.2%。

(三)临床意义

长期以来,研究者认为 PFO 无明显临床意义。但随着医学影像技术的发展,超声检查能够清晰显示活体心脏 PFO 处骑跨的长血栓,使 PFO 与脑卒中及系统栓塞的关系被广泛关注。

(四)解剖特征

房间隔原发隔和继发隔重叠的程度为 PFO 的长度,不融合的距离为 PFO 的宽度或大小。PFO 长度范围为 3～18 mm,平均为 8 mm。PFO 大小范围为 1～19 mm,平均为 4.9 mm。PFO 大小随着年龄增加而增大。PFO 在功能上与瓣膜相类似,正常人左心房压力比右心房高 3～5 mmHg(1 mmHg=0.133 kPa),PFO 应处于关闭状态,一般并不引起血液分流。解剖上,原发隔为纤维样组织,薄、摆动大,继发隔为肌性组织,较厚。当慢性或短暂 RAP 升高超过左心房压力时,左侧薄弱的原发隔被推开,出现右向左分流(right-to-left shunt,RLS)(图 5-8)。

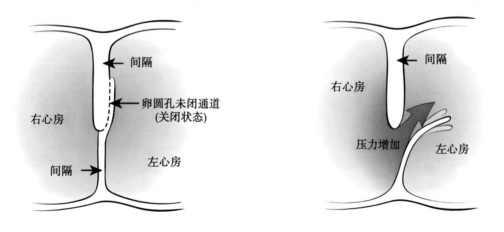

图 5-8　PFO 血液分流示意图

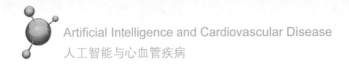

通常根据 PFO 的解剖结构和房间隔特征,将其分为简单型 PFO 和复杂型 PFO 两种类型。简单型 PFO 的特征为长度短(<8 mm)、无房间隔膨出瘤(atrial septal aneurysm, ASA)、无过长的下腔静脉瓣或希阿里氏网、无肥厚的继发间隔(≤10 mm)及不合并房间隔缺损;不能满足上述条件者为复杂型 PFO。

二、疾病的预防、诊断、治疗和康复

(一)预防

卵圆孔未闭的预防要点与房间隔缺损一致,孕期应避免病毒感染、滥用药物、酗酒、放射线的接触等不良因素,保持良好的生活方式、适宜的生活环境。

(二)诊断

临床 PFO 主要通过超声心动图和声学造影来诊断,包括 TTE、cTTE、TEE、cTEE、cTCD 等。PFO 最终以右心导管检查进行确诊。

1.TTE 和 cTTE

TTE 检查中所应用的仪器为 GE Vivid E9、E95 超声心动图仪(3.7～5 MHz M5S 探头)或 Philips EPIQ 超声心动图仪(1～5 MHz S5-1 探头)。检查者指导患者取左侧卧位,背对超声心动图操作者,于各切面观察心脏结构及血流,特别于胸骨旁大动脉短轴切面、胸骨旁四腔心切面和剑突下切面观察二维房间隔连续性、房间隔动度、有无卵圆孔未闭和有无卵圆窝部位血液分流,最后于胸骨旁四腔心切面显示最清晰的图像。另外两人配合激活生理盐水,一旦生理盐水被激活,在静息状态下立即经右肘静脉留置针快速注射,在患者右心房充满微泡时,观察左心有无微泡出现和出现微泡的时间(秒),并选择左心最多微泡时停帧,计算停帧时左心腔微泡个数。静息状态下完成发泡试验后,稍停顿,观察患者有无不良反应,如果患者无不良反应,则再一次注射新鲜激活的生理盐水,同时指导患者行 Valsalva 屏气动作,在右心腔出现最浓微泡时让患者立即放松呼气,观察左心腔有无微泡出现和出现微泡的时间(秒),并选择左心有最多微泡时停帧,计数停帧时左心腔微泡个数。通过观察左心腔微泡显影的多少,来判断 RLS 量。

按静止的单帧图像上左心腔内出现的微泡数量将 RLS 分级:①0 级:左心腔内没有微泡,无 RLS;②Ⅰ级:左心腔内 1～10 个微泡/帧,为少量 RLS;③Ⅱ级:左心腔内 10～30 个微泡/帧,为中量 RLS;④Ⅲ级:左心腔内可见 30 个以上微泡/帧,或左心腔几乎充满微泡,心腔浑浊,为大量 RLS。

根据左心腔微泡显影的时间,判断 RLS 来源于心脏内或肺动静脉畸形通道。显影时间在 3～5 个心动周期内,RLS 多来源于 PFO,超过 5 个心动周期多考虑为肺动静脉畸形通道。

2.TEE 和 cTEE

TEE 检查采用 2～7 MHz 的多频经食管探头。指导患者取左侧卧位,面对超声心动图操作者,为提升患者耐受程度,在检查前 10 min 给予患者咽部盐酸丁卡因胶浆进行局部麻醉。进食管探头 30～40 厘米,仔细轻柔提插、旋转探头,使扫查切面位于房间隔水平,显示清晰房间隔和升主动脉根部,然后调整食管探头晶体扫查扇面角度,使其位于

30°～70°,仔细操作,清晰显示原发房间隔和继发房间隔及其重叠部位(卵圆孔位置,一般位于升主动脉根部后方)。分别在静息状态和行 Valsalva 动作时呼气放松瞬间观察原发房间隔和继发房间隔之间有无裂隙孔道(卵圆孔未闭),观察原发房间隔活动度,如果有孔道,观察孔道是否贯通左右心房,分别测量孔道右房侧、左房侧直径和孔道直径。分别在静息和行 Valsalva 屏气动作时的呼气放松瞬间观察有无通过卵圆孔的束状彩色分流束。典型 PFO 的 TEE 二维及彩色多普勒超声图像如图 5-9 所示。

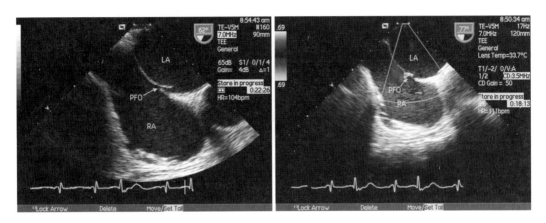

图 5-9　经食道超声心动图

调整食管探头晶体扫查扇面角度,使其位于 0 度,清晰显示四腔心切面,分别在静息和行 Valsalva 屏气动作时做激活生理盐水发泡试验,步骤及观察方法同 cTTE。行 cTEE 检查时判断 RLS 量的标准同 cTTE。

3.cTCD

cTCD 检查中所应用的仪器为 DWL Multi-DopX4 型 TCD 检测仪,采用头架固定探头,探头频率设置为 2 MHz,轮流监测双侧大脑中动脉(MCA),监测深度为 50～65 mm,同时显示血流速度变化曲线与 M 模,操作过程中指导患者取仰卧位。首先记录 MCA 血流图,于静息状态下,将制作好的激活盐水快速注入,同步计时,激活盐水注射后 TCD 大脑中动脉频谱中出现的一过性、单向高信号,即微泡信号,记录为阳性诊断。记录单侧第一个微泡开始出现的时间和从开始注射激活生理盐水 20 秒内微泡总个数,做 Valsalva 动作时做同样的记录。在静息和做 Valsalva 动作时,所有患者均注射激活盐水各2次,共注射 4 次,每次监测持续时间为 1 min,注射盐水之间间隔时间大于 3 min,分别取静息与做 Valsalva 动作时出现栓子信号数量最多的一次作为判断分流量的大小的依据。

通过观察静息状态下及 Valsalva 动作后颅脑循环出现气泡的多少判断 RLS 程度。

c-TCD 微泡数量分级双侧标准为:①0 级:没有微栓子信号,无 RLS;②Ⅰ级:1～20 个微泡信号(单侧为 1～10 个),为少量 RLS;③Ⅱ级:大于等于 20 个微泡信号(单侧为≥10 个)、非帘状,为中量 RLS;④Ⅲ级:栓子信号呈雨帘状或淋浴型,为大量 RLS。

4.右心导管检查

对于经超声检查提示存在左向右分流可能存在卵圆孔未闭的患者,在导管室行右心导管检查,以右心导管检查结果作为判断是否存在 PFO 的"金标准"。选择右侧股静脉入路,局部利多卡因麻醉,常规穿刺置入股静脉鞘管,应用 6 F 右心导管,在右心房卵圆窝部位尝试通过卵圆孔到达左心房。如右心导管通过卵圆孔到达左心房,则可诊断为 PFO,如不能通过,则通过肺动脉造影排除肺动静脉瘘(PAVF)。

(三)治疗

1.药物治疗

完成 PFO 相关卒中的诊断评估后,对于选择药物治疗而不接受经导管封堵 PFO 的患者,可以选择单纯药物治疗,可以行抗凝(维生素 K 拮抗剂,直接凝血酶抑制剂或 Xa 抑制剂)或抗血小板治疗。将现有的抗凝与抗血小板治疗进行对比的临床研究并没有证实哪种方案更优。临床指南对于选择单纯药物治疗而不接受 PFO 封堵术的患者,推荐抗凝或抗血小板二级预防。

2.经导管 PFO 封堵术

(1)指南推荐意见

1)年龄介于 16～60 岁,血栓栓塞性脑梗死伴 PFO 患者,若未发现其他卒中发病机制,PFO 伴 ASA 或中至大量 RLS 或直径大于等于2 mm,建议行经导管封堵 PFO 术。

2)传统血管风险因素(如高血压、糖尿病、高脂血症或吸烟等)少,全面评估(包括行长程心电监测排除房颤)后没有发现其他卒中机制,PFO 伴 ASA 或中至大量 RLS 或直径大于等于2 mm,年龄大于 60 岁、小于等于 65 岁者(特殊情况年龄可以适当放宽),建议行经导管 PFO 封堵术。

3)年轻、单一深部小梗死(<1.5 cm),PFO 伴 ASA 或中至大量 RLS 或直径大于等于2 mm,无小血管疾病的危险因素如高血压、糖尿病或高脂血症等,建议行经导管 PFO 封堵术,且年龄可以适当放宽。

4)PFO 相关卒中,合并有明确的深静脉血栓形成(deep vein thrombosis,DVT)或肺栓塞的患者,不具备长期抗凝条件,建议行经导管封堵 PFO 术。

(四)康复

PFO 的康复要点与房间隔缺损介入封堵术后康复要点一致,重点为预防封堵器脱落,服用抗血小板药物预防血栓形成。

三、医工交叉应用展望

PFO 封堵器的选择及植入操作:PFO 封堵过程与 ASD 封堵过程基本相似,PFO 封堵难点之一是导管如何通过 PFO 通道,使用的封堵器为 PFO 专用封堵器或 ASD 封堵器。我国主要应用 Amplatzer PFO 封堵器或国产 Cardi-O-FixPFO 专用封堵器,其型号主要有 18/18 mm、18/25 mm、25/25 mm、30/30 mm 和 25/35 mm 等。临床上多用 PFO 专用封堵器,ASD 封堵器对于 PFO 合并 ASA 及巨大 PFO 者有优势。对于大多数 PFO 患者,可先常规尝试选择 18/25 mm 中等大小封堵器。对于 PFO 合并 ASA、长管形

PFO、继发隔特别厚或粗大的主动脉根部凸出并紧靠卵圆窝的患者,封堵器的盘片可能会对主动脉造成磨蚀,则可直接选择 25/35 mm 或 30/30 mm 的 PFO 封堵器或 ASD 封堵器。另有国产可降解 PFO 封堵器,已完成全部人体植入的临床实验,尚在随访中。图 5-10 为经导管 PFO 封堵术模拟图。

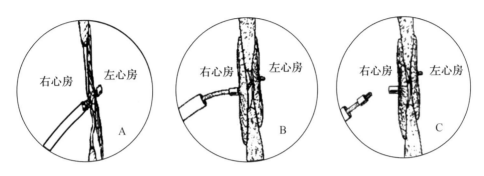

A:释放左心房侧伞并紧贴房间隔;B:释放右心房侧伞;C:释放封堵器

图 5-10　PFO 介入封堵术示意图

仍需从医工交叉的角度解决的问题包括:

(1)目前 PFO 相关卒中的评估要素包括患者特征、卒中影像、PFO 特征、临床线索等,但 PFO 相关卒中的确诊以及哪些患者可从封堵治疗获益仍尚无明确的评判方法,需从医工交叉的角度取得相关突破。

(2)可降解 PFO 封堵器的有效性和安全性仍需进一步探索。

参考文献

[1]陈灏珠,林果为,王吉耀,等.实用内科学[M].15 版.北京:人民卫生出版社,2017.

[2]欧阳钦,吴汉妮,刘成玉.临床诊断学[M].2 版.北京:人民卫生出版社,2010.

[3]周爱卿,李奋,朱铭.先天性心脏病心导管术[M].上海:上海科学技术出版社,2009.

[4]刘延玲,熊鉴然.临床超声心动图学[M].3 版.北京:科学出版社,2014.

[5]中华医学会心血管内科分会,中国医师协会心血管内科分会.卵圆孔未闭预防性封堵术中国专家共识 2017[J].中国循环杂志,2017,32(3):209-214.

[6]张玉顺,蒋世良,朱鲜阳.卵圆孔未闭相关卒中预防中国专家指南[J].心脏杂志,2021,32(1):1-9.

第三节 室间隔缺损

案例

刘某某,女,20 岁,因"剧烈活动后胸闷、气促 6 年余,加重 2 月余"于我院心内科就诊。

目前情况:患者 6 年前出现剧烈活动后胸闷、心悸,伴呼吸困难,无胸痛及放射痛,休息数分钟后可缓解,未予重视。2 个月前患者自觉上述症状加重,于休息时亦有胸闷、心悸、呼吸困难症状,偶有头痛、头胀症状,遂就诊于我院心内科。

专科检查:心率 90 次/分,心律齐,胸骨左缘第 3、4 肋间可闻及 4/6 级响亮而粗糙的全收缩期吹风样杂音,可触及震颤。

辅助检查:血常规、凝血系列、肝肾功、电解质、心肌损伤标志物、心电图均未见明显异常。心脏彩超示左房 25 mm,左室 41 mm,右房 27 mm×37 mm,右室 20 mm,室间隔 9 mm,左室后壁 7 mm,升主动脉 20 mm,主肺动脉 22 mm。心房正位,心室右袢,房、室及大血管连接关系正常;室间隔上部探及回声中断,约 4.4 mm,大动脉短轴切面位于 11 点位,室间隔缺口处探及左向右分流束,束宽约 4.4 mm,连续多普勒(CW)测最大跨隔压差约 76 mmHg;房间隔未见明显回声中断;左右室壁动度正常;各组瓣膜结构未见明显异常。

入院诊断:先天性心脏病,室间隔缺损(膜周部)。

排除相关手术禁忌后给予患者室间隔缺损介入封堵术。术中于左心室造影,结果显示:室间隔缺损直径约 5 mm;建立经股动脉—主动脉—左心室—室间隔缺损—右心室—右心房—下腔静脉—股静脉轨道,成功于室间隔缺损处放置 5 mm 室间隔缺损封堵器一枚,重复左心室造影示无残余分流。术后给予患者口服阿司匹林肠溶片、波立维,定期复查心脏彩超。

医工结合点:心脏超声心动图技术可准确诊断室间隔缺损的类型、大小,并测量各心腔的内径,该技术因具有无创性、很高的特异性和敏感性,为临床上最为常用的检查手段。在放射线引导下,术中经左心室造影,进一步评估室间隔缺损的大小以及与周围重要解剖结构的位置关系。目前经皮 VSD 介入封堵术因具有创伤小、恢复快、住院时间短和费用低等优势,已逐渐成为解剖条件合适的 VSD 的重要治疗方法。

思考题

此例患者的诊疗过程涉及哪些医工交叉技术的进展？

案例解析

一、疾病概述

（一）背景

室间隔缺损指室间隔在胚胎时期发育不全而形成的异常通道，为最常见的先天性心脏畸形，多单独存在，亦可与其他畸形合并发生。一般所称的室间隔缺损是指单纯的，而不是合并其他畸形的室间隔缺损。本病的发病率占成活新生儿的 0.3%，先天性心血管疾病的 25%～30%，在儿童先天性心脏病尸检中最常见。由于 VSD 有比较高的自然闭合率，约占成人先天性心血管疾病的 10%。在上海早年文献报道的 1085 例先天性心脏病患者中，VSD 占 15.5%，女性稍多于男性。

（二）病理解剖

根据缺损的解剖位置，过去将室间隔缺损分为肌肉部和隔膜部两大类型（图 5-11）。前者位置较低（亦称"低位缺损"），多较小，较少见，后者位置较高（亦称"高位缺损"），多较大，较多见，但实际上位于隔膜部的缺损附近的肌肉部也常受累。因此，这一分类从解剖学上看并不妥当。目前多将室间隔缺损分为下列四种类型：①室上嵴上型：位于室上嵴之上、前，肺动脉瓣和主动脉瓣之下，可伴有主动脉瓣关闭不全。此型位置最高，较少见，亦称"球间隔缺损"。②室上嵴下型：位于室上嵴之下、后，在左心室侧靠近主动脉瓣右无冠瓣交界处，在右心室侧可能延伸到三尖瓣瓣叶之下，此类缺损常见，大小不等，亦称"膜部缺损"。③房室共道型：位于三尖瓣瓣叶的下、后，向前伸到左心室流出道，其上缘为三尖瓣瓣环，其下缘为室间隔的顶部，较少见。④流入道型：位于室间隔的流入道，即肌肉部缺损，较少见，可为单个［相当于小型室间隔缺损（Roger 病）］或多个缺损。缺损的直径为 0.2～3.0 cm，巨大的缺损或室间隔缺失则可形成极少见的单心室，如此时房间隔完整则形成一室两房畸形。室间隔缺损可与房间隔缺损、动脉导管未闭（patent ductus arteriosus，PDA）、大血管错位、主动脉瓣关闭不全、肺动脉口狭窄等合并存在。

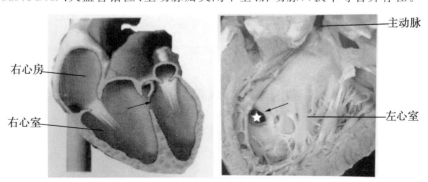

图 5-11　黑色箭头指示室间隔缺损

（三）病理生理

在心室收缩期左心室压力高于右心室，故心室间隔缺损的分流是自左至右。分流量主要取决于缺损的大小和肺循环的阻力。缺损小、肺循环阻力增高者，肺循环血流量仅略大于体循环，其预后较好；缺损大而肺循环阻力低者，肺循环血流量可为体循环血流量的 3～5 倍，通过肺循环回到左侧心腔的血流相应地增多，因此，缺损大者可显著地增加左心室负担，右心室负担亦加重，故左心室和右心室均可增大，肺循环血流量大又可使 PAP 增高，并逐渐促使肺循环阻力增高而产生肺动脉显著高压，待肺动脉血压增高到等于或高于体循环血压时，则出现双向或右至左的分流而并出现发绀，即形成所谓艾森门格综合征（图 5-12）。

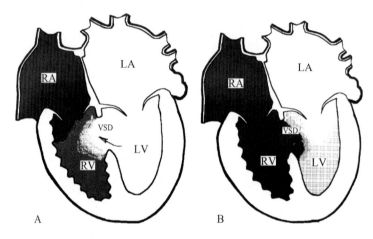

A：左向右分流；B：合并肺动脉高压时，右向左分流

图 5-12 室间隔缺损血液分流示意图

（四）症状体征

缺损小、分流量小的患者可无症状，生长发育不受影响。缺损大者可有发育不良、劳累后心悸、气促、咳嗽、乏力、肺部感染等症状。后期可有心力衰竭，当 PAP 显著增高而有右至左分流时可有发绀、杵状指，本病患者易发生感染性心内膜炎，少数可伴有心脏传导阻滞。缺损较大者，若未经手术治疗，多在 30 岁之前死亡，一般死于心衰、严重心律失常、反常性栓塞或感染性心内膜炎。本病的肺动脉高压亦可由于先天性缺陷使胎儿期中肺循环的高阻力状态持续至出生后 1～2 年仍不转为低阻力状态而引起，患婴的肺小动脉中膜增厚，肺动脉阻力持续增高，在儿童期即可出现发绀。

典型的体征是位于胸骨左缘第 3、4 肋间的响亮而粗糙的全收缩期吹风样杂音，其响度常可达 4～5 级，常将心音淹没，几乎都伴有震颤。此杂音可在心前区广泛传播，也可较为局限。室间隔缺损大的患者，发育较差，可有心脏增大，叩诊心脏相对浊音界增大，心尖搏动增强，肺动脉瓣区第二心音亢进与分裂，心尖区有舒张期隆隆样杂音［相对性二尖瓣狭窄（mitral stenosis，MS）］。肺动脉显著高压的患者，由于左右心室压力阶差减低,胸骨左缘第 3、4 肋间的收缩期杂音可减轻,但在胸骨左缘第 2 肋间可能有格斯杂音(Graham-Steell)(相对性肺动脉瓣关闭不全),第二心音亢进,有右至左分流时有发绀和杵状指(趾)。

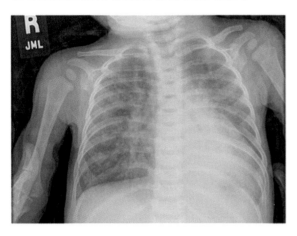

图 5-13　室间隔缺损患者 X 线正位片

注:一例典型的室间隔缺损患者,前后位 X 线胸片显示心脏增大,肺血管纹理增多,左下叶肺不张。

（五）辅助检查

1.X 线检查

室间隔缺损小的患者行 X 线检查可无异常发现,缺损大的有肺充血,肺血管影增粗,肺动脉总干弧凸出及左、右心室增大,肺动脉显著高压时,有显著的右心室增大(图5-13)。

2.心电图检查

室间隔缺损小的患者心电图检查常显示正常,如果缺损较大导致左心室肥厚者可见相应心电图表现,右心室肥厚者可见右束支传导阻滞等变化。肺动脉显著高压者,心电图可示右心室肥大表现(图 5-14)。

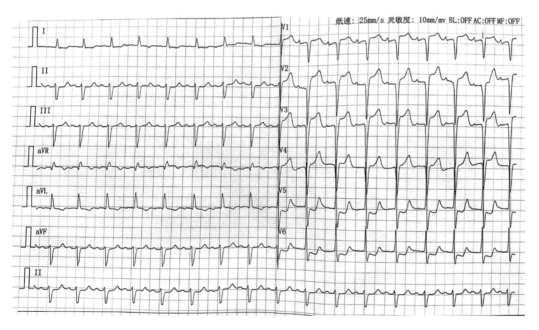

图 5-14　一例典型的室间隔缺损患者的心电图

注:显示双心室肥大的特征。

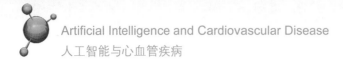
3.超声心动图检查

超声心动图检查可见心室间隔回声的连续性中断,同时左心室内径增大,有时尚有左心房增大,右心室流出道和肺动脉增宽,超声造影可进一步证实缺损的存在。巨大缺损或为单心室时则完全探测不到心室间隔的反射波。彩色多普勒血流显像对探测小的缺损和对缺损的定位和分型很有价值。鉴于超声心动图检查具有无创性,以及其特异性、敏感性均很高,是临床上最为常用的检查手段(图 5-15)。

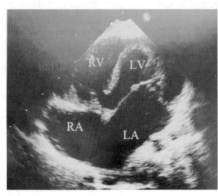
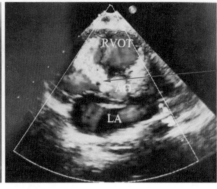

图 5-15 超声心动图检查

注:左图为四腔心切面,红色箭头示室间隔缺损;右图为大动脉短轴切面,于 10 点钟方向见分流束。

4.磁共振电子计算机断层显像

横面磁共振断层显像可显示从心室间隔的肌肉部到膜部的区域,有助于缺损的定位和定量。

5.心脏导管检查

右心导管检查发现,从右心室开始至肺动脉,血液氧含量体积百分比较右心房的血液氧含量高出 0.9% 以上,即显示在右心室水平有左至右分流,肺动脉和右心室压可增高。缺损小的患者行血液氧含量检查也许不能发现分流的存在,而需要用更为敏感的检查方法才能发现。如用带有铂电极的心导管,放在右侧心脏各部,患者吸入氢气,做氢稀释曲线测定,可以发现从右心室水平开始,曲线提前到达,其到达时间短于 4 秒,从而证实有较小的分流存在。

6.选择性心血管造影

选择性左心室造影可见左心室显影时右心室也显影,于室间隔缺损处见造影剂分流,左心室造影可清楚显示室间隔缺损的大小和形态(图 5-16)。

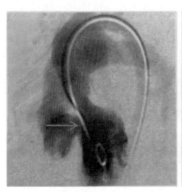
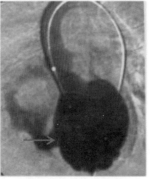

图 5-16 左心室造影

注:左图示膜部室间隔缺损,右图示肌部室间隔缺损。

二、疾病的预防、诊断、治疗和康复

（一）预防

目前认为本病是多因素疾病，主要是遗传因素和子宫内环境因素相互作用的结果。因此，本病的预防主要从以上两个方面进行。患有先心病的患者（女性）及其配偶（男性），其子女的先心病患病率分别为 $3\%\sim16\%$ 和 $1\%\sim3\%$，远高于普通人群的患病率，因此，产前筛查和产前诊断十分必要。另外，子宫内病毒感染，如巨细胞病毒、柯萨奇病毒、疱疹病毒等的感染也有致病可能。妊娠期应用苯妥英、三甲双酮、锂盐、黄体酮、华法林和苯丙胺等也可致心血管畸形。此外，高原环境、早产、高龄产妇、酗酒、营养不良、糖尿病、贫血、先兆流产、放射线的接触等因素都有致先天心脏畸形的可能。因此，孕期良好的生活方式、适宜的生活环境、避免感染、避免药物滥用是预防先天性心脏病的必要手段。

（二）诊断和鉴别诊断

1.诊断要点

（1）胸骨左缘第 3、4 肋间有响亮而粗糙的全收缩期吹风样杂音，可伴有收缩期震颤。肺动脉瓣区第 2 心音增强并分裂。

（2）X 线示肺血流增多，肺动脉段凸起。心电图示左室或双室肥大。超声心动图可显示缺损部位心室水平的分流。心导管术可显示右心室和 PAP 增高，右心室血氧饱和度显著高于右心房。左心室造影可显示左向右分流。

（3）发生肺动脉高压，形成艾森门格综合征后可出现发绀、收缩期杂音减弱或消失、肺动脉瓣区第 2 心音亢进。

2.鉴别诊断

（1）房间隔缺损：较大的房间隔缺损于胸骨左缘第 2 肋间可闻及 2～3 级收缩期吹风样杂音，为喷射性，由肺循环血流量增多及相对性肺动脉瓣狭窄所致，多数不伴有震颤；同时，肺动脉瓣听诊区第二心音亢进且固定分裂。当 PAP 明显增高时，在肺动脉瓣听诊区可闻及舒张期吹风样杂音，这是由相对性肺动脉瓣关闭不全所致。而室间隔缺损杂音多位于胸骨左缘第 3、4 肋间，且多伴有震颤。超声心动图检查可明确诊断。

（2）肺动脉口狭窄：瓣膜型的肺动脉口狭窄的收缩期杂音位于胸骨左缘第 2 肋间，一般不与室间隔缺损的杂音相混淆。漏斗部型的肺动脉口狭窄，杂音常在胸骨左缘第 3、4 肋间听到，易与心室间隔缺损的杂音相混淆。但前者肺循环不充血，肺纹理稀少，右心导管检查可发现右心室与肺动脉间的收缩期压力阶差，而无左至右分流的表现，可以明确前者的诊断。但室间隔缺损和漏斗部型的肺动脉口狭窄可以合并存在，形成所谓"非典型的法洛四联症"，且可无发绀，因此需加注意。

（3）主动脉口狭窄：瓣膜型主动脉口狭窄的收缩期杂音位于胸骨右缘第 2 肋间，并向颈动脉传导，不易与室间隔缺损的杂音相混淆。但主动脉瓣下狭窄，则杂音位置较低，可在胸骨左缘第 3、4 肋间听到，又可能不向颈动脉传导，需与室间隔缺损的杂音相鉴别。

（4）梗阻性肥厚型心肌病：有左心室流出道梗阻的肥厚型心肌病患者可在胸骨左下

缘听到收缩期杂音,其位置和性质与心室间隔缺损的杂音类似,但此病杂音在下蹲时减轻,半数患者在心尖部有反流性收缩期杂音,脉搏呈双峰状,X线示肺无主动性充血,心电图示左心室肥大和劳损的同时有异常深的 Q 波,超声心动图见心室间隔明显增厚、二尖瓣前瓣叶收缩期前移((systolic anterior motion,SAM),心导管检查未见左至右分流,而左心室与流出道间有收缩期压力阶差,选择性左心室造影示心室腔小、肥厚的心室间隔凸入心腔。

(5)室间隔缺损伴有主动脉瓣关闭不全:室上嵴上型的心室间隔缺损,如恰巧位于主动脉瓣之下,可能将主动脉瓣的一叶拉下,或由于此瓣膜下部缺乏组织支持被血流冲击进入左心室等原因,而产生主动脉瓣关闭不全。此时,心室间隔缺损本身所引起的收缩期杂音与主动脉瓣关闭不全所引起的舒张期杂音,可在胸骨左缘第3、4肋间处产生来往性杂音,类似于动脉导管未闭或主动脉-肺动脉间隔缺损的杂音。但本病杂音多缺乏典型的连续性,超声心动图和心导管检查可助鉴别。

(三)治疗

室间隔缺损可采用外科手术修补缺损或经导管封堵。对 PAP 正常的小缺损,可不治疗,但若合并主动脉瓣脱垂和关闭不全时,即使分流量很小也应手术。修补缺损后可防止主动脉瓣反流进行性加重。发生肺动脉高压后,治疗效果欠佳。10 岁以前手术者,30 年存活率明显高于 10 岁以后手术的患者。少数患者术后远期可发生室性心律失常,极少见猝死。

1.外科手术

外科手术是传统治疗方法。在体外循环的条件下行缺损的直视修补。室间隔缺损较小者,可以直接缝合,较大者需要补上涤纶或心包补片。一般认为缺损小、X 线和心电图表现正常的患者,可不必施行手术治疗。肺动脉显著高压,引起了右至左分流的患者,不宜手术治疗。其他患者,包括 PAP 正常而有中等量以上的左至右分流,PAP 显著增高但尚无右至左分流者,都可考虑手术治疗。手术宜在 2～14 岁施行。左至右分流量大而婴儿期即出现心力衰竭者,可先行肺动脉环扎术作为姑息性治疗,以后再施行直视手术,但亦可在婴儿期中行直视纠正。对于不施行手术的患者,要注意预防感染性心内膜炎。

2.介入治疗

继房间隔缺损介入治疗之后,室间隔缺损的介入封堵治疗也趋于成熟。

(1)绝对适应证

1)膜周部缺损:①年龄大于等于 3 岁;②体重大于等于 10 kg;③有血流动力学改变的单纯性缺损,直径大于 2 mm(儿童),3～14 mm(成人);④缺损上缘距主动脉右冠瓣大于等于 2 mm,无主动脉右冠瓣脱入 VSD 及主动脉瓣反流;⑤超声在大血管短轴五腔心切面 9～12 点位置。

2)肌肉部缺损:儿童直径大于等于 2 mm,成人大于等于 3 mm。

3)外科手术后尚有残余分流的缺损。

(2)禁忌证

1)感染性心内膜炎,心内有赘生物,或存在其他感染性疾病。

2）封堵器安置处有血栓存在，导管插入径路中有静脉血栓形成。

3）巨大 VSD、缺损解剖位置不良，封堵器放置后可能影响主动脉瓣或房室瓣功能。

4）重度肺动脉高压伴双向分流。

5）合并出血性疾病和血小板减少。

6）合并明显的肝肾功能异常。

7）心功能不全，不能耐受操作。

膜周部 VSD 封堵治疗封堵器选择的合适与否与并发症的发生有一定的关系，因此应根据 VSD 的形态、缺损大小、缺损与主动脉瓣的距离选择不同类型的封堵器，国内先心病指南建议，VSD 远离主动脉瓣，首选对称型 VSD 封堵器，VSD 靠近主动脉瓣，选择偏心性封堵器为佳，多孔型缺损可选择左右两侧不对称的细腰型封堵器。选择的封堵器应比 VSD 的最小直径大 1～3 mm。介入封堵术后应心电监护 24 小时并复查超声心动图。术后口服阿司匹林 3～5 mg·kg^{-1}·d^{-1}（未成年人），3 mg·kg^{-1}·d^{-1}（成人）共 6 个月以预防封堵器处形成血栓。指南建议术后 1、3、6、12 个月随访，复查心电图和超声心动图，必要时拍摄 X 线胸片。

（四）康复

室间隔缺损介入封堵的患者，术后生活基本不受影响，但应注意术后 3 个月内应避免剧烈活动，防止封堵器脱落，同时避免感染，谨防感染性心内膜炎的发生。如无出血等严重并发症，则应坚持服用阿司匹林抗血小板治疗 6 个月以预防封堵器血栓形成。定期复查心电图和心脏彩超。

三、医工交叉展望

下文将以膜周部 VSD 为例介绍经皮介入封堵手术流程。

（一）建立动、静脉轨道

通常应用右冠状动脉造影导管或剪切的猪尾导管作为过隔导管。将导管经主动脉逆行至左室，在导引导丝帮助下，导管头端经 VSD 入右室，将 260 mm 长，直径为0.81 mm的泥鳅导丝或软头交换导丝经导管插入右室并推送至肺动脉或上腔静脉，再由股静脉经端孔导管插入圈套导管和圈套器，套住位于肺动脉或上腔静脉的导丝，由股静脉拉出体外，建立股静脉—右房—右室—VSD—左室—主动脉—股动脉轨道。

由股静脉端沿轨道插入合适的输送长鞘至右房，与过室间隔的导管相接（对吻），钳夹导引导丝两端，牵拉右冠造影导管，同时推送输送长鞘及扩张管至主动脉弓部，缓缓后撤输送长鞘和内扩张管至主动脉瓣上方。从动脉侧推送导丝及过室间隔导管达左室心尖，此时缓慢回撤长鞘至主动脉瓣下，沿导引导丝顺势指向心尖，撤去导引导丝和扩张管。将封堵器与输送杆连接，经输送短鞘插入输送系统，将封堵器送达输送长鞘末端，在 TTE/TEE 引导下结合 X 线透视，将左盘释放，回撤输送长鞘，使左盘与室间隔相贴，确定位置良好后，封堵器腰部嵌入缺损处，后撤输送长鞘，释放右盘。在 X 线及超声检查效果满意后即可释放封堵器，撤去输送长鞘及导管后压迫止血（图 5-17）。

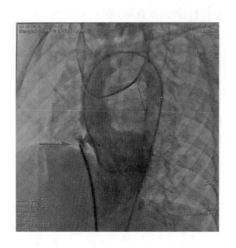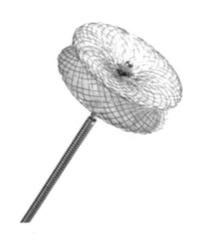

图 5-17　室间隔缺损介入封堵影像

注：左图示封堵器（红色箭头）释放前左心室造影，右图为某国产 VSD 封堵器。

（二）器械准备

1.心导管检查器材

心导管检查器材包括：①DSA 影像设备，心电、血压监护仪，穿刺针，各种鞘管，各种类型直头及弯头导引钢丝，猪尾导管等。②封堵器材：封堵器或弹簧圈及其附件、圈套器、2 把血管钳。急救器材及药品、务必准备的器械、除颤仪、临时心脏起搏器、心包穿刺设备、简易呼吸器、气管插管器具等。③常用药品包括地塞米松、肾上腺素、阿托品、多巴胺、利多卡因、硝酸甘油、吗啡、鱼精蛋白、呋塞米等。

2.室间隔缺损封堵器

20 世纪 90 年代末期，AGA 公司生产的 Amplatzer 室间隔封堵器由于其具有操作简单、回收方便、成功率高等特点而被广泛应用。Amplatzer 室间隔封堵器由封堵网、标记带、末端螺丝、聚酯片和聚酯线组成。封堵网的材料为镍钛合金，标记带的材料为铂铱合金，末端螺丝的材料为 316L 不锈钢，聚酯片和聚酯线的材料为聚对苯二甲酸二乙酯。封堵器由环氧乙烷灭菌，为一次性使用。该封堵器为双盘状封堵器，由具有自膨胀性的双盘及连接双盘的"腰部"三部分组成，"腰部"为短圆柱状。双盘及"腰部"均系镍钛记忆合金编制的密集网状结构，双盘内含高分子聚合物。

Amplatzer 封堵器术后效果良好但价格昂贵，目前出现了多种国产 VSD 封堵器。以应用较为广泛的先健科技（深圳）有限公司生产的纳米陶瓷膜室间隔缺损封堵器（Cera™ VSD 封堵器）为例，该封堵器是由支撑网、栓头、封头、阻流膜和缝合线组成的自膨式双盘封堵器，两个盘通过一个短腰相连，短腰的直径为 4～14 mm，与缺损的直径相配合。在盘和短腰部分内置 PTFE 阻流膜，提高封堵能力，封堵器金属表面涂覆了生物陶瓷涂层。术中可根据封堵器腰部直径搭配使用 5～10 F SteerEase 输送鞘完成封堵。

参考文献

[1]陈灏珠,林果为,王吉耀,等.实用内科学[M].15版.北京:人民卫生出版社,2017.

[2]王吉耀.内科学[M].2版.北京:人民卫生出版社,2010.

[3]欧阳钦,吴汉妮,刘成玉.临床诊断学[M].2版.北京:人民卫生出版社,2010.

[4]周爱卿,李奋,朱铭.先天性心脏病心导管术[M].上海:上海科学技术出版社,2009.

[5]刘延玲,熊鉴然.临床超声心动图学[M].3版.北京:科学出版社,2014.

[6]ANDERSON R H,SPICER D E,HLAVACEK A M,et al.心脏外科解剖学[M].夏宇,译.上海:上海科学技术出版社,2019.

[7]中国医师协会心血管内科分会先心病工作委员会.常见先天性心脏病介入治疗中国专家共识[J].介入放射学杂志,2011,20(2):87-92.

[8]SPICER D E,HSU H H,CO-VU J,et al.Ventricular septal defect[J]. Orphanet J Rare Dis,2014,9:144.

[9]ESC Scientific Document Group. 2020 ESC Guidelines for the management of adult congenital heart disease:The task force for the management of adult congenital heart disease of the European Society of Cardiology (ESC)[J]. European Heart Journal,2021,42(6):563-645.

第四节　动脉导管未闭

学习目的

1.了解动脉导管未闭的分类、症状、体征及病理生理特点。

2.熟悉动脉导管未闭的辅助检查和诊断方法。

3.掌握动脉导管未闭介入封堵手术治疗的方法和进展。

案例

徐某,女,31岁,因"活动后胸闷1月余"于我院心内科就诊。

目前情况:患者1个月前出现活动后胸闷,偶伴有胸痛,停止活动后可缓解,于当地医院行心脏超声,结果显示动脉导管未闭。现患者为行手术治疗收入我科。

专科检查:心率85次/分,心律齐,胸骨左缘第2肋间可闻及4/6级响亮的连续性机器样杂音,可触及震颤。

辅助检查:血常规、凝血系列、肝肾功、电解质心肌损伤标志物、心电图均未见明显异常。心脏彩超示:左房32 mm,左室42 mm,右房28 mm×36 mm,右室21 mm,室间隔9 mm,左室后壁8 mm,升主动脉23 mm,降主动脉19 mm,主肺动脉22 mm。心房正位,心室右袢,房、室及大血管连接关系正常;房、室间隔未见明显回声中断;左右室壁动度正常;各组瓣膜结构未见明显异常;于降主动脉与左肺动脉之间探及未闭导管,宽6 mm。频谱和彩色多普勒示:降主动脉与左肺动脉间探及未闭导管左向右分流束,束宽约6 mm,CW测得最大跨导管压差为98 mmHg;收缩期右房内可见分布局限的三尖瓣反流束,CW测得的最大反流压差约为24 mmHg,估测肺动脉收缩压约为29 mmHg。

入院诊断:先天性心脏病,动脉导管未闭。

排除相关手术禁忌后给予患者动脉导管未闭介入封堵术。术中于降主动脉造影,结果示:动脉导管呈漏斗型,最窄直径约6 mm。选用9 F输送长鞘,10/12 mm PDA封堵器,成功于动脉导管未闭处放置封堵器,重复降主动脉造影示微量残余分流。2天后患者出院,嘱其定期复查心脏彩超。

医工结合点:心脏超声心动图技术是诊断动脉导管未闭的重要手段,利用彩色多普勒血流显像可探测到从降主动脉经未闭动脉导管进入肺动脉的血流,具有快速、准确、无创等特点。在放射线引导下,术中选择性主动脉造影可见未闭的动脉导管,根据造影结果选择不同类型和型号的封堵器。同时,近年来超声评估和引导的经皮PDA介入封堵术越来越多地被应用于极低出生体重婴儿,与射线引导相比,经皮PDA封堵术可以在超声指导下安全有效地进行,极大地降低了手术费用和时间。

思考题

此例患者的诊疗过程涉及哪些医工交叉的技术进展?

案例解析

一、疾病概述

(一)背景

动脉导管未闭是由于胎儿期连接肺动脉主干与降主动脉的动脉导管于出生后未闭塞所致。最早由盖伦(Galen)在公元129～200年描述,称之为连接肺动脉和主动脉的第三根小血管。1595年,Arantius首先将其命名为动脉导管未闭。文献报道的PDA发病率不一,可能与地区、统计中早产儿比例等有关。秘鲁高原地区发病率达出生人数的0.72%,而沿海仅为0.04%,差别达18倍。一般认为,每2500～5000个婴儿中,有1例PDA患者,但有呼吸窘迫综合征的早产儿,PDA发病率可高达20%。PDA多见于女性,男女之比为1:(1.4～3.0)。在成人中,PDA比房间隔缺损和室间隔缺损少见。阜外医院曾统计,PDA约占全部先天性心脏病患者的20%,发达国家的发病率低,一般占先天性心脏病的5%～12%。

(二)病理解剖

动脉导管连接肺动脉主干(或左肺动脉)与降主动脉(图5-18),位于左锁骨下动脉开口处之下。胎儿期肺尚无呼吸作用，故大部分血液不进入肺内，由肺动脉经动脉导管转入主动脉。出生后随肺部呼吸功能的发展和肺血管的扩张，肺动脉阻力和压力迅速下降，动脉导管失去作用，且由于前列腺素 E 分泌减少等原因，动脉导管发生收缩并逐渐闭塞。95％的婴儿在出生后 1 年闭塞（其中 80％的婴儿在出生后第 3 个月闭塞），如此时仍未闭塞，即为动脉导管未闭。未闭的动脉导管按形态分为管型、窗型和漏斗型三种类型，其长度为 2～30 mm，直径为 1～10 mm，有报道最大至 28 mm，窗型者则几乎没有长度，漏斗型者肺动脉端较窄。本病可与其他先天性心脏血管病合并存在，常见的是主动脉缩窄、大血管错位、肺动脉口狭窄、心房间隔或心室间隔缺损等。

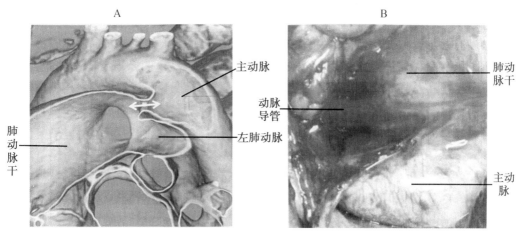

A：CT 血管造影图像重建显示持续存在的开放的动脉导管（白色双箭头）；B：手术视角拍摄，正中胸骨切开术，显示持续开放的动脉导管从肺动脉干的远侧范围起源

图 5-18　动脉导管未闭的 CT 重建图像及术中照片

（三）病理生理

分流量大小与导管粗细及主肺动脉压有关（图 5-19），在无并发症的动脉导管未闭，由于主动脉压高于 PAP，故无论在心脏收缩期或舒张期中，血液的分流均由左至右，即由主动脉连续地流入肺动脉。于是肺循环接受右心室和主动脉两处的血流，使肺血流量增多，并常达体循环血流量的 2～4 倍，使肺动脉及其分支扩大，回流至左心房和左心室的血液亦相应增加，使左心室的负荷加重，左心室增大。由于在心脏舒张期中，主动脉血液仍分流入肺动脉，故周围动脉舒张压下降，脉压增宽。PDA 对血流动力学的影响取决于其粗细，是否合并其他畸形等。PDA 细小者一般影响较小，而粗大的 PDA 患者预后不良，部分可在婴儿期即因心力衰竭死亡。大部分未根治的患者，约有 42％于 45 岁之前死于心衰、艾森门格综合征或感染性心内膜炎，寿命常不超过 50 岁。合并其他畸形者预后更差。一般认为，PDA 具有发生感染性心内膜炎和损害心功能的危险性，不论粗细，均应进行根治。

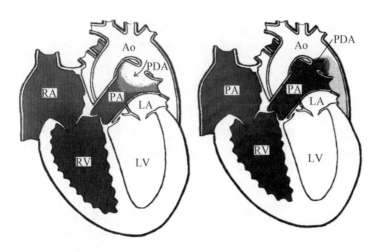

图 5-19　PDA 患者血液分流示意图

注：左图示 PDA 左向右分流，右图示合并肺动脉高压时右向左分流。

（四）症状体征

轻症者无症状，严重的有乏力、劳累后心悸、气喘、胸闷、咳嗽、咯血等。少数有发育不良。部分可发生感染性动脉内膜炎，未经治疗的患者晚期可出现心力衰竭、肺动脉显著高压而有发绀、肺动脉或未闭的动脉导管破裂出血等。

PDA 最突出的体征是在胸骨左缘第 2 肋间有响亮的连续性机器声样杂音，占据几乎整个收缩期与舒张期，在收缩末期最响并伴有震颤，向左上胸及背部传播。个别患者杂音最响位置可能在第 1 肋间或第 3 肋间。在婴儿期、伴有肺动脉高压或并发充血性心力衰竭者，由于主动脉与肺动脉之间压力阶差发生变化，以致听诊时无此连续性杂音，而只有收缩期杂音或无显著杂音。分流量较大的患者可有心脏浊音界增大，心尖搏动增强（抬举样心尖搏动），心尖区有舒张期杂音（相对性二尖瓣狭窄），肺动脉瓣区第二心音增强或分裂（但多被杂音所掩盖而不易听到），类似主动脉瓣关闭不全的周围循环体征，包括舒张压降低，脉压增宽、水冲脉、毛细血管搏动和周围动脉枪击声等。

动脉导管未闭合并肺动脉高压右向左分流的患儿会出现差异性发绀，表现为左上肢有轻度紫青，右上肢正常，下半身青紫，呈现双下肢重于双上肢，左上肢重于右上肢，即差异性紫绀（differential cyanosis）。这是由于长期大量的血液流向肺循环冲击肺小动脉，导致肺小动脉反应性痉挛及动脉平滑肌层增生，从而使 PAP 进行性升高。当 PAP 超过主动脉压力时，左向右分流明显减少或停止，导致氧含量较低的肺动脉血流逆向分流入左锁骨下动脉及降主动脉，从而引起差异性紫绀。

（五）辅助检查

1.X 线检查

分流量较大的患者，可见肺充血、肺动脉影增粗、肺动脉总干弧凸起、主动脉弓影明显、左心室增大，偶尔在左侧位片中可见在主动脉弓的下端附近有未闭的动脉导管小片钙化阴影(图 5-20)。

2.心电图检查

心电图检查可有四种类型的变化:正常、左心室肥大、左右心室合并肥大和右心室肥大,后两者均伴有相应程度的肺动脉高压。

3.心超声心动图检查

心超声心动图检查可见左心室内径增大,二尖瓣活动幅度及速度增加。二维超声心动图可能显示出未闭的动脉导管。彩色多普勒血流显像可探测到从降主动脉经未闭动脉导管进入肺动脉的血流,典型为高速连续性分流(图 5-21)。

4.心脏导管检查

右心导管检查的主要发现是肺动脉血氧体积分数含量较右心室的血氧含量高出 0.5% 以上,肺血流量增多,肺动脉和右心室压力可能正常或略为增高,心导管可能由肺动脉通过未闭的动脉导管进入降主动脉。PAP 显著增高者

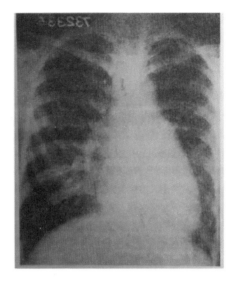

图 5-20　PDA 患者的 X 线正位片

注:动脉导管未闭的 X 线正位片示左心室增大,主动脉增宽,肺动脉总干弧膨隆,肺门血管影增粗,肺充血。

可有双向或右至左分流,此时动脉血氧含量尤其是下肢动脉血氧含量降低。

对于未闭动脉导管较细,左至右分流量少的患者,可将带有铂电极的心导管放在右侧心脏各部和肺动脉,患者吸入氢气做氢稀释曲线测定,此时,肺动脉水平曲线提前到达,到达时间短于 4 秒。

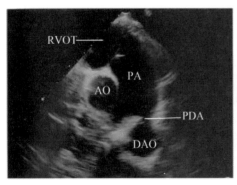

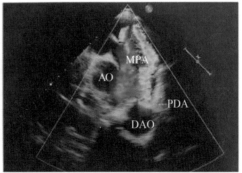

图 5-21　二维及彩色多普勒图

5.选择性心血管造影

选择性主动脉造影可见主动脉弓显影的同时肺动脉也显影,有时还可显出未闭的动脉导管和动脉导管附着处的主动脉局部漏斗状膨出,有时也可见近端的升主动脉和主动脉弓扩张而远端的主动脉管径较细(图 5-22)。

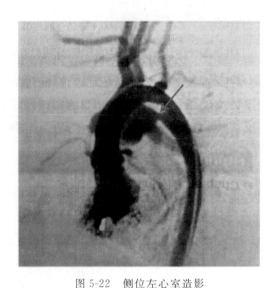

图 5-22　侧位左心室造影

注:造影剂由主动脉经漏斗型动脉导管未闭向肺动脉分流(箭头)。

二、疾病的预防、诊断、治疗和康复

(一)预防

先天性心脏病是多因素疾病,主要是遗传因素和子宫内环境因素相互作用的结果。产前筛查和产前诊断十分必要。另外,女性于孕期应避免病毒感染、滥用药物、酗酒、接触放射线等不良因素,保持良好的生活方式,选择适宜的生活环境。

(二)诊断和鉴别诊断

1.诊断要点

(1)胸骨左缘第2肋间连续性机器样杂音,多伴震颤。舒张压低,脉压增宽,可有水冲脉、毛细血管搏动征和周围动脉枪击音。

(2)X线示肺血流增多。心电图可有左室肥大或双室肥大的表现。超声心动图可显示未闭的动脉导管和血液分流。心导管检查时,导管可从肺动脉主干经未闭的动脉导管直接进入降主动脉。升主动脉造影可显示未闭的动脉导管。

(3)发生肺动脉高压和艾森门格综合征后,有发绀和杵状指(趾),典型的连续性杂音可变为单纯收缩期杂音或消失。肺动脉瓣区第二心音亢进。

2.鉴别诊断

(1)先天性主动脉-肺动脉间隔缺损:先天性主动脉-肺动脉间隔缺损为胎儿期主动脉隔发育不全,使主动脉-肺动脉间隔处留有缺损所致,其临床表现类似大的动脉导管未闭,鉴别诊断极为困难。连续性机器声样杂音更响,位置较低(低一肋间)可作为鉴别诊断的参考,但并不很可靠。比较可靠的鉴别诊断方法是右心导管检查时心导管由肺动脉进入主动脉的升部。逆行升主动脉造影见升主动脉与肺总动脉同时显影。二维超声心动图见肺总动脉和主动脉均增宽,其间有缺损沟通,也有助于诊断。如发生肺动脉显著高压,出现右至左分流而有发绀时,其上、下肢动脉的血氧含量相等,这点与动脉导管未闭也不相同。

（2）主动脉窦动脉瘤破入右心：由先天性畸形、梅毒或感染性心内膜炎等原因所产生的主动脉窦部动脉瘤,可侵蚀并穿破至肺动脉、右心房或右心室,从而引起左至右的分流,其连续性机器声样杂音与动脉导管未闭极其类似,但位置较其低1～2个肋间。本病多有突然发病的病史,如突然心悸、胸痛、胸闷或胸部不适,感觉左胸出现震颤等,随后有右心衰竭的表现,可助诊断。

（3）室上嵴上型心室间隔缺损：伴有主动脉瓣关闭不全。

（4）其他：凡足以在左前胸部引起类似连续性机器声样杂音的情况,如冠状动静脉瘘、左上叶肺动静脉瘘、左前胸壁的动静脉瘘、左颈根部的颈静脉营营音等,也要注意鉴别。

（三）治疗

1.外科手术

外科手术是传统的治疗方法,结扎或切断未闭的动脉导管后修补,结扎后约有10%的患者可重新畅通。

2.介入封堵治疗

随着导管技术的发展,目前建议凡已确诊脉导管未闭的患者,只要年龄大于等于6个月,体重大于等于8 kg,均应早期采取介入封堵治疗,除非有禁忌证或合并需外科治疗的疾病。

严重肺动脉高压出现右至左分流,不宜封堵或手术治疗。合并感染性动脉内膜炎者需先予以治疗,待体温正常4周后再行介入或外科治疗。目前,这种介入封堵技术能完全取代开胸手术。发生在早产婴儿的动脉导管未闭,可用影响前列腺素的药物吲哚美辛,每次0.3 mg/kg,或阿司匹林每6小时20 mg/kg,共4次治疗,动脉导管可能在24～30小时内关闭。

（四）康复

行动脉导管未闭介入封堵的患者,术后生活基本不受影响,无须特殊康复治疗。为预防封堵器脱落,应于术后3个月内避免剧烈活动,同时避免感染,谨防感染性心内膜炎的发生,定期复查心电图和心脏彩超。

三、医工交叉展望

目前,常用的PDA封堵器有Amplatzer封堵器及国产蘑菇型封堵器、第Ⅱ代Amplatzer封堵器（ADOⅡ）、弹簧圈、成角型封堵器及血管塞封堵器（第Ⅰ代和第Ⅱ代）。根据《中国动脉导管未闭介入治疗指南2017》,PDA直径小于等于2.0 mm的患者可选用可控弹簧圈,PDA直径小于等于4.0 mm的短管形者可选用ADOⅡ。选择的弹簧圈直径至少为PDA最窄处的2倍。ADOⅡ可通过4 F或5 F输送鞘管,适合婴儿及管形、不规则形PDA的封堵。直径大于2.0 mm的漏斗形PDA可选用Amplatzer封堵器,选择的封堵器直径比PDA最窄处大2～6 mm。患儿因年龄较小,导管处管壁弹性好,可选

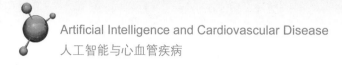

择偏大的封堵器,一般比 PDA 最窄处直径大 4~6 mm。因外科手术后及中老年人导管处管壁弹性差,应选择直径偏小的封堵器,一般比 PDA 最窄处直径大 2~3 mm。大直径 PDA 患者(未成年人 PDA 直径≥6 mm、成人 PDA 直径≥10 mm)选择的封堵器应偏大,应比最窄处直径大1倍以上。管形 PDA 可选择成角型封堵器、血管塞封堵器,以避免封堵后造成主动脉或左肺动脉狭窄。

　　下文将以国产蘑菇形封堵器为例介绍经皮介入封堵手术流程:①常规穿刺股动、静脉,送入动静脉鞘管。②行心导管检查测量主动脉、肺动脉等部位压力。合并有肺动脉高压者必须计算体、肺循环血流量和肺循环阻力等,判断肺动脉高压程度与性质,必要时行堵闭试验。行主动脉弓降部造影了解 PDA 形状及大小。③将端孔导管送入肺动脉经动脉导管至降主动脉,若 PDA 较细或异常而不能通过时,可从主动脉侧直接将端孔导管或用导丝通过 PDA 送至肺动脉,采用动脉侧封堵法封堵;或者用网篮导管从肺动脉内套住交换导丝,拉出股静脉外建立输送轨道。④经导管送入 260 cm 加硬交换导丝至降主动脉后撤出端孔导管。⑤使用肝素盐水冲洗传送长鞘管,保证鞘管通畅而且无气体和血栓。沿交换导丝送入相适应的传送长鞘管至降主动脉后撤出内芯及交换导丝。⑥选择合适尺寸的蘑菇伞封堵器,将其连接于输送杆前端,回拉输送杆,使封堵器进入装载鞘内,用生理盐水冲洗去除封堵器及其装载鞘内气体。从传送鞘管中送入封堵器至降主动脉,打开封堵器前端,将封堵器缓缓回撤至 PDA 主动脉侧,嵌在导管主动脉端,回撤传送鞘管,使封堵器腰部镶嵌在动脉导管内并出现明显腰征,观察 5~10 min,重复主动脉弓降部造影,显示封堵器位置良好,无明显造影剂返流后可释放封堵器(图 5-23)。

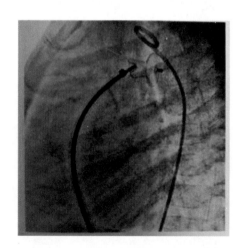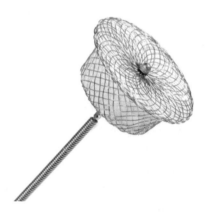

图 5-23　动脉导管未闭介入封堵

注:左图示 Amplatzer 封堵器(箭头)封堵 PDA,右图为某国产 PDA 封堵器。

※ 拓展阅读 ※

　　介入封堵术是先天性心脏病治疗的常用方法之一,具有创伤小、患者恢复快的优点。但是,目前常用的封堵器均为镍钛合金封堵器,被植入人体后将永久存在,可引起磨蚀、过敏、传导阻滞等各种远期并发症,并且,封堵器植入人体 6 个月后,其表面完全内皮化,此后封堵器实际上已失去了存在价值。理想的封堵器应在表面内皮化后逐渐降解消失,避免金属封堵器永久存在,因此可吸收封堵器是全球心血管领域研究的热点。2010 年前后,世界范围内的各大医疗器械制造商和科研团队投入大量资金及技术进行可吸收封堵器的研发。由于制作可吸收封堵器的高分子材料在放射线下不显影,各国研制的封堵器需要添加金属标记,这可能为封堵器在体内降解不完全,金属标记脱落发生栓塞埋下隐患。

　　中国原创的介入方法学为可吸收封堵器的研发带来了新曙光:中国医学科学院阜外医院潘湘斌教授原创的超声引导介入技术完全不依赖放射线,运用该技术,无须金属标记物即可在人体内清晰探测到可吸收材料。据此,潘湘斌团队联合国家生物医学材料工程技术研究中心等潜心攻关,根据聚对二氧环己酮和聚左旋乳酸平衡封堵器的降解速度和内皮化速度,制造出了样品,并进行了大量理化测试。2018 年,潘湘斌在云南省阜外心血管病医院完成全球首例完全可吸收封堵器植入术,探索性临床研究取得成功。随后,中国医学科学院阜外医院领衔,联合中南大学湘雅二医院、南京市儿童医院等多家单位开展了完全可吸收室间隔缺损封堵器的正式临床研究。

　　2022 年 3 月 12 日,国家医学中心建设成果发布会与医工研联合创新论坛暨全球首款全降解封堵器系统上市发布会在京召开,由中国医学科学院阜外医院牵头研发的 MemoSorb® 全降解封堵器系统获国家药监局批准,这标志着全球首款全降解封堵器正式上市。该封堵器系统由医用高分子材料制备,实现了封堵器从金属材质到可降解材质的创造性跨越,在完成心脏缺损的修补功能后逐步降解并被人体组织安全吸收,无异物残留,避免了传统金属封堵器植入后永久存留于体内可能带来的远期并发症风险,实现了"介入无植入,植入无残留"的健康理念。

　　MemoSorb® 全降解封堵器系统是由国家心血管病中心、中国医学科学院阜外医院与四川大学国家生物医学材料工程技术研究中心和乐普心泰医疗联合攻关、历时9 年完成的"first in class"级别的原创性创新,突破了我国在该领域的"卡脖子技术"瓶颈,是依托中国原创技术进行器械创新的典型范例。该项技术和产品的研发成功解决了长期以来可吸收封堵器研发的关键难点,在结构性心脏病领域第一次以完全可降解原创技术引领全球,成为"弯道超车"的典范。此项中国原创技术不仅将造福我国心血管病患者,也是对全球心血管前沿技术发展的推动,向世界传递了中国的声音。

参考文献

[1]陈灏珠,林果为,王吉耀,等.实用内科学[M].15 版.北京:人民卫生出版社,2017.

[2]王吉耀.内科学[M].2 版.北京:人民卫生出版社,2010.

[3]欧阳钦,吴汉妮,刘成玉.临床诊断学[M].2 版.北京:人民卫生出版社,2010.

[4]周爱卿,李奋,朱铭.先天性心脏病心导管术[M].上海:上海科学技术出版社,2009.

[5]刘延玲,熊鉴然.临床超声心动图学[M].3 版.北京:科学出版社,2014.

[6]ANDERSON R H,SPICER D E,HLAVACEK A M,et al.心脏外科解剖学[M].夏宇,译.上海:上海科学技术出版社,2019.

[7]中国医师协会心血管病分会结构性心脏病学组.中国动脉导管未闭介入治疗指南2017[J].中国介入心脏病学杂志,2017,25(5):241-248.

[8]ESC Scientific Document Group. 2020 ESC Guidelines for the management of adult congenital heart disease:The task force for the management of adult congenital heart disease of the European Society of Cardiology (ESC)[J]. European Heart Journal,2021,42(6),563-645.

（刘祥娟　秦小腾）

第六章 心脏瓣膜病

心脏瓣膜病指由于先天性发育异常或其他各种病变(如风湿性、退行性、感染、结缔组织病、创伤等)引起心脏瓣膜及其附属结构(包括瓣环、瓣叶、腱索、乳头肌等)发生解剖结构或功能上的异常,造成单个或多个瓣膜急性或慢性狭窄和(或)关闭不全,导致心脏血流动力学显著变化,并出现一系列症状的临床综合征。在我国,最常见的心脏瓣膜病仍然是风湿性心脏瓣膜病,但随着诊断方法的发展,明确为二尖瓣脱垂的病例越来越多。此外,高龄人群中钙化性主动脉瓣狭窄的发生率亦有所增加。这类病例需要特殊的诊断方法,拟定不同的治疗方案。

心脏听诊发现杂音往往是瓣膜病的首诊证据。任何有病理杂音的患者都应进一步完善心脏超声检查以明确 VHD 诊断。对于确诊瓣膜病的患者,还应评价病变原因、严重程度、随访病变进展、手术时机和手术风险,预防心内膜炎及风湿热,评价抗凝效果和出血-血栓栓塞并发症等。

近 20 年来,随着新型瓣膜材料、3D 打印、胸腔镜及机器人技术的发展,心脏瓣膜病在诊断技术、自然病程的理解、内科介入治疗及外科手术治疗方面都有了很大的发展,诊断的准确率亦明显提高,从而使患者在选择外科手术治疗、以心导管为基础的介入治疗,以及内科药物治疗方面都有了更科学的依据,并由此改善了患者的生活质量,延长了患者的生存时间。

第一节　二尖瓣狭窄

学习目的

1.熟悉二尖瓣狭窄的定义及诊断方法。

2.了解二尖瓣狭窄的病因、发病机制及临床表现。

3.熟悉二尖瓣狭窄治疗相关医工结合方法的现状及进展。

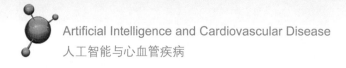
案例

患者张某,男,60 岁,因"间断胸闷、咳嗽 10 年,加重伴呼吸困难半年"就诊于我院。

目前情况:患者 10 年前受凉后出现胸闷、咳嗽,伴心慌、出汗、乏力,伴咳白色黏痰,偶有双下肢水肿,无心前区疼痛,无头晕头痛、关节酸痛及恶心厌食,当地医院诊断为"风湿性心脏病二尖瓣狭窄",给予对症及支持治疗后好转出院。期间胸闷反复发作,性质同前,住院给予纠正心力衰竭等治疗后可好转。近半年发病次数增多,胸闷程度较前加重,伴乏力、呼吸困难、咳嗽、咳痰、双下肢水肿,夜间高枕卧位休息,转至我院。

入院体格检查:体温 36.5 ℃,脉搏 72 次/分,呼吸 23 次/分,血压 115/67 mmHg;双肺呼吸音浊,可闻及湿啰音;心律不齐,二尖瓣听诊区可闻及舒张期隆隆样杂音,主动脉瓣听诊区闻及收缩期 4/6 级杂音,脉搏短绌;双下肢中度凹陷性水肿。

辅助检查:①NT-proBNP 4262 pg/L,尿酸 912 μmol/L,谷丙转氨酶(ALT)470 U/L,肾功、电解质、血脂、甲状腺功能未见异常。②心脏超声:左房舒张末期前后径(LAEDd)56 mm,左室舒张末期前后径(LVEDd)49 mm,主动脉瓣峰值流速 4.1 m/s,峰值压差 106 mmHg,平均 PG 78 mmHg,PAP 38 mmHg,LVEF 40%。心脏超声结论是风湿性心脏病联合瓣膜病,二尖瓣重度狭窄伴轻度关闭不全,主动脉瓣重度狭窄伴轻度关闭不全,三尖瓣重度关闭不全(继发性改变),肺动脉高压(中度);颈动脉重度狭窄。③心电图:快速心房颤动(房颤);左心室肥大并 ST-T 改变;心率 164 次/分。④主动脉及下肢动脉 CTA 示:主动脉瓣三叶瓣,轻度钙化,瓣环径 23.9 mm,瓦氏窦直径30.6 mm×32.4 mm×32.7 mm,左室流出道(瓣下 5 mm)24.4 mm,心电图 QRS 波群终点至 T 波起点间的线段(STJ)高度 29.1 mm,升主动脉平均径(瓣上 40 mm)35.9 mm,角度为 49°,左冠状动脉开口高度约为 15.7 mm,右冠状动脉开口高度约为 13.0 mm;左侧股动脉最狭窄处 4.4 mm,右侧股动脉最狭窄处 4.8 mm。

入院诊断:风湿性心脏病、主动脉瓣重度狭窄、二尖瓣重度狭窄、三尖瓣重度关闭不全、持续性房颤、心力衰竭、心功能Ⅲ级。

治疗情况:患者入院后心衰症状明显,轻微活动即出现胸闷、咳嗽症状,咳白色黏痰,伴双下肢水肿,心衰加剧转至重症监护室予以药物治疗后症状缓解,经心脏瓣膜病团队评估,患者为严重症状性重度主动脉瓣狭窄及重度二尖瓣狭窄,合并严重慢阻肺,术前 LVEF 值低,准备过程中,短时间内反复心衰发作,药物纠正困难,外科手术风险评估为手术禁忌,主动脉根部解剖适合 TAVR,应首先进行经皮二尖瓣球囊扩张成形术(PBMV),再行一站式 TAVR。该患者术后恢复良好,一般活动无受限,术后给予华法林抗凝。术后 5 天复查超声:主动脉瓣峰值流速2.0 m/s,平均 PG 20 mmHg,LVEF 48%,三尖瓣轻中度关闭不全。

医工结合点:目前,心脏瓣膜病的治疗新技术日新月异,微创介入治疗作为不需要体外循环和停跳心脏的技术,被称为心脏瓣膜病的革命性技术。TAVR 也称为"TAVI",作为全球最受关注的心血管疾病治疗新技术之一,具有创伤小、恢复快等优点。PBMV 治疗二尖瓣狭窄已在我国开展 40 余年,技术成熟,许多患者从中获益。

思考题

在二尖瓣狭窄诊断及治疗中,哪些新技术和新设备的应用明显改善了患者的预后?

案例解析

一、疾病概述

(一)定义

二尖瓣狭窄是风湿性心脏瓣膜病的常见类型,正常二尖瓣质地柔软,二尖瓣瓣口面积为 $4\sim6$ cm^2。当瓣口面积减小至 $1.5\sim2.0$ cm^2 时为轻度狭窄,$1.0\sim1.5$ cm^2 时为中度狭窄,瓣口面积小于 1.0 cm^2 时为重度狭窄。

(二)病因

大多数二尖瓣狭窄是由风湿性心脏病所致,60%的单纯 MS 患者有风湿热病史,而40%的风湿热最终发展为二尖瓣狭窄。女性与男性比例为 2:1。二尖瓣狭窄的主要病理改变是瓣膜交界粘连,瓣叶增厚,瓣口变形和狭窄,腱索缩短融合,病程后期出现钙化,瓣叶活动受限。二尖瓣狭窄的病变类型分为:①隔膜型:瓣膜交界处粘连和(或)瓣膜本身增厚但瓣膜尚有一定的弹性能自由活动;②漏斗型:瓣膜极度增厚,腱索、乳头肌粘连缩短,瓣膜活动显著受限,瓣口呈"鱼口"状,常伴不同程度二尖瓣关闭不全。瓣叶钙化会进一步加重狭窄程度,使瓣口呈孔隙样,导致左心房血流淤滞,引发血栓形成和栓塞。退行性 MS 的发生呈上升趋势,主要病变为瓣膜钙化,多见于老年人,常合并高血压、动脉粥样硬化或主动脉瓣狭窄。

(三)病理生理

二尖瓣狭窄使舒张期血流由左心房流入左心室受限,左心房压力升高,左房室之间压差增大以保持正常的心排血量。左房压力升高可引起肺静脉和肺毛细血管压升高,继而扩张和淤血。当瓣口面积大于 1.5 cm^2 时,患者静息状态下无明显症状;但在跨二尖瓣血流增多或舒张期缩短时,可导致左房压力、肺静脉和肺毛细血管压升高,出现呼吸困难、咳嗽、发绀甚至急性肺水肿。随着二尖瓣狭窄逐渐加重,静息状态下心排血量也降低,运动后心排血量不增加,肺小动脉反应性收缩痉挛,继而内膜增生、中层增厚,导致PAP 上升,肺 SVR 升高,机体通过增加肺泡基底膜厚度,增加淋巴引流,增加肺血管渗透率等机制来代偿肺血管性病变,维持的较长时间为症状或微症状期。但长期肺高压会导致右室肥厚扩张,最终发生右心衰竭。

(四)临床表现

1.症状

(1)呼吸困难:最早发生,是肺淤血和肺顺应性下降的表现,可表现为劳力性呼吸困难、阵发性夜间呼吸困难、端坐呼吸及急性肺水肿。

(2)咯血:突然咯大量鲜血,提示黏膜下已有淤血扩张,壁薄的支气管静脉破裂出血。

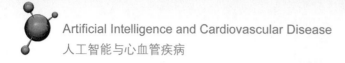

阵发性夜间呼吸困难或咳嗽时的血性痰，或带血丝痰；急性肺水肿时咳大量粉红色泡沫状痰；肺梗塞时常有暗红色血痰。

（3）咳嗽：常见，尤其在冬季明显，有的患者在平卧时干咳，可能与支气管黏膜淤血水肿、易患支气管炎或左心房增大压迫左主支气管有关。

（4）声嘶（左喉返神经受压）及吞咽困难（食道受压）。

2.体征

（1）视诊：典型的"二尖瓣面容"，表现为双颧绀红，口唇轻度发绀。

（2）触诊：轻中度 MS 可心尖搏动正常或不明显，MS 严重者心尖区可扪及舒张期震颤。

（3）叩诊：心界呈梨形，于第 3 肋间向左扩大。

（4）听诊：若心尖区可闻及第一心音亢进和开瓣音，提示前叶柔顺、活动度好。典型发现为心尖区有低调的隆隆样舒张中、晚期杂音，局限且不传导；二尖瓣狭窄，二尖瓣位置低，心腔内压迅速上升时可闻及心尖区第一心音（S1）亢进。当合并肺动脉高压和右心室扩大，肺动脉区第二心音（P2）亢进或分裂，相对性肺动脉瓣关闭不全时，在胸骨左缘第 2 肋间闻及舒张早期吹风样杂音，称 Graham-Steell 杂音。当合并右心室扩大伴相对性三尖瓣关闭不全时，三尖瓣区可闻及收缩期杂音，吸气时增强。

（四）并发症

1.心律失常

房性心律失常最多见，晚期多合并持续性心房颤动。

2.充血性心力衰竭和急性肺水肿

充血性心力衰竭和急性肺水肿为本病的主要死因，多被剧烈活动、情绪激动、感染、突发心动过速或房颤、妊娠和分娩诱发。

3.栓塞

栓子多来源于左心耳，可造成脑或外周循环梗死，经食管超声心动都是检出左心耳血栓的"金标准"。右心房来源的栓子可造成肺栓塞或肺梗死。

4.肺部感染

肺静脉压增高及肺淤血易导致肺部感染，并可诱发心力衰竭。

5.感染性心内膜

感染性心内膜较少见。

（五）预后

未开展手术治疗的年代，本病被确诊而无症状的患者 10 年存活率为 84%，症状轻者为 42%，重者为 15%。当严重肺动脉高压发生后，其平均生存时间为 3 年，死亡原因为心力衰竭（62%）、血栓栓塞（22%）和感染性心内膜炎（8%）。抗凝治疗后，栓塞发生减少，手术治疗也提高了患者的生活质量和存活率。

二、疾病的预防、诊断、治疗和康复

（一）预防

二尖瓣狭窄的主要病因为 A 组链球菌感染导致的风湿性心脏病，因此控制和预防风湿热的发生就能有效预防二尖瓣狭窄，其主要的预防措施有以下几点：

1.一级预防

一级预防的关键在于早期诊断和治疗 A 组链球菌感染。儿童（包括 4 岁以上的儿童）、青年、成人中有发热咽痛拟诊断为上呼吸道链球菌感染者，为避免其诱发风湿热，应给予青霉素或其他有效抗生素治疗。

2.二级预防

二级预防指对有风湿热病史或已患风湿性心脏病者持续应用有效抗生素，避免 A 组链球菌侵入而诱发风湿热再发。复发多于前次发病后 5 年，故再发预防不论有无遗留瓣膜病变，应在初次风湿热发病后开始施行，目的是避免风湿热再发，防止心脏损害加重。

（二）诊断

1.X 线检查

X 线检查可发现最早的改变是左心缘的左心房弧度明显，肺动脉主干突出和肺静脉增宽，右前斜位钡剂透视可见扩张的左心房压迫食道。当病变严重时，左心房和右心室明显增大，后前位片示心影右缘呈双重阴影，肺门阴影加深，主动脉弓较小。左心室一般不大。当左心房压力达 20 mmHg(2.7 kPa)时，小叶间的液体聚集在基部产生线性条纹，即克利 B(Kerley B)线。长期肺淤血后含铁血黄素沉积，双下肺野可出现散在的点状阴影。老年患者常有二尖瓣钙化。

2.心电图检查

轻度二尖瓣狭窄者心电图可正常。特征性的改变为二尖瓣型 P 波，即 P 波宽度大于0.12 s，伴切迹，提示左心房增大。合并肺动脉高压时，显示右心室增大，电轴右偏。病程晚期常合并心房颤动。

3.超声心动图检查

二尖瓣的结构复杂，由瓣叶、瓣环、腱索和乳头肌组成。超声心动图检查是最敏感和特异的无创性诊断方法，对确定瓣口面积和跨瓣压力阶差，判断病变的程度，决定手术方法以及评价手术的疗效均有很大价值，是诊断和治疗瓣膜性心脏病的主要成像方式。

二维超声心动图上可见二尖瓣前后叶反射增强、变厚、活动幅度减小，舒张期前叶体部向前膨出呈气球状，瓣尖的前后叶距离明显缩短，开口面积减小。M 型超声可见舒张期充盈速率下降，正常的双峰消失，E 峰后曲线下降缓慢，二尖瓣后叶于舒张期呈从属于前叶的同向运动，即所谓"城墙样改变"。左心房扩大，右心室肥大及右心室流出道变宽。多普勒超声显示缓慢而渐减的血流通过三尖瓣。同时，超声心动图可对房室大小、室壁厚度和运动、心室功能、PAP、其他瓣膜异常和先天性畸形提供信息。经食管超声有利于检出左心房自发显影及左心房附壁血栓。

彩色多普勒血流显像可实时观察二尖瓣狭窄的高速射流,有利于连续多普勒的正确定向。二尖瓣口脉冲多普勒呈舒张期湍流频谱特征;连续多普勒显示舒张期跨瓣峰值流速升高,压力减半时间延长,跨二尖瓣峰值压差及平均压差升高。轻度二尖瓣狭窄:平均压差小于5 mmHg,PAP 小于 30 mmHg,瓣口面积大于 1.5 cm²;中度二尖瓣狭窄:平均压差 5～10 mmHg,PAP 30～50 mmHg,瓣口面积 1.0～1.5 cm²;重度二尖瓣狭窄:平均压差大于 10 mmHg,PAP 大于 50 mmHg,瓣口面积小于 1.0 cm²。

在评估原发性和人工瓣膜性心脏病时,三维超声心动图优于二维超声心动图,它采用二维图像采集和徒手扫描,图像经离线采集和重建创建三维数据集,使左心室的表面渲染重建。三维 TEE 具有高空间分辨率,可以在任何方向对瓣膜及其周围结构的解剖细节进行极好的可视化,还可为评估瓣膜病的严重程度提供有价值的定量分析。实时3DE 可轻松获取数据,可视化显示心脏的渲染图像,并通过软件研发进行数据处理,应用范围广泛,在心血管疾病的诊断和治疗中具有优势。

4.放射性核素检查

放射性核素血池显像示左心房扩大,显像剂浓聚和通过时间延长,左心室不大。肺动脉高压时,可见肺动脉主干和右心室扩大。

5.右心导管检查

心导管检查可发现右心室、肺动脉及肺毛细血管压力增高,肺循环阻力增大,心排血量减低。穿刺心房间隔后可直接测定左心房和右心房的压力,二尖瓣狭窄早期舒张期跨瓣压力阶差正常,随着病情加重,压力阶差增大,左心房收缩时压力曲线呈高大的 a 波。

(三)治疗

1.一般治疗

风湿热是其主要病因,因而推荐预防性抗风湿热治疗,长期甚至终身使用苄星青霉素 120 万 U,每月肌注一次。轻度二尖瓣狭窄无症状者,无须特殊治疗,但应避免剧烈的体力活动。对于窦性心律患者,如其呼吸困难发生在心率加快时,可使用负性心率药物,如 β 受体拮抗剂或非二氢吡啶类钙通道阻滞剂。窦性心律的二尖瓣狭窄患者,不宜使用地高辛。

如患者存在肺淤血导致的呼吸困难,应减少体力活动,限制钠盐摄入,间断使用利尿药。另外,二尖瓣狭窄也可能并发感染性心内膜炎,因此要注意预防感染性心内膜炎的发生。需要注意的是,尽管二尖瓣狭窄患者无症状期及有轻度症状的时期持续较长,但急性肺水肿可能突然发生,特别是在出现快速性房颤时。因此,当患者突然出现呼吸困难急剧加重时,应当及时就诊,否则可能危及生命。

2.手术治疗

对于中重度二尖瓣狭窄、呼吸困难进行性加重或肺动脉高压者,需通过机械性干预解除二尖瓣狭窄,降低跨瓣压力阶差,缓解症状。年轻患者术后需进行预防风湿热的治疗,直至成年。常用的介入及手术方法有经皮球囊二尖瓣成形术、二尖瓣分离术、人工瓣膜置换术等。

(四)康复

(1)监测心率、心律的变化。

(2)注意口腔卫生,及时处理隐藏的病灶。

(3)注意保暖,尽量避免上呼吸道感染。

(4)卧床时间较长的患者,咳嗽有痰时,需协助其多翻身、拍背、更换体位,以利痰液咳出,并及时给予药物治疗,以免发生肺炎。

(5)定期门诊随访复查。

三、医工交叉展望

PBMV 具有创伤小、操作简单、恢复快和可重复等优点,已成为 MS 患者改善症状、提高生存质量的重要治疗手段。1984 年,日本血管外科医生 Inoue 等首先介绍了单球囊扩张狭窄的二尖瓣,而不需要外科手术,并于 1994 年获得 FDA 认证,迅速在世界各地得到广泛应用。1985 年,我国首次开展了 PBMV,并迅速普及和推广,该技术在20 世纪 90 年代早期得到快速发展。PBMV 的原理是借助球囊扩张的机械力,使瓣叶交界部分的粘连结构分离,非交界部瓣叶延伸及轻微撕裂,从而使瓣口面积扩大,恢复心脏的有效血液循环,改善患者症状。

2014 年 ACC/AHA 心脏瓣膜病管理指南指出:有症状(NYHA 心功能 2~4 级)的中重度二尖瓣狭窄患者,无左心房血栓或中重度的二尖瓣反流,瓣叶情况良好,应优先选择 PBMV。2007 年欧洲心血管协会指南中也有类似的推荐。高龄或者手术风险极大而不能耐受外科手术者,或瓣叶严重畸形者,如不存在左心房血栓且无二尖瓣中、重度反流,可选择 PBMV 作为姑息疗法。参考国际 PBMV 指南,结合中国实际情况,2016 年,我国发布了由盛国太、孙勇教授执笔的《中国经皮球囊二尖瓣成形术指南》,提出 PBMV 适用于大多数有症状的中重度二尖瓣狭窄患者。PBMV 的禁忌证包括:①左心房存在血栓;②中、重度二尖瓣反流;③合并严重的主动脉瓣疾病、严重的器质性三尖瓣狭窄、严重的功能性三尖瓣反流合并瓣环扩大;④合并严重冠状动脉疾病需冠状动脉旁路移植术治疗;⑤严重瓣膜钙化或者交界处钙化。Wilkins 超声心动图评分是应用最为广泛的用来评价二尖瓣形态学特征的技术,可用于评价 PBMV 即刻和随访效果。超声积分小于等于 8 分的患者行 PBMV 取得即刻以及远期良好效果的可能性大。在球囊直径的选择上,遵循球囊直径(mm)=身高(cm)/10+10,作为球囊扩张终点直径。球囊扩张有效性判断:①心尖区舒张期杂音减轻或消失;②左心房平均压小于等于 11 mmHg;③PG 小于等于 8 mmHg为成功,小于等于 6 mmHg 为优;④心脏超声提示瓣口面积达到1.5 cm² 以上为成功,大于等于 2.0 cm² 为优。停止扩张的标准:①交界处完全分离;②瓣口面积大于 1 cm²/m² 体表面积,或瓣口面积大于等于 1.5 cm²;③出现二尖瓣反流,或反流增加 25%。近年来,随着外科二尖瓣置换术的进步和发展,接受外科换瓣手术的患者越来越多,但是国内外指南均明确指出,如果瓣膜条件较好,PBMV 仍是治疗 MS 的首选方法,如效果欠佳,可再行外科手术治疗。目前,PBMV 已相对成熟,但仍有必要进行大量临床研究及观察,继续扩大适应人群,寻找更为精准的扩张终点选择方法,以提高 PBMV 的安全性和效益。

第二节 二尖瓣关闭不全

1.熟悉二尖瓣关闭不全的定义及诊断方法。

2.了解二尖瓣关闭不全的病因、发病机制及临床表现。

3.熟悉二尖瓣关闭不全治疗相关医工结合的现状及进展。

案例

蒋某,男,31岁,因"查体发现心脏杂音9月余"入院。

目前情况:患者9个月前因感冒就诊于当地医院,查体时发现心脏杂音,行心脏超声检查示二尖瓣脱垂伴关闭不全。患者为求进一步诊疗就诊于我院。患者自发病以来,饮食睡眠可,大小便正常,体重未见明显增减。

入院体格检查:体温36.4 ℃,脉搏70次/分,呼吸20次/分,血压148/91 mmHg;双肺呼吸音清,未闻及干湿啰音;心浊音界增大,律齐,二尖瓣听诊区可闻及3/6级收缩期杂音,双下肢无水肿。

辅助检查:①肝肾功、电解质、血脂、甲状腺功能未见异常。②心脏超声:左房56 mm,左室68 mm,二尖瓣瓣环内径41 mm×42 mm,二尖瓣前叶A3区于收缩期脱入左房,可见细小腱索甩动,瓣叶关闭不良,余各组瓣膜结构未见明显异常;收缩期左房内可见分布广泛的二尖瓣返流束;LVEF 56%。心脏超声结论是左心扩大,二尖瓣后叶脱垂并返流(中重度),三尖瓣返流(轻度)。

入院诊断:心脏瓣膜病二尖瓣后叶脱垂并返流(中重度)。

治疗情况:入院后给予抗凝、营养心肌及改善心肌代谢等治疗,排除手术禁忌后于全麻下行二尖瓣机械瓣膜置换术,手术过程顺利,十天后出院。

医工结合点:二尖瓣关闭不全介入治疗被认为是继经导管主动脉瓣置换之后心血管介入治疗最重要的发展方向,全球数以千计的企业、医疗单位投入大量人力和物力进行技术创新和器械的研发。目前,经导管缘对缘修复获得广泛应用及指南的推荐。

思考题

在二尖瓣关闭不全的诊断及治疗中,哪些新技术和新设备的应用明显改善了患者的预后?

案例解析

一、疾病概述

(一)定义

收缩期二尖瓣关闭依赖二尖瓣装置(瓣叶、瓣环、腱索、乳头肌)和左心室的结构和功能完整,其中,任何部分的异常均可导致二尖瓣关闭不全。

(二)病因

在导致二尖瓣关闭不全的原因中,风湿性损害导致的瓣叶病变最为常见,另外还有二尖瓣脱垂综合征、感染性心内膜炎破坏瓣叶。肥厚型心肌病收缩期二尖瓣前叶向前运动、先心病心内膜垫缺损合并二尖瓣前叶裂均可导致二尖瓣瓣叶结构和功能异常。瓣环扩大多见于左室增大或伴左心衰竭,老年患者二尖瓣环退行性变和钙化。腱索病变多是由于先天性或获得性腱索病变(过长、断裂缩短或融合)。乳头肌病变多见于急性心肌梗死合并乳头肌坏死及其他少见原因(脓肿、肉芽肿及淀粉样变等)。

(三)病理生理

二尖瓣关闭不全的主要病理生理变化是左心室每搏喷出的血流一部分反流入左心房,使前向血流减少,同时使左心房负荷和左心室舒张期负荷增加,从而引起一系列血流动力学变化。

1.急性

急性二尖瓣关闭不全时,收缩期左心射出的部分血流经关闭不全的二尖瓣口反流至左心房,左心房容量负荷骤增,致使左心房压和PCWP急剧升高,导致肺淤血及急性肺水肿的发生,且左心室总的心搏量来不及代偿,前向心搏量及心排血量明显减少。反流入左心房的血液与肺静脉至左心房的血流汇总,在舒张期充盈左心室,致左心房和左心室容量负荷骤增,左心室来不及代偿,其急性扩张能力有限,左心室舒张末压急剧上升。

2.慢性

慢性二尖瓣关闭不全时,左心室舒张期容量负荷增加,但通过Frank-Starling机制可使左心室每搏量增加,心搏量明显增加,射血分数维持在正常范围。因此,代偿早期左心室舒张末容量和压力可不增加,此时可无临床症状(即无症状期)。若不合并二尖瓣狭窄,舒张期左心房血液可迅速充盈左心室,左心房压力随之下降,心力衰竭、左心扩大发生较晚,无症状期持续时间较长;如果同时合并二尖瓣狭窄,则心力衰竭、左心扩大发生较早,无症状期持续时间较短。随着病程的延长,左心房接受左心室反流血液,严重的持续过度容量负荷终致左心房压和左心室舒张末压明显上升,内径扩大。当发生失代偿时,每搏量和射血分数下降,肺静脉和PCWP增高,继而发生肺淤血、左心衰竭。晚期出现肺动脉高压,导致右心室肥厚、右心衰竭,终致全心衰竭。

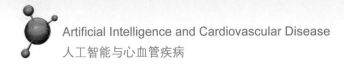

（四）临床表现

1.症状

（1）急性 MR：轻度二尖瓣反流症状较轻。严重反流（如乳头肌断裂）迅速出现急性左心衰，甚至发生急性肺水肿或心源性休克。

（2）慢性 MR：轻度二尖瓣关闭不全可终身无症状，严重反流者早期出现疲乏无力症状，晚期发生呼吸困难。风湿性心脏病无症状期常超过 20 年，一旦出现明显症状，多已有不可逆的心功能损害。二尖瓣脱垂者一般二尖瓣关闭不全较轻，多无症状，严重的二尖瓣关闭不全晚期出现左心衰竭。

2.体征

（1）急性 MR：心尖搏动为高动力型。P2 亢进，心尖部反流性杂音于第二心音前终止，而非全收缩期杂音，低调，呈递减型，不如慢性者响。

（2）慢性 MR：心尖搏动呈高动力型，心界向左下移位。风心病时瓣叶缩短，导致重度二尖瓣不全时，第一心音减弱。二尖瓣脱垂和冠心病第一心音多正常。二尖瓣脱垂时可有收缩中期喀喇音。风心病者（前叶异常者）可闻及全收缩期吹风样高调一贯型杂音，在心尖区最响。杂音可向左腋下和左肩胛下区传导。后叶异常者杂音向胸骨左缘和心底部传导。

（五）并发症

MR 的并发症与 MS 相似，但出现较晚。感染性心内膜炎较多见，栓塞少见。急性 MR 可迅速发生急性左心衰竭甚至急性肺水肿或心源性休克，预后较差。

（六）预后

急性严重反流伴血流动力学不稳定者，如不及时手术干预，死亡率极高。对于慢性二尖瓣关闭不全患者，可在相当长一段时间内无症状，然而一旦出现症状则预后差。单纯二尖瓣脱垂无明显反流及无收缩期杂音者大多预后良好；年龄大于 50 岁，有明显收缩期杂音和二尖瓣反流，瓣叶冗长增厚，左心房和左心室增大者预后较差。多数患者术后症状和生活质量改善，与内科治疗者相比，存活率明显提高。

二、疾病的预防、诊断、治疗和康复

（一）预防

二尖瓣关闭不全的主要病因为风湿性心脏病与感染性心内膜炎，对于风湿性心脏病的预防，与二尖瓣关闭不全相同。目前，研究者认为预防感染性心内膜炎的最有效措施是养成良好的口腔卫生习惯和定期的牙科检查，在任何静脉导管插入或其他有创性操作中都必须严格无菌操作。预防性使用抗生素预防感染性心内膜炎应较以往减少，对已存在心脏疾病的高危感染性心内膜炎患者，可在操作时预防性给予抗生素。

（二）诊断

1.X 线检查

左心房和左心室明显增大，增大的左心房推移和压迫食管。发生肺高压和右心衰时，右心室增大。可见肺静脉充血、肺间质水肿、Kerley B 线、二尖瓣环和瓣叶钙化。

2.心电图检查

慢性二尖瓣关闭不全伴左心房增大多伴有房颤,如窦性心律可见二尖瓣型 P 波,P 波增宽且呈双峰,提示左心房增大。

3.超声心动图检查

M 型超声心动图主要用于测量左心室容量超负荷改变。二维超声心动图可显示二尖瓣装置的形态特征,如瓣叶和瓣叶结构的增厚、缩短和钙化,瓣叶脱垂,瓣环扩大和钙化,赘生物。左心室扩大和室壁矛盾运动等,有助于明确病因。脉冲多普勒可于收缩期在左心房探及高速射流,确诊二尖瓣反流。彩色多普勒血流成像诊断二尖瓣关闭不全的敏感性达 100%,可对二尖瓣反流进行半定量和定量诊断。半定量诊断标准:若反流局限于二尖瓣环附近为轻度 MR,达到左房中部为中度 MR,直达左房顶部为重度 MR。定量标准:轻度 MR 为射流面积小于 4 cm^2,每次搏动的反流量小于 30 mL,反流分数小于30%;中度 MR 为射流面积 4～8 cm^2,每次搏动的反流量小于 30～59 mL,反流分数小于30%～49%;重度 MR 为射流面积大于 8 cm^2,每次搏动的反流量大于 60 mL,反流分数大于 50%。

二维和三维 TEE 是评价患者二尖瓣病理改变是否适合经导管二尖瓣修复术的主要依据。对于继发性二尖瓣关闭不全,满足对合缘高度大于 2 mm,对合缘深度小于 11 mm 者适合进行经导管二尖瓣修复,而左室收缩期末内径大于 70 mm 者则不适合。

（三）治疗

1.一般治疗

急性二尖瓣重度反流时,患者常有心衰症状,甚至发生休克。内科治疗的目的是减少反流量,降低肺静脉压,增加 CO。动脉扩张剂可减低体循环血流阻力,故能提高主动脉输出流量,同时减少二尖瓣反流量和左心房压力。如已发生低血压,则不宜使用动脉扩张剂,而可行主动脉内球囊反搏,在提高体循环舒张压的同时,减低心室后负荷,从而提高前向性 CO。

慢性二尖瓣关闭不全在相当时期内可无症状,此时无须治疗,但应定期随访,重点是预防风湿热及感染性心内膜炎的发生。无症状且为窦性节律的二尖瓣关闭不全患者,如无左心房和左心室的扩张及肺动脉高压证据,其运动没有限制。如左心室明显增大(左心室舒张末内径大于 60 mm),静息时存在左心室收缩功能不全或存在肺动脉高压,则应避免竞技性运动。已有症状的二尖瓣反流,ACEI 已证明能减低左心室容积,缓解症状。血管扩张剂对于慢性二尖瓣关闭不全作用不大,如合并房颤,亦应长期抗凝治疗,INR 目标值同二尖瓣狭窄。

2.手术治疗

手术治疗是治疗二尖瓣关闭不全的根本性措施,应在左心室功能发生不可逆损害之前进行。急性二尖瓣关闭不全应在药物控制症状的基础上,采取紧急或择期手术治疗。慢性二尖瓣关闭不全的手术适应证包括:①重度二尖瓣关闭不全伴 NYHA 心功能分级Ⅲ或Ⅳ级;②NYHA 心功能分级Ⅱ级伴心脏大,左心室收缩末期容量指数(LVESVI)大于30 mL/m^2;③重度二尖瓣关闭不全,LVEF 减低,左心室收缩及舒张末期内径增大,

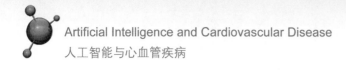

LVESVI 高达 60 mL/m²,虽无症状也应考虑手术治疗。常用的手术方法有二尖瓣修补术和二尖瓣置换术。前者适用于瓣膜损坏较轻,瓣叶无钙化,瓣环有扩大,但瓣下腱索无严重增厚者,手术死亡率低,术后射血分数的改善较好,不需终生抗凝治疗,占所有适合手术患者的 70%。后者适用于瓣膜损坏严重者,其手术死亡率约 5%。

（四）康复

(1)日常生活避免过度的体力劳动及剧烈运动。

(2)健康饮食,养成良好的饮食习惯,限制钠盐摄入。

(3)定期心电图及超声心动图检查。

(4)饮食上注意增加营养,提高抵抗能力。

三、医工交叉展望

外科对二尖瓣关闭不全的治疗主要围绕二尖瓣复合体展开,即瓣膜、瓣环、腱索和乳头肌。从外科角度,经导管治疗二尖瓣反流装置可以分为以下四类:瓣叶成形装置、直接或间接瓣环成形装置、人工腱索置入装置和经导管二尖瓣置换装置。

（一）经导管二尖瓣缘对缘修复（transcatheter edge-to-edge repair of the mitral valve,TEER）

1991 年,意大利医生 Ottavio Alfieri 为 1 例 29 岁的患者实施房间隔缺损外科修复手术,术中发现该患者二尖瓣是双孔型的,仔细研究后发现这样的二尖瓣在功能上也正常。经过长期随访,该患者仍可健康存活,因此,他认为双孔二尖瓣可能是人体的一种正常变异。在这个病例的启发下,他因为在为 1 例腱索断裂、二尖瓣脱垂患者进行二尖瓣修复时,使用传统的外科二尖瓣修复技术均无效,而开始尝试二尖瓣缘对缘缝合式进行修复,该患者在术后复查效果满意、长期预后良好。于是他提出了缘对缘修复技术（edge-to-edge repair）,其核心技术就是将二尖瓣两个瓣叶进行缘对缘缝合,使得在心脏收缩期造成二尖瓣反流的两个瓣叶之间的间隙消失,而在心脏舒张期时二尖瓣变成了双孔而不影响瓣膜的舒张,从而达到治疗反流而不影响瓣膜功能的目的。这种技术操作简单、重复性高且可靠,适合修复一些在当时并不适合进行二尖瓣关闭不全卡尔庞捷修复术（carpentier repair of mitral incompetence）或者实施难度较大的二尖瓣病变,被称作"Alfieri Stitch"。1998 年,Alfieri 团队发表了该技术 5 年随访结果,在纳入的 121 例患者中,部分为前瓣及双瓣叶脱垂的患者,5 年患者生存率为 92.0%±3.1%,免于再手术率为 95.0%±4.8%,验证了该技术中期效果良好。在该篇论文中,Alfieri 就大胆提出,缘对缘修复技术由于技术简单,具有实现导管化的前景。

自 1998 年起,就有许多人着手研发 TEER 器械,Alfieri 自己研发了一种经左心耳穿刺进入的经导管缘对缘修复装置并成功进行动物实验。爱德华公司研发了经静脉穿房间隔实施的二尖瓣缘对缘缝合装置 Mobius 系统。但以上各种装置由于设计上或技术上的缺陷最终未能应用于临床,直到 MitraClip 系统的出现,TEER 才真正走向临床。2003 年,研究者报道了成功的 MitraClip 动物实验。同年,世界上第 1 例使用 MitraClip 系统的经导管二尖瓣修复术亦取得成功。

1.MitraClip 装置(雅培公司,美国)

MitraClip 装置(雅培公司,美国)为目前国际上最成熟的 TEER 器械,也是最成熟的二尖瓣介入治疗器械,目前全球应用已超过 10 万例。该装置主要由夹闭器和导管系统两部分组成。在 TEE 和 X 线的引导下,通过导管置入夹闭器,将二尖瓣前叶中点和后叶中点夹合,形成双孔流出道,从而纠正反流。在 2019 年,美国经导管心血管治疗学研讨会(TCT)报告了经导管二尖瓣修复对 CRT 患者的预后影响研究(COAPT) 3 年研究结果,显示了对于最佳药物治疗后仍有症状的心力衰竭合并重度二尖瓣反流,MitraClip 系统能持续、明显降低患者的死亡率及心力衰竭再住院率(58.8%∶88.1%,$P<0.0014$)。基于该研究结果,2020 年的二尖瓣反流决策路径 ACC 专家共识中,将使用最佳药物治疗仍有症状性的心力衰竭合并重度二尖瓣反流列为 TEER 适应证。同年,ACC/AHA 2020 年心脏瓣膜病管理指南也将此列为ⅡA 类适应证。2020 年 TCT 大会上报告了 MitraClip第三代产品 MitraClip NTR/XTR(图 6-1,目前已经在中国大陆地区上市)用于二尖瓣反流介入治疗的注册研究;MitraClip NTR/XTR 系统治疗严重原发二尖瓣关闭不全患者的上市后真实世界研究(EXPAND 研究)(NCT03502811)的研究进展。该研究显示,MitraClip 第三代产品成功率与老一代产品相比,有效率明显提高,且导管操作时间较既往产品缩短了 1/3(平均 82 min)。目前,MitraClip 已经进入第 4 代,称为"MitraClip G4"系统,目前已获得 FDA 及 CE 认证。新系统提供 4 种夹子尺寸(两种宽度×两种长度),可以单独捕获二尖瓣瓣叶,还可以提供心房压力监测,以实时监测手术效果。

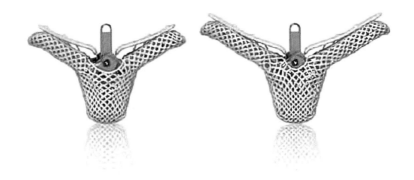

图 6-1　MitraClip 第三代产品 MitraClipNTR/XTR

2.帕斯卡二尖瓣装置(PASCAL 装置)

PASCAL 装置的技术原理与 MitraClip 相同,也是经股静脉穿房间隔的 TEER 器械。它的夹合臂更宽、更长,且可以两边分别夹合,中间具有隔离,可以降低瓣膜张力,其夹合臂锁定方式为弹性自锁定。PASCAL 系统还推出其新一代产品小型号帕斯卡二尖瓣装置(PASCAL Ace),其夹合臂更窄,且没有中间隔离球。

3.一种经心尖二尖瓣夹合器(ValveClamp)(上海捍宇医疗科技有限公司,中国)

ValveClamp 是复旦大学附属中山医院葛均波院士与上海捍宇医疗合作研发的经心

尖 TEER 器械,其器械理念及术式设计均为全球首创。相对于传统经静脉途径的 TEER 器械,该器械拥有多项优势:①心尖入路,操控简便,笔直的输送系统无须调弯,具有一比一的、径直的力学传导,动作的空间转化直接,容易理解,对超声引导的要求也相对较低。②通过夹臂平移捕获瓣叶,捕获面积更大:ValveClamp 的上下夹臂的靠拢是相互平移,而经静脉途径的 TEER 器械采用上夹向下夹摆动方式,故前者的捕获空间更大,容易捕获瓣叶,特别是对于瓣叶间隙大的患者,更显优势。③以小治大,无须二夹:特殊设计的闭合环会产生卷缩效应,4 mm 宽的夹臂产生 8 mm 宽的对合,强大的夹合效应使得需要植入 2 个以上夹子的比例明显降低[ValveClamp 的探索性首次人体临床试验(FIM 试验)中,所有患者均只需植入 1 个夹子],使得手术操作时间,特别是导管操作时间明显缩短,FIM 研究中,导管操作时间仅为(26.8±10.3)min。④单纯超声,减少辐射:单纯超声下即可完成手术,减少医患受放射辐射,减少对 DSA 设备要求,在普通外科手术室中即可完成手术。ValveClamp 这些优势使得其操作时间明显缩短,绝大多数患者导管操作时间短于半小时,为经股静脉 TEER 器械的 1/4。同时,极少的操作按钮、简单的摆动定位使得术者学习曲线明显缩短。2021 年上半年,ValveClamp 已完成上市前临床试验入组(NCT03869164),预计将成为全球首个经心尖的 TEER 器械以及我国首个上市的二尖瓣反流介入治疗器械。

TEER 技术在目前二尖瓣反流介入治疗中证据最充足[一项关于经皮二尖瓣缘对缘修复术治疗二尖瓣关闭不全高危患者的前瞻性研究(EVEREST 研究)、大量上市后注册研究支撑]、应用最广泛,且和其他技术相比,处于遥遥领先的地位。TEER 器械符合医疗器械设计的几个黄金法则:①符合基本医学原理,有外科缘对缘修复技术理论支撑。②植入物少,故对周围组织影响少,如 MitraClip 植入的夹子大小仅不到成人指甲面积的 1/3。③靶点精确,精准针对反流区域进行干预,没有对其他部位组织产生影响。④可以实现导管化,手术微创化。此外,TEER 技术还具有可多次干预、植入多个夹子这一附加优点。

然而,目前 TEER 技术还存在一些缺陷:①经静脉途径 TEER 器械设计及操作相对复杂,学习曲线较长,即使在目前临床实践中,对于一些具有挑战性的病例,经常耗费 3～4 小时在导管操作上才能完成手术。②与外科开胸手术比,效果可能略逊于外科。外科手术是综合性手术,包括瓣环环缩、瓣叶修复、腱索植入等多项技术联用,故其长期效果可能要好于单一的缘对缘技术。③适应证有一定限制,并非所有患者都可行 TEER,如患者存在瓣膜狭窄、瓣膜钙化、裂缺、穿孔、瓣叶短等。

其在未来有以下五个发展趋势:①适应证拓展:包括非主动脉肺动脉病变(A2P2 病变)、外科术后瓣膜衰败、低危患者等。②联合治疗:由于缘对缘修复并不能直接缩小二尖瓣瓣环,研究者早在外科治疗时期就发现,对于合并二尖瓣瓣环明显扩张的患者,绝大部分患者会进行联合瓣环成形手术;同理,TEER 可以配合经皮二尖瓣成形器械如一种经导管瓣环成形术(Cardioband)(爱德华生命科技公司,美国)作为 MR 复发的治疗[或者直接术中进行两者联合一站式治疗,对于二尖瓣反流合并瓣环明显扩张的患者,可以有效减少二尖瓣反流的复发。联合治疗目前仅为少量病例报道,尚无大规模头对头研究。③再次 TEER 治疗，如 TEER 术后复发再次 TEER 手术，作为一种补救性的手段治疗二尖瓣反流的复发，目前已有少量病例报道在 MitraClip 术后或者 PASCAL 术后再次植入 MitraClip 治疗 TEER 术后复发。④TEER 后经导管二尖瓣修复（TMVR）：对于 TEER 术后复发，经导管切断缘对缘连接处，再行二尖瓣瓣膜置换（MVR）。⑤器械设计改进升级：目前，经股静脉的 TEER 仍不是很完美，存在着设计过于复杂、操作不够简便、效果仍有提高空间等缺点，有待于新一代器械的开发。

现有 TEER 器械不断更新迭代，多种新型 TEER 治疗器械陆续用于临床，多项临床试验结果引导 TEER 更加科学规范地运用。同时，TEER 器械也不再都依赖进口，国产 TEER 器械的研发和转化让中国大陆成为二尖瓣介入治疗的新阵地。相信在不久的未来，这片广阔的新阵地上的丰硕成果，将对二尖瓣治疗经验的丰富、治疗技术的成熟做出积极的贡献。

（二）直接或间接瓣环成形装置

1.直接瓣环成形装置

（1）Cardioband 装置（爱德华生命科技公司，美国）：Cardioband 装置在 TEE 和 X 线的引导下通过许多小锚定点将人工瓣环带固定在后瓣环上，再调整人工瓣环带减小二尖瓣环的直径，增强瓣叶的接合度从而纠正 MR。但是，Cardioband 缺乏足够的循证医学证据，需要更多的临床试验进一步验证其安全性和有效性。

（2）经股动脉二尖瓣环缩技术（Mitralign）装置（Mitralign 公司，摩洛哥）：Mitralign 装置以二尖瓣后瓣环褶皱为依据，从股动脉入路，逆行经过主动脉进入左心室和左心房，将成对的毛毡片放置在瓣环的两端，以减小环的直径，从而降低 MR。但是由于 MR 量降低幅度无法与先前所述的装备相提并论，并且二尖瓣环重塑仅限于小面积，使得 Mitralign 应用于临床治疗受限。

（3）Arto 装置（MVRx 公司，美国）：Arto 装置主要由两个锚定器以及一条长度可调节的线组成，两个锚定器通过静脉入路分别锚定在静脉窦以及房间隔上，通过调整锚定器之间线的长度，缩小二尖瓣环的前后径从而减少反流。目前，Arto 临床试验的数量比较有限，其安全性以及有效性还需要更多的临床试验来验证。

（4）Millipede IRIS 装置（Millipede 公司，美国）：Millipede IRIS 装置是由镍钛合金制成的半刚性闭合环。8 个螺旋形锚定器连接在环的底部，每个锚定器都可以独自旋转并直接连接到二尖瓣环上，通过缩小瓣环减少 MR。另外，Millipede IRIS 装置可以与 MitraClip 装置一同使用来治疗 MR。该装置的导管系统以及成像装置正在不断改进，未来将会在二尖瓣的导管介入治疗中发挥更积极的作用。

2.间接瓣环成形装置

Carillon 装置（Cardiac Dimensions 公司，美国）在 X 线的指导下，经颈内静脉到达右心房，进入冠状窦后展开，通过缩短置入后的装置长度即可缩短二尖瓣环的直径，从而减少 MR。

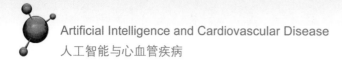

（三）人工腱索置入装置

1.NeoChord 装置（NeoChord 公司，美国）

NeoChord 装置是用于治疗由二尖瓣脱垂或连枷导致的原发性 MR 装置。NeoChord 在 TEE 的引导下经心尖入路进入左心室，一端连接二尖瓣，另一端连接左心室心肌，形成人工腱索固定于心室壁，从而改善 MR 程度。

2.膨体聚四氟乙烯结节植入装置（TSD-5）装置（Harpoon 医药公司，加拿大）

TSD-5 装置的使用原理同 NeoChord 装置相似，在左胸壁上做一小切口，在 TEE 或者 X 线的引导下，从切口进入，穿过心尖到达左心室，植入人工腱索，调整腱索长度后固定于心室壁。相较于外科手术，TSD-5 装置具有创伤性小，手术并发症少等优点，这些都使得 TSD-5 装置可能会成为二尖瓣反流手术的重要补充。

3.MitraStitch 装置

MitraStitch 装置是由国内自主研发的装置，通过在左胸壁上做一小切口，在 TEE 的引导下经心尖植入人工腱索。该装置结合人工腱索植入与缘对缘技术，对治疗原发性 MR 以及继发性 MR 均有效。由于临床试验的数量少，其安全性及有效性有待进一步验证。

（四）经导管二尖瓣置换装置

二尖瓣疾病具有复杂性以及异质性，由于二尖瓣解剖学变化各异，加上患者自身情况差异，上述的经导管二尖瓣修复装置难以应对各种情况。近年来，经导管二尖瓣置换术（transcatheter mitral valve replacement，TMVR）的发展为解决 MR 提供了新的治疗思路。TMVR 与经导管二尖瓣修复相比，具有若干理论优势，TMVR 能够可预见地降低 MR，并且，与外科手术技术相比，TMVR 侵入性可能更低。截至目前，约有超过 20 种 TMVR 人工瓣膜正在研发中，Tendyne、Interpid、Tiara、Fortis 及 CardiAQ 这 5 种瓣膜较为成熟且已有早期临床研究结果。所有人工瓣膜都包括一个自膨式框架（通常为镍钛合金）以及 3 叶瓣异种生物瓣膜，异种生物瓣膜通常为牛或猪的心包。目前尚缺乏对不同人工瓣膜临床疗效的比较研究，常用的 TMVR 人工瓣膜详见表 6-1。

表 6-1　常用的 TMVR 人工瓣膜

装置名称	形状	途径	适应证	瓣叶材料	首次人体试验时间	成功率/%(n)	30天全因死亡率/%	其他特点	图形
CardiAQ	圆彩	经心尖，经房间隔	原发或继发 MR	牛心包	2012 年	92(13)	54	瓣膜位于瓣环上方，避免了左室流出道梗阻（LVOTO）	
Tiara	"D"形	经心尖	原发或继发 MR	牛心包	2014 年	84(19)	16	3 个锚定器	

续表

装置名称	形状	途径	适应证	瓣叶材料	首次人体试验时间	成功率/%(n)	30天全因死亡率/%	其他特点	图形
Tendyne	"D"形（外），四形(内)	经心尖	继发 MR	猪心包	2014 年	96(100)	50	世界范围内最大的临床试验	
Intrepid	圆彩	经心尖	继发 MR	牛心包	2014 年	98(50)	14	瓣膜边缘柔软,利于成像	
Caisson	"D"形	经房间隔	原发或继发 MR	猪心包	2016 年	80(5)	25	—	
Highlife	圆形	经心尖(固定环经股动脉)	继发 MR	牛心包	2017	83(6)	33	—	

CardiAQ 系统由自膨式镍钛合金框架和 3 个牛心包瓣叶构成,心房和心室面均有聚四氟乙烯膜覆盖,以增加生物相容性,尽量减少瓣周漏。该框架接合并保持自身瓣下装置,并具有 40 mm 锚定区域和 30 mm 流入区域,该对称的设计不需要旋转对准。瓣膜高于瓣环位置,旨在缩小心室内装置体积,从而降低 LVOTO 发生率。流入道部分添加一条额外织物带,可进一步增强该系统在心室手术张力下保持稳定。瓣膜植入可以经心尖或经房间隔入路,该装置不可回收。第一代 CardiAQ 系统于 2012 年首次完成人体植入。

Tiara 系统由自膨式镍钛合金框架和 3 个牛心包瓣叶组成。心房部分的裙边是专门设计,以适于鞍形二尖瓣环结构。该装置成型为"D"形,以适应自体二尖瓣环。目前,该装置有2个尺寸,35 mm 瓣膜的内径尺寸为 30 mm 和 35 mm(面积为 6.3～9.2 cm^2),40 mm瓣膜的内径尺寸为 34.2 mm 和 40 mm(面积为 9.0～12.0 cm^2)。采用经心尖入路植入装置,且不可回收。

Tendyne 系统由双框架设计的自膨胀镍钛合金制成。假体内框架为圆形,支撑 3 叶猪心包瓣膜,有效孔面积大于 3.2 cm^2。瓣膜由戊二醛处理的 3 叶猪心包缝制,"D"形设计,符合二尖瓣口的解剖学形状。除了瓣膜外,该系统有一密封垫固定于心尖部,以防支架瓣膜移位。瓣膜设计适合二尖瓣环,并可适应广泛的尺寸。该装置经心尖途径植入,释放后也能完全回收,并重新调整位置。

Intrepid 系统为 3 叶牛心包瓣,内置自膨式镍钛合金支架,为双层结构设计,内置圆形内支架,外固定环与瓣膜结构相适应。外固定环设计适应自身二尖瓣环变异性,使得在整个心动周期中瓣膜不受影响。正在研究中的外支架的 3 个尺寸为 43 mm、46 mm、50 mm。圆形内支架内置一 27 mm 瓣膜,无须旋转对准或寻找瓣叶。Intrepid 系统目前仅被设计用于经心尖入路,并有心尖导入鞘(带扩张器)和液压驱动输送导管。

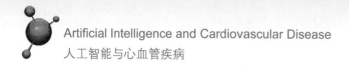
Caisson 系统由 2 个主要部件锚固定系统及带 3 叶猪心包瓣膜的自膨式镍钛合金框架组成,框架嵌套在锚固定系统内。锚固定系统为"D"形设计,是定位自身瓣环的基础。自膨式镍钛合金结构瓣膜和锚固定系统均可回收。Caisson 系统经股动脉途径 31 F 输送系统输送。

Highlife 系统由瓣膜装置和亚环移植物组成。瓣膜装置包括 31 mm 镍钛合金框架和具有预制槽的三叶牛心包瓣膜,亚环移植物由聚合物组成,在假体周围起到环形封闭的作用,以避免瓣膜移位进入左心室。亚环结构通过经股动脉逆行植入,瓣膜假体通过经心尖或经心房途径植入。

NaviGate 系统是一种自膨式瓣膜,由镍钛合金支架框架组成,可经心房、经心尖或经房间隔植入。

TMVR 正逐渐成为治疗严重二尖瓣狭窄患者(具有高风险或禁止性手术风险)的新选择。虽然人工二尖瓣装置的复杂性和疾病异质性给 TMVR 带来了诸多挑战,但早期多例患者的治疗经验已证明 TMVR 具有初步可行性。目前,多个 TMVR 二尖瓣装置的有效性和安全性正在进一步通过临床试验评估。随着导管技术和瓣膜制造工艺的发展,更加优化的 TMVR 二尖瓣装置和临床结果必将出现,为患者带来更加优化的治疗方案。

第三节　主动脉瓣狭窄

学习目的

1.熟悉主动脉瓣狭窄的定义及诊断方法。

2.了解主动脉瓣狭窄的病因、发病机制及临床表现。

3.熟悉主动脉瓣狭窄治疗相关医工结合技术的现状及进展。

案例

李某,男,45 岁,因"查体发现主动脉瓣狭窄 6 年余,胸闷胸痛 2 年余,加重 2 周"入院。

目前情况:患者 6 年前健康查体时发现主动脉瓣狭窄,未处理。2 年前患者无明显诱因出现胸闷胸痛,活动后加重,口服"倍他乐克、阿司匹林、丹参滴丸",症状无缓解。2 周前自觉症状加重,于当地医院行心脏彩超检查,结果显示:节段性室壁运动不良,左室肥厚,主动脉瓣退行性变并重度狭窄,二尖瓣返流(中重度),三尖瓣及主动脉瓣返流(轻度)。冠脉造影:左前降支(LAD)多发迂曲钙化,最重处 90%,血流分级(TIMI)为血流 3 级,左回旋支动脉(LCX)弥漫性钙化,右冠状动脉(RCA)内膜不光滑,可见钙化,近段狭窄 50%。现患者为求进一步诊疗就诊于我院。患者自发病以来,饮食睡眠可,大小便正常,体重未见明显增减。

入院体格检查:体温 36.2 ℃,脉搏 77 次/分,呼吸 20 次/分,血压 128/72 mmHg;双肺呼吸音清,未闻及干湿啰音;心浊音界不大,律齐,主动脉瓣听诊区可闻及响亮粗糙的收缩期喷射样杂音,双下肢无水肿。

辅助检查:①肝肾功、电解质、甲状腺功能未见异常。②心脏超声:左房 43 mm,左室 45 mm,主动脉瓣瓣环内径 21 mm,主动脉瓣成三叶式,瓣叶增厚,回声增强,开放受限,余各组瓣膜结构未见明显异常;收缩期主动脉瓣前向血流加速,CW 测得最大压差为 149 mmHg,平均压差为 93 mmHg,最大血流速度为 609 cm/s,连续方程法估测主动脉瓣瓣口面积 0.44cm^2;LVEF 62%。心脏超声结论是主动脉瓣病变,主动脉瓣狭窄(重度)并返流(轻度),主动脉瓣及二尖瓣硬化,左室肥厚,左房扩大,二尖瓣返流(中度),三尖瓣返流(轻度)。

入院诊断:①冠心病,不稳定心绞痛。②心脏瓣膜病,主动脉瓣狭窄(重度),主动脉瓣及二尖瓣硬化。

治疗情况:入院后给予抗血小板、调脂、改善冠脉循环、降压等治疗,排除手术禁忌后于全麻下行冠脉支架植入术与经导管主动脉瓣置换术(transcatheter aortic valve implantation,TAVI),手术过程顺利,四天后出院。

医工结合点:主动脉瓣狭窄是常见心脏瓣膜病,且发病率随着年龄增加而逐渐增高。近年来,经导管主动脉瓣置换术已成为心血管介入治疗重要的发展方向。对于不同口径及材质的瓣膜支架系统的选择,与患者术后早期血流动力学表现、并发症以及生存率密切相关。

思考题

在主动脉瓣狭窄的诊断及治疗中,哪些新技术和新设备的应用明显改善了患者的预后?

案例解析

一、疾病概述

(一)定义

主动脉瓣狭窄指左心室收缩期射向主动脉的血流因局部瓣膜阻塞而受阻,AS 主要累及左心室。成人主动脉瓣口大于等于 3.0 cm^2,当瓣口面积减小为 1.5 cm^2 时,收缩期仍无明显 PG,为轻度狭窄。当主动脉瓣口面积减小为 1.0 cm^2 时为中度狭窄。当主动脉瓣口小于 1.0 cm^2 时左心室收缩压明显升高,PG 显著,为重度狭窄。

(二)病因

主动脉狭窄与风心病、先天性畸形、老年退行性钙化相关,临床上几乎没有单纯的风湿性主动脉狭窄,大多数 AS 伴有关闭不全和二尖瓣损害。此外,先天性二叶瓣畸形也会导致 AS。65 岁以上患有退行性老年钙化性主动脉瓣狭窄的老年人会伴有二尖瓣的钙

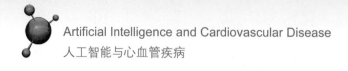

化,说明老年退行性钙化也会导致 AS 的发生。

（三）病理生理

主动脉狭窄主要的病理改变是主动脉瓣口狭窄引起左心室压力负荷增加,导致左心室壁向心性肥厚,以维持正常室壁应力和左心室心排血量,长期的左室壁应力加重心肌缺血和纤维化,导致左心室功能衰竭。

（四）临床表现

1.症状

（1）呼吸困难:呼吸困难包括劳力性呼吸困难、夜间阵发性呼吸困难、端坐呼吸、急性肺水肿。

（2）心绞痛:心绞痛常由运动诱发,休息后缓解。

（3）晕厥或接近晕厥:晕厥或接近晕厥见于 1/3 的有症状者,多发生于直立、运动中或运动后,少数在休息时发生,由脑缺血引起。运动时周围血管扩张,而狭窄的主动脉瓣口受限制,心排血量相应增加;运动加重心肌缺血,使左心室收缩功能减低,心排血量减少;运动时左心室收缩压急剧增高可过度激活室内压力感受器,使外周 SVR 下降;运动后即刻发生晕厥或接近晕厥者,为突然体循环静脉回心血量减少,左心室 CO 严重不足导致;休息时晕厥是因为心律失常（房颤、室颤）导致心排血量下降,以上均为晕厥诱发原因。

（4）胃肠道出血:胃肠道出血见于严重主动脉瓣狭窄者,可能是由血管发育不良、血管畸形所致,较常见于老年主动脉瓣钙化。

（5）血栓栓塞:血栓栓塞多见于老年钙化性主动脉瓣狭窄患者。栓塞可发生在脑血管、视网膜动脉、冠状动脉和肾动脉。

（6）其他症状:晚期可出现心排血量降低的各种表现,如明显的疲乏、虚弱、周围性紫绀,亦可出现左心衰竭的表现,如端坐呼吸、阵发性夜间呼吸困难和肺水肿。严重肺动脉高压后右心衰竭表现,如体静脉高压、肝脏肿大、心房颤动、三尖瓣返流等。

2.体征

（1）心脏听诊:胸骨右缘第 2 肋间可听到粗糙、响亮的喷射性收缩期杂音,先递增后递减,第一心音后出现,收缩中期达到最响,以后渐减弱,主动脉瓣关闭（第二音）前终止,常伴有收缩期震颤,吸入亚硝酸异戊酯后杂音可增强。杂音向颈动脉及锁骨下动脉传导,有时向胸骨下端或心尖区传导。通常杂音越长,越响,收缩高峰出现越近,提示主动脉瓣狭窄越严重。合并心力衰竭时,通过瓣口的血流速度减慢,杂音变轻而短促,可闻及收缩早期喷射音,尤其在先天性非钙化性主动脉瓣狭窄多见,瓣膜钙化僵硬后此音消失。瓣膜活动受限或钙化明显时,主动脉瓣第二心音减弱或消失,亦可出现第二心音逆分裂。常可在心尖区闻及第四心音,提示左心室肥厚和舒张期末压力升高。左心室扩大和衰竭时可听到第三心音（舒张期奔马律）。

（2）其他体征:严重 AS 时,由于心排血量减低,收缩压降低,脉压减小,脉搏可表现为平而弱。老年患者常伴主动脉粥样硬化,故收缩压降低不明显。心脏浊音界可正常,心力衰竭时向左扩大。心尖区可触及收缩期抬举样搏动,左侧卧位时可呈双重搏动,第一次为心房收缩以增加左室充盈,第二次为心室收缩,持续而有力。心底部、锁骨上凹和颈动脉可触到收缩期震颤。

（四）并发症

(1)充血性心力衰竭:50%～70%的患者死于充血性心力衰竭。

(2)栓塞:多见于老年钙化性 AS,以脑栓塞多见,主要与合并升主动脉或颈动脉斑块有关。

(3)感染性心内膜炎。

(4)猝死:有症状的 AS 猝死风险升高。

(5)主动脉急性并发症:合并主动脉瘤患者,可有升高的主动脉破裂和夹层风险。

（五）预后

无症状者,存活率与正常群体相似,3%～5%的患者可发生猝死。出现三联征提示预后不良,若不行手术治疗,有心绞痛者,约 50% 在 5 年内死亡。出现晕厥的患者,约 50%在3 年内死亡。出现充血性心力衰竭的患者,约半数在 2 年内死亡。成功的经皮主动脉瓣置换术能将 1 年内死亡率从 50%降到 30%。

二、疾病的预防、诊断、治疗和康复

（一）预防

主动脉狭窄的主要病因有先天性畸形、老年性主动脉瓣钙化和风湿性心脏病。主动脉瓣狭窄的程度可随年龄的增加而增加,儿童或青年时期的轻度狭窄,到成年或老年期可发展成严重的狭窄,故对暂无症状者应每隔半年至一年定期随访检查,出现症状时须及时就医并进行有效治疗。老年性主动脉瓣钙化与冠心病相似,与冠状动脉钙化相关性极高,患者应积极治疗高血压、糖尿病等原发疾病,改善饮食结构,忌高蛋白、高脂饮食,他汀类药物可延缓退行性钙化主动脉狭窄的进展。

（二）诊断

1.X 线检查

心影正常或左心室轻度增大,左心房可能轻度增大,升主动脉根部常见狭窄后扩张。在侧位透视下可见主动脉瓣钙化。晚期可有肺淤血征象。

2.心电图检查

重度狭窄者有左心室肥厚伴 ST-T 继发性改变和左心房大。可有房室阻滞、室内阻滞(左束支阻滞或左前分支阻滞)、心房颤动或室性心律失常。

3.超声心动图检查

主动脉瓣是主动脉根部结构之一。M 型超声心动图诊断本病缺乏特异性且不敏感,二维超声心动图探测主动脉瓣异常十分敏感,有助于显示瓣叶数目、大小、增厚、钙化,收缩期呈圆拱状的活动度、交界处融合、瓣口大小和形状及瓣环大小等瓣膜结构,有助于确定狭窄的病因,但不能准确定量狭窄程度。用连续多普勒测定通过主动脉瓣的最大血流速度,可计算出平均跨膜压差、峰跨膜压差以及瓣口面积,所得结果与心导管检查相关良好。超声心动图还提供心腔大小、左室肥厚及功能等多种信息。RT-3D-TEE 在主动脉瓣疾病的诊断和治疗中发挥着重要作用,可准确、重复地测量主动脉瓣环的直径以及主动脉瓣环与冠状动脉口之间的距离,与多层螺旋 CT 的检测结果具有良好的相关性,有助于判断主动脉瓣狭窄时主动脉根部的几何形状,并可采用平面测量法准确测量主动脉瓣和左心室流出道的面积。既往研究表明,通过将三维参数(即平面化左室流出道面积和三维导出的 SV 定量)代入连续性方程,可间接用于主动脉瓣面积的测量,避免对主动脉瓣面积进行基于几何假设的二维估计。

4.心导管检查

当超声心动图不能确定狭窄程度并考虑人工瓣膜置换时,应行心导管检查。心导管检查最常用的方法是通过左心双腔导管同步测定左心室和主动脉压,或用单腔导管从左心室缓慢外撤至主动脉,连续记录压力曲线。如左心导管难以通过狭窄的主动脉瓣口,则可取右心导管经右心穿刺室间隔进入左室与主动脉内导管同步测压。计算左心室-主动脉收缩期峰值压差。根据所得压差可计算出瓣口面积。瓣口面积大于 $1.0~cm^2$ 为主动脉轻度狭窄,$0.75\sim10~cm^2$ 为中度狭窄。如以压差判断,平均压差大于 50 mmHg 或峰压差达 70 mmHg 为主动脉瓣重度狭窄。

(三)治疗

1.一般治疗

主动脉瓣狭窄时内科主要的治疗是预防感染性心内膜炎。无症状者无须治疗,应定期随访。轻度狭窄者每 2 年复查一次,体力活动不受限制;中度及重度狭窄者应避免剧烈体力活动,每 6～12 个月复查一次。一旦出现症状,即需手术治疗。心力衰竭患者等待手术过程中,可慎用利尿剂以缓解肺充血。出现房颤,应尽早电转复,否则可能导致急性左心衰竭。ACEI 及 β 受体拮抗剂不适用于主动脉瓣狭窄患者。

2.手术治疗

凡出现临床症状者,均应考虑手术治疗。若不做主动脉瓣置换,3 年死亡率可达75%。主动脉瓣置换后,存活率接近正常。手术治疗方法主要包括人工瓣膜置换术、直视下主动脉瓣分离术、经皮主动脉瓣球囊成形术、经皮主动脉瓣置换术等。

人工瓣膜置换术为治疗成人主动脉瓣狭窄的主要方法,手术主要指征为重度狭窄伴心绞痛、晕厥或心力衰竭症状的患者。无症状患者,若伴有进行性心脏增大和(或)左心室功能进行性减退,活动时血压下降,也应考虑手术。手术死亡率小于 5%,手术的远期预后优于二尖瓣疾病和主动脉瓣关闭不全的换瓣。

直视下主动脉瓣分离术适用于儿童和青少年的非钙化性先天性主动脉瓣严重狭窄,甚至包括无症状者。

经皮主动脉瓣球囊成形术是指经股动脉逆行将球囊导管推送至主动脉瓣,用生理盐水与造影剂各半的混合液体充盈球囊,裂解钙化结节,伸展主动脉瓣环和瓣叶,解除瓣叶和分离融合交界处,减轻狭窄和症状。其优点是无须开胸,创伤小、耗资低,近期疗效与直视下主动脉瓣分离术相仿,但不能降低远期死亡率,且操作死亡率为 3%,1 年死亡率为 45%。

自 2002 年首例患者接受经皮主动脉瓣置换术以来,目前全球已有超过 1 万个患者获益。此手术可以通过两种途径进行:一是经股动脉穿刺途径把人工瓣膜输送到原来瓣膜位置,扩张以后取代原来的瓣膜行使正常功能;二是经胸部切开一个小的切口,通过心尖直接把人工心脏瓣膜植入,该法手术风险较高且成功率低。目前,经皮主动脉瓣置换术还不是治疗主动脉瓣狭窄的首选方法,在一些不适合外科手术的高危患者中(如极高龄、慢性肺部疾病、肾衰竭、贫血、肿瘤),它的出现无疑是这类患者的福音。

（四）康复

(1)注意口腔卫生,预防感染,及时处理隐藏的病灶。

(2)注意保暖,尽量避免上呼吸道感染。

(3)卧床时间较长的患者,咳嗽有痰时,需协助其多翻身,拍背,更换体位,以利痰液咳出。并及时给予药物治疗,以免发生肺炎。

(4)定期门诊随访复查。

三、医工交叉展望

主动脉瓣狭窄是常见心脏瓣膜病。近年来,经导管主动脉瓣置换术已成为治疗严重AS的主要方式。瓣膜系统通常分为球囊可膨胀瓣膜和自膨胀瓣膜,目前广泛使用的是Edwards SAPIEN球囊可膨胀瓣膜和Medtronic Corevalve/Evolut自膨胀瓣膜。

（一）球囊可膨胀经导管心脏瓣膜（balloon-expandable transcatheter heart valve,BE-THV）

1.第1代BE-THV

Edwards SAPIEN系统是第1代BE-THV,由连接在不锈钢框架上的3瓣牛心包组织组成,23 mm瓣膜须用22 F输送鞘,26 mm瓣膜须用24 F输送鞘。因第1代SAPIEN瓣膜输送鞘较大,可经股动脉入路或经心尖入路置于主动脉瓣。

2.新一代BE-THV

新一代BE-THV由SAPIEN XT和SAPIEN 3组成。

(1)SAPIEN XT-THV:SAPIEN XT-THV由牛心包小叶缝合至钴铬框架上,该框架支持小尺寸输送系统,且支撑力更好,聚对苯二甲酸乙二醇酯裙位于框架较低部分以减少瓣周漏。通过可膨胀14 F(用于20、23和26 mm瓣膜)或16 F(用于29 mm瓣膜)输送鞘进行输送。

(2)SAPIEN 3-THV:SAPIEN 3-THV同样包括钴铬框架及聚对苯二甲酸乙二醇酯裙,但与SAPIEN XT-THV相比,其输送轮廓和密封裙更低,其瓣膜由Edwards Commander™输送系统输送,具有14 F(用于≤26 mm瓣膜)和16 F(用于29 mm瓣膜)可膨胀式输送鞘,可最大限度减少血管并发症。开放式细胞几何形状的低框架设计允许其进入冠状动脉,可使瓣膜在植入初期即与周围组织结合。SAPIEN 3-THV传送系统有3个标记,可在部署前对瓣膜进行跨环定位。

（二）自膨胀经导管心脏瓣膜（self-expanding transcatheter heart valve,SE-THV）

1.第1代SE-THV

CoreValve系统是最早的SE-THV,由自膨胀3翼超环型猪心包组织和镍钛框架构

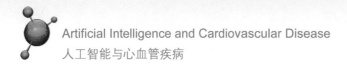
成,具有可控和缓释的自膨胀输送系统,可无需快速起搏瓣膜而重新定位。

2.Evolut R-THV

新一代设备 Evolut R-THV 在保持裙高的同时降低假体整体高度并延长其长度,且传输系统内置鞘管,总体直径降至 14 F。该传输系统的 1:1 扭矩响应使瓣膜定位更加准确,环形密封性能良好。该瓣膜系统可重新定位及更换瓣膜,能在瓣膜假体完全展开前取出,并可用于因瓣膜受压致急性冠状动脉阻塞的患者。

3.Evolut Pro-THV

Evolut Pro-THV 为最新一代 SE-THV,与 Evolut R-THV 相比,Evolut Pro-THV 外部心包膜体积增大,以增加与解剖结构的表面接触并减少瓣周漏,同时具有保留低输送轮廓,重新捕获及定位等优点。其 EnVeoR 输送系统内置鞘管直径低于 16 F。目前常用 23 mm、26 mm、29 mm 和 34 mm Evolut pro-THV,但 34 mm 瓣膜尚未用于临床。

4.Lotus-THV

Lotus-THV 为机械自膨胀瓣膜,由带有牛心包小叶的镍钛合金组成,在瓣膜假体完全膨胀并锁定于最终位置后仍能重新定位或完全取回,植入过程无须快速起搏,瓣膜在植入早期即可保持血液动力学稳定,且其聚合物外部自适应密封设计可最大限度减少瓣周漏的发生。

随着 TAVI 的快速发展,瓣膜系统逐渐得到改进。尽管瓣膜置换后仍存在瓣周漏、卒中等手术相关并发症,但发生率逐渐降低。国产 THV 亦逐渐发展,但关于国产瓣膜的临床研究较少,与国外瓣膜之间的比较更为欠缺,而关于不同瓣膜假体之间 TAVI 术后并发症及长期预后的研究仍待完善。相信随着瓣膜系统日益优化,TAVI 术后并发症会逐步减少,使更多 AS 患者受益。

第四节 主动脉瓣关闭不全

学习目的

1.熟悉主动脉瓣关闭不全的定义及诊断方法。

2.了解主动脉瓣关闭不全的病因、发病机制及临床表现。

3.熟悉主动脉瓣关闭不全治疗相关医工结合的现状及进展。

案例

患者,王某,男,74 岁,因"发作性心前区不适半年余"入院。

目前情况:患者半年前无明显诱因出现发作性心前区不适,无心慌、胸闷,无恶心、呕吐、头晕等,就诊于当地,诊为"冠心病、心律失常",给予曲美他嗪口服,效果尚可。4 个月前为求进一步诊疗,就诊于某医院,行心脏超声,结果显示:主动脉瓣病变主动脉瓣轻度狭窄合并中重度返流,二尖瓣中重度返流,三尖瓣轻度返流。现患者为求手术治疗就诊于我院。患者自发病以来,饮食睡眠可,大小便正常,体重未见明显增减。

入院体格检查:体温 36.5 ℃,脉搏 75 次/分,呼吸 18 次/分,血压 170/65 mmHg;双肺呼吸音清,未闻及干湿啰音;心浊音界不大,律齐,主动脉瓣听诊区可闻及舒张期叹息样杂音,双下肢无水肿。

辅助检查:①肝肾功、电解质、血脂、甲状腺功能未见异常。②心脏超声:左室 57 mm,主动脉瓣瓣环内径 23 mm,主动脉瓣成三叶式,瓣叶略增厚,回声增强,以右冠瓣与无冠瓣交界处为著,开放正常,关闭时中间可见缝隙;二尖瓣前叶略增厚,启闭未见明显异常,余各组瓣膜结构未见明显异常;舒张期左室流出道内可探及广泛的主动脉瓣返流束,LVEF 为 61%。心脏超声结论是主动脉瓣返流(重度)、二尖瓣返流(轻中度)、三尖瓣返流(轻度)。

入院诊断:心脏瓣膜病、主动脉瓣返流(重度)、二尖瓣返流(轻中度)。

治疗情况:入院后给予利尿、营养心肌等治疗,排除手术禁忌后于全麻体外循环下行主动脉瓣置换术,术中予以缝合置换 21 号圣犹达环上生物瓣,手术过程顺利,5 天后出院。

医工结合点:对于严重的主动脉瓣关闭不全患者,可行外科主动脉瓣置换术或经导管主动脉瓣置换术,机械瓣和生物瓣均可通过外科手术植入人体,而介入手术只能使用生物瓣。相较于介入瓣,外科手术术后患者瓣膜的长期耐久性更强,最长研究年限达 30 年,而 TAVI 术后缺乏长期的随访数据。因此,在瓣膜的选择上需要综合考虑患者的年龄、严重程度等因素。

思考题

在主动脉瓣关闭不全的诊断及治疗中,哪些新技术和新设备的应用明显改善了患者的预后?

案例解析

一、疾病概述

(一)定义

主动脉瓣关闭不全指心脏舒张期主动脉内的血液经病变的主动脉瓣反流入左心室,左室前负荷增加,导致左室扩大和肥厚。

(二)病因

主动脉瓣关闭不全多由主动脉瓣及(或)主动脉根部疾病所致,急性 AR 和慢性 AR 的病因有所不同。

1.急性

急性主动脉瓣关闭不全常见病因包括感染性心内膜炎所致主动脉瓣膜穿孔或瓣周

脓肿、创伤、主动脉夹层及人工瓣撕裂。急性 AR 主要累及左心室。

2.慢性

慢性主动脉瓣关闭不全常见于主动脉疾病,约 2/3 的 AR 为风心病所致。感染性心内膜炎可导致瓣叶破损或穿孔。主动脉瓣先天性畸形包括二叶主动脉瓣、室间隔缺损时由于无冠瓣失去支持而引起 AR。主动脉瓣黏液样变性及强直性脊柱炎等疾病也可导致主动脉瓣病变。某些疾病可诱发主动脉根部扩张,梅毒性主动脉炎、马方综合征(Marfan 综合征)、特发性升主动脉扩张、严重高血压和(或)动脉粥样硬化致升主动脉瘤时也可加重 AR。

(三)病理生理

主动脉瓣关闭不全是一种常见的心脏瓣膜病,其病理也因 AR 发生的急慢而不同。

1.急性

在急性 AR 中,如反流量大,左心室的急性代偿性扩张适应容量过度负荷的能力有限,左心室舒张压急剧增高,导致左心房压上升和肺淤血,甚至肺水肿。

2.慢性

在慢性 AR 中,左心室扩张,不至于因容量负荷过度而明显增加左心室舒张末压,心室重量大大增加使左心室壁厚度与心腔半径的比例不变,室壁应力维持正常。另一有利代偿机制为运动时外周阻力降低和心率增快伴舒张期缩短,使反流减轻。以上诸因素使左心室功能长期代偿,失代偿期心室收缩功能降低,甚至发生左心衰竭。

(四)临床表现

1.症状

(1)急性 AR:轻者可无症状;重者出现急性左心衰竭和低血压。

(2)慢性 AR:慢性 AR 患者可多年无症状,甚至可耐受运动。最先的主诉与心搏量增多有关,如心悸、心前区不适、头部强烈搏动感等症状。晚期出现左心衰竭表现。

2.体征

(1)急性 AR:急性 AR 患者收缩压、舒张压和脉压正常,或舒张压稍低、脉压稍增大,无明显周围血管征,心尖搏动正常,常见心动过速。主动脉瓣舒张期杂音较慢性 AR 者短和调低。

(2)慢性 AR:心尖搏动增强,向左下移位,呈抬举性,心浊音界向左下扩大。慢性 AR 患者可有外周血管体征,包括水冲脉、枪击音、杜若兹埃双重杂音征(Duroziez 征)、毛细血管搏动(Qumcke 征)及点头征(DeMusset 征)。听诊可闻及 A2 减弱或消失,心底部可闻及收缩期喷射音。高调叹气样递减型舒张早期杂音,坐位前倾和深呼气时更易听到,杂音为乐音性时,提示瓣叶脱垂、撕裂或穿孔。常在心尖区听到舒张早中期杂音(Austin-Flint 杂音),需要与器质性二尖瓣狭窄的杂音相鉴别。

(五)并发症

充血性心力衰竭见于晚期 AR,为本病主要死因;猝死见于有症状的 AR;急性主动脉综合征多见于马方综合征;感染性心内膜炎及栓塞少见。

(六)预后

急性重度主动脉瓣关闭不全如不及时手术治疗,常死于左心衰竭。慢性者无症状期长，一旦出现症状，病情便迅速恶化，心绞痛者 5 年内死亡率为 50%，严重左心衰竭者 2 年内死亡率为 50%。重度主动脉瓣关闭不全者经确诊后内科治疗 5 年存活率为 75%，10 年存活率为 50%。术后存活者大部分有明显临床改善，心脏大小和左心室重量减少，左心室功能有所恢复，但恢复程度和术后远期存活率低于主动脉瓣狭窄者。

二、疾病的预防、诊断、治疗和康复

（一）预防

主动脉瓣关闭不全的病因复杂且多样，对于感染性心内膜炎和风湿性心脏病患者，应积极使用抗生素进行治疗和预防；对于高血压、冠心病和糖尿病患者，应积极治疗原发疾病；对于主动脉瓣关闭不全的高危人群，应进行早期筛查，定期做心电图与超声心动图。

（二）诊断

1.X 线检查

急性 AR 者心脏大小正常，除原有主动脉根部扩大或有主动脉夹层外，无主动脉扩大，常有肺淤血或肺水肿征。慢性者左心室增大，可有左心房增大。即使为主动脉瓣膜的病变造成的关闭不全，由于左心室心搏量增加，升主动脉继发性扩张仍比主动脉狭窄时明显，并可累及整个主动脉弓。严重的瘤样扩张提示为 Marfan 综合征或中层囊性坏死。左心衰竭时有"肺淤血"征。

2.心电图检查

急性 AR 者窦速和非特异性 ST-T 改变。慢性 AR 者左心室肥厚劳损。

3.超声心动图检查

二维超声可直接显示瓣叶数量、结构、交界，主动脉根部及升主动脉近端，提示主动脉瓣关闭不全的病因和机制。M 型超声可显示舒张期二尖瓣前叶或室间隔纤细扑动，为主动脉瓣关闭不全的可靠诊断征象，但敏感性低（43%）。急性 AR 者可见二尖瓣期前关闭。主动脉瓣舒张期纤细扑动为瓣叶破裂的特征。脉冲式多普勒和彩色多普勒血流显像在主动脉瓣的心室侧可探及全舒张期反流束，为最敏感的确定主动脉瓣反流的方法，并可通过计算反流血量与搏出血量的比例，定量判断其严重程度。AR 严重程度判断标准：①轻度：射流宽度小于左心室流出道的 25%，每次搏动的反流量小于 30 mL，反流分数小于 30%；②中度：射流宽度为左心室流出道的 25%～65%，每次搏动的反流量为 30～59 mL，反流分数小于 30%～49%；③重度：射流宽度大于左心室流出道的 65%，每次搏动的反流量大于 60 mL，反流分数大于 50%。二维超声可显示瓣膜和主动脉根部的形态改变，有助于确定病因。经食管超声有利于主动脉夹层和感染性心内膜炎的诊断。

4.磁共振检查

磁共振检查诊断主动脉疾病如夹层极为准确，可目测主动脉瓣反流射流，半定量反流程度，并能定量反流量和反流分数。

5.放射性核素心室造影检查

放射性核素心室造影检查可测定左心室收缩、舒张末容量和静息、运动时的射血分

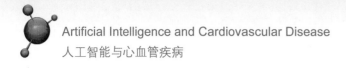

数,判断左心室功能。根据左心室和右心室心搏量比值估测反流程度。

6.主动脉造影检查

主动脉及周围动脉造影是将导管插入主动脉或其分支动脉内,注入对比剂,并记录整个过程的诊疗方法。当无创技术不能确定反流程度,并考虑外科治疗时,可行选择性主动脉造影,半定量反流程度。

（三）治疗

1.一般治疗

对于慢性主动脉瓣关闭不全患者,无症状且左心室功能正常者不需要内科治疗,但需随访。轻中度主动脉瓣关闭不全患者每 $1\sim2$ 年随访一次,重度者每半年随访一次。随访内容包括临床症状、超声检查左心室大小和 LVEF。患者应预防感染性心内膜炎,预防风湿活动,左心室功能有减低的患者应限制重体力活动,左心室扩大但收缩功能正常者,可应用血管扩张剂（如肼屈嗪、尼群地平、ACEI 等）,可延迟或减少主动脉瓣手术的需要。

2.手术治疗

慢性主动脉瓣关闭不全患者,若无症状,且左心室功能正常,可不进行手术,但要定期随访。手术应在不可逆的左心室功能不全发生之前进行,若出现下列情况,应手术治疗：①有症状和左心室功能不全者;②无症状伴左心室功能不全者,经系列无创检查显示持续或进行性左心室收缩末容量增加或静息射血分数降低者;③若症状明显,即使左心室功能正常也应进行手术。手术的禁忌证为 LVEF 小于 $5\%\sim20\%$,LVEDD 大于 80 mm或 LVEDVI 大于 300 mL/m²。原发性主动脉瓣关闭不全,主要采用主动脉瓣置换术;继发性主动脉瓣关闭不全,采用主动脉瓣成形术;部分病例（如创伤、感染性心内膜炎所致瓣叶穿孔）可行瓣膜修复术。

急性主动脉瓣关闭不全的危险性比慢性主动脉瓣关闭不全高得多,因此应及早考虑外科治疗。内科治疗一般为术前准备过渡措施,包括吸氧,镇静,静脉应用多巴胺或多巴酚丁胺,或硝普钠、呋塞米等。治疗应尽量在 Swan-Ganz 导管床旁血流动力学监测下进行,主要目的是降低肺静脉压,增加 CO,稳定血流动力学。人工瓣膜置换术或主动脉瓣修复术为治疗急性主动脉瓣关闭不全的根本措施。

（四）康复

（1）机械瓣置换术后需终生抗凝,生物瓣置换术后需抗凝 6 个月;抗凝治疗一般使用口服的华法林。

（2）日常生活中避免过度的体力劳动及剧烈运动。

（3）健康饮食,养成良好的饮食习惯,限制钠盐摄入。

（4）定期复查心电图及超声心动图检查。

三、医工交叉应用展望

目前,国外指南未把单纯无钙化性主动脉瓣关闭不全作为 TAVI 的适应证,但国产新型经导管心脏瓣膜 J-瓣膜（J-Value）在治疗单纯无钙化性 AR 上展现了独特的优势,取得了优异的临床结果，也是目前唯一获批具有治疗单纯 AR 适应证的经导管心脏瓣膜。
2018 年《中国经导管主动脉瓣置入术（TAVI）多学科专家共识》中，专家建议单纯 AR 的
TAVI 适应证为：①需要行手术治疗的症状性重度 AR；②患者传统外科手术风险禁忌、
高危或中危；③AR 解除后预期寿命大于 1 年。

　　此外，对于严重的主动脉瓣关闭不全患者，外科主动脉瓣置换术（surgical aortic valve
replacement，SAVR）也是一种选择。机械瓣和生物瓣均可通过外科手术植入人体，而介入
手术只能使用生物瓣。外科生物瓣主要采用猪心瓣或者牛心包制作而成，相较于介入瓣，
SAVR 术后患者瓣膜的长期耐久性更强，最长研究年限达 30 年，而 TAVI 术后缺乏长期的
随访数据，因此在瓣膜的选择上需要综合考虑患者的年龄、严重程度等因素。

※ 拓展阅读 ※

　　心脏瓣膜的手术治疗可分为采用传统的胸骨正中切口手术（1.0 时代），微创外科
（小切口）瓣膜手术（2.0 时代），经导管瓣膜介入治疗（3.0 时代）。心脏瓣膜介入治疗
的基本原理是采用导管介入方式，将治疗器械压缩到一个很细的导管（直径 4～
10 mm），然后穿刺外周血管（通常是股动脉或股静脉）或者心前区，插入导管，并将器
械输送到所要治疗瓣膜的位置，在超声或者 X 线透视指导下，对瓣膜进行修复或者更
换，从而达到治疗目的。目前，心脏瓣膜介入治疗按照原理可以分为三类，即球囊扩
张术、经导管瓣膜置换术和经导管瓣膜修复术。

　　近年来，随着介入技术的发展，经导管二尖瓣介入治疗凭借安全性高、创伤小、恢
复快、并发症少等成为二尖瓣反流首选方案。其中，经导管缘对缘修复是二尖瓣反流
介入治疗的代表技术。1991 年，意大利外科医生 Otavio Alfieri 为一名患者实施房间
隔缺损外科修复手术时发明了将病变的二尖瓣瓣叶和对侧的二尖瓣瓣叶缝合在一
起，形成双孔二尖瓣的修复方法。在外科缘对缘二尖瓣修复术的启发下，人们开始开
发各种各样的 TEER 器械。Morales 在 1999 年首先运用一种无须体外循环的二尖瓣
缘对缘修复装置。2002 年，Alfieri 报道了经主动脉穿刺实施的二尖瓣缘对缘缝合装
置的动物实验结果。以上各种装置由于设计上或技术上的缺陷最终未能广泛应用于
临床，直到雅培公司 MitraClip 系统的出现，TEER 装置才真正走向临床。2003 年，
人们报道了成功使用 MitraClip 系统的动物实验。同年，世界上第一例使用
MitraClip 系统行经导管二尖瓣修复术的人体手术亦取得成功。

　　ValveClamp 是由复旦大学附属中山医院葛均波院士团队与捍宇医疗共同研发
的心脏瓣膜修复产品，主要用于针对心脏二尖瓣关闭不全进行修复，原始创意和专利
源自葛均波院士团队。相对于国外同类器械，其具有操作简便、夹合范围更大、适应
证更广等优点。

　　使用 ValveClamp 进行经心尖二尖瓣夹合术被称为"在跳动的心脏上完成的超微
创手术"，手术过程无须开胸及切开心脏，不需要心脏停跳，只需在心前区切开 3 厘米

切口,穿刺心脏送入器械进行手术操作。目前,中国上市的二尖瓣产品只有一款进口产品,为雅培的二尖瓣修复系统 MitraClip,国产二尖瓣产品仍然是空白。ValveClamp 已通过药品医疗器械应急审批的绿色通道,这意味着首款国内自主研发的二尖瓣修复器械产品距离上市迈出了关键一步,有望打破国外产品垄断格局,帮助到更多的二尖瓣反流患者。

作为我国心脏病学科的领军人物,葛均波院士见证了中国心血管医疗器械创新近 40 年的发展历程。从德国回国以来,葛均波院士一直在推动中国医疗器械原始创新能力的发展,他强调,只有面向市场和应用的创新,才是有价值的创新。"伴随着国产化器械的创新越来越多,甚至在某些细分的方向实现弯道超车,逐步引领技术发展,未来有望成为瓣膜相关器械领域的主流。"他同时期望国产肺动脉瓣、三尖瓣介入瓣在未来数年内获批,并逐步在全国推广应用。此外,他也期望数项经皮三尖瓣介入治疗(修复)器械能逐渐获批进入临床,以持续推动三尖瓣介入技术发展。

参考文献

[1]葛均波,徐永健,王辰.内科学[M].9 版.北京:人民卫生出版社,2018.

[2]林果为,王吉耀,葛均波.实用内科学[M].15 版.北京:人民卫生出版社,2017.

[3]朱峰.三维超声心动图在心血管疾病诊断和治疗中的研究进展[J].医学综述,2020,26(15):3050-3056.

[4]刘欢,刘顺,魏来,等.2020 更新版《ACC 二尖瓣关闭不全管理、途径专家共识》解读[J].中国胸心血管外科临床杂志,2020,27(12):1389-1392.

[5]潘文志,龙愉良,周达新,等.经导管二尖瓣缘对缘修复(TEER)的过去、现在和未来[J].中国胸心血管外科临床杂志,2021,28(12):1409-1414.

[6]宁小平,李宁,安朝,等.经导管介入治疗二尖瓣疾病的研究进展[J].中国心血管病研究,2021,(19)6:551-556.

[7]申泽雪,李树仁,郝潇,等.经导管心脏瓣膜研究进展[J].中国介入影像与治疗学,2020,17(11):4.

[8]国家心血管病专家委员会微创心血管外科专业委员会.中国经导管主动脉瓣置入术(TAVI)多学科专家共识[J].中华胸心血管外科杂志,2018,34(12):705-712.

(张杰 李静媛 于方璞)

第七章　心肌病

第一节　扩张型心肌病

学习目的

1.了解扩张型心肌病的定义、病因、发病机制。

2.熟悉扩张型心肌病的临床表现、诊断方法。

3.熟悉扩张型心肌病治疗的医工结合现状及进展。

案例

患者,青年男性,因"咳嗽伴胸闷10余天,加重6天"就诊。10余天前情绪刺激后出现恶心、呕吐,伴发热,体温最高39 ℃,后出现咳嗽咳痰、胸闷憋气、心慌,活动时加重。6天前出现胸闷喘憋加重,不能平卧,于当地医院就诊,超声心动图提示心肌病变、全心扩大、收缩功能减退,血液学检查示 NT-proBNP 为 5897 pg/mL。给予抗感染、化痰、平喘、利尿等治疗,患者症状有所缓解,但仍有胸闷、憋气、咳嗽、咳痰,不能平卧。

体格检查:体温 36.4 ℃,脉搏 114 次/分,呼吸频率 20 次/分,血压 102/72 mmHg,体重 88 kg,身高 180 cm。神志清,精神差,高枕卧位,双肺呼吸音粗,双肺中下野可闻及湿啰音,未闻及干啰音。心率 114 次/分,律规整,心音低钝,腹平坦,右上腹轻压痛,肝脾肋下未触及,双下肢不肿。

辅助检查:①心电图(图 7-1)示窦性心律,HR 112 次/分,V1-V3r 波递增不良,ST-T改变。②血液学检查:白细胞 12.75×10⁹/L,中性粒细胞比率(NEU%)88.8%,血红蛋白(Hb)145 g/L,血小板(PLT)200×10⁹/L,C 反应蛋白(CRP)49.8 mg/L(<8);凝血酶原时间-国际标准化比值(PT-INR)1.21,活化部分凝血活酶时间(APTT)29.3 s,D-二聚体(D-dimer)4.34 μg/mL;ALT 26 U/L,AST 12 U/L,总胆红素(TBil)30.6 mmol/L,直接胆红素(DBil)10.9 mmol/L,间接胆红素(IBil)19.7 mmol/L,LDL-C 2.31 mmol/L;肌酐(Cr)94 μmol/L,血尿素氮(BUN)4.69 mmol/L;K⁺ 3.46 mmol/L,Na⁺ 141 mmol/L,Cl⁻ 97 mmol/L;cTnI 687.05 ng/L(<30 ng/L),NT-proBNP 8250 ng/L。③超声心动图(图 7-2):LA 37 mm,LV 87 mm,RV 22 mm,IVS 9 mm,左室心尖部探及多个强回声团块,室壁动度弥漫性减低,LVEF 0.23。④冠状动脉 CTA 未见明显异常,心脏增大,左心

增大明显,左心室心肌变薄,心腔扩大,肺动脉增宽。

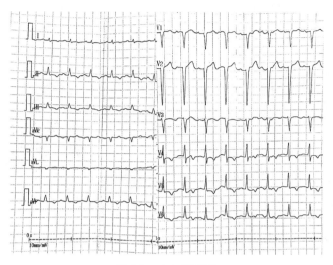

图 7-1　心电图表现

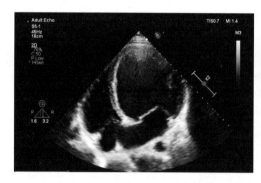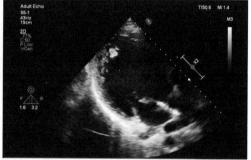

图 7-2　超声心动图表现

初步诊断:①心肌病变,暴发性心肌炎? ②扩张型心肌病? ③左心室血栓形成,心功能Ⅳ级(NYHA 分级)。④肺部感染。

需要鉴别的疾病主要是引起患者心肌病变的病因。为明确患者心肌病及心肌损伤可能原因,完善冠脉 CTA,排除急性心肌缺血,基因检测结果显示患者存在 TNNT2 基因变异,该基因编码 cTnT 蛋白。文献报道,该基因突变与肥厚型心肌病、限制型心肌病、心肌致密化不全、扩张型心肌病等多种心肌病相关。心内膜活检病理结果证实患者为扩张型心肌病,治疗上应给予抗感染、化痰、平喘等去除心衰诱因,行尿容量管理、抗凝、改善心室重构。

医工结合点:对于药物治疗无效的急性心衰或心源性休克、晚期心力衰竭患者,可短期(数天至数周)应用 MCS,包括经皮心室辅助装置、ECLS 和 ECMO 等。其中,ECLS 或 ECMO 可作为急重症心衰或心源性休克的过渡治疗,可以使用几天,长达几周,以使心脏恢复,以及其他器官如肾脏、肝脏和大脑恢复。短期 MCS 可用做长期 MCS 或心脏移植的决策桥,便于评估是否需要接受心脏移植或长期机械循环辅助治疗。由于没有单一的理想设备,其使用应主要以临床判断和当地经验为指导。

尽管 ECMO 为患者提供了全面支持,但它可能会对心肌产生非生理性的,有时甚至是有害的血流动力学后果。从静脉侧引流血液会降低心脏的前负荷,从而降低两个心室的充盈压。在动脉侧,ECMO 向主动脉输送 $4\sim6$ L/min 的流量,导致左心室后负荷增加。因此,ECMO 本身并不一定会使心脏减压,并且根据心肌功能障碍的严重程度和主动脉或是否存在二尖瓣关闭不全,外周股-股 ECMO 甚至可能增加左心室舒张末期压力和容积。

LVAD 主要用于心脏移植前的过渡治疗和部分严重心衰患者的替代治疗。LVAD 适应证:优化内科治疗后仍有严重症状达 2 个月以上,且至少包括以下 1 项者:①LVEF 小于 25% 且峰值摄氧量小于 12 mL·kg^{-1}·min^{-1};②近 12 个月内无明显诱因,因心衰住院大于等于 3 次;③依赖静脉正性肌力药物治疗;④因灌注下降而非左心室充盈压不足(PCWP>20 mmHg,且收缩压≤80~90 mmHg 或 CI≤2 L·min^{-1}·m^{-2})导致的进行性肾功能和(或)肝功能恶化;⑤无严重的右心衰竭和重度三尖瓣反流。对合并右心室衰竭的患者,应考虑双心室辅助装置(BiVAD)。与正性肌力药物依赖患者或有心脏移植禁忌证患者的常规治疗相比,对晚期心力衰竭患者使用 LVAD 等耐用 MCS 设备的长期支持具有生存益处,并可提高生活质量。

思考题

1.目前已有的机械循环辅助治疗有哪些优势和弊端?

2.哪些医工交叉的进展有助于提高机械循环辅助治疗的性能,改善患者预后?

案例分析

一、疾病概述

(一)定义

扩张型心肌病(dilated cardiomyopathy,DCM)是一类既由遗传因素又由非遗传因素导致的复合型心肌病,以心室扩大或双心室扩大伴有心肌收缩功能障碍为主要特征,发病时可排除高血压、心脏瓣膜病、先天性心脏病或缺血性心脏病等。DCM 早期仅表现为心脏扩大及收缩功能障碍,后期可出现充血性心力衰竭。DCM 常伴发室性或室上性心律失常、血栓栓塞,甚至猝死等并发症。该病较为常见,我国发病率为 13/10 万~84/10 万。2014 年中国一项报道显示,767 例 DCM 随访 52 个月病死率为 42.24%,这给社会和家庭带来了沉重负担。

(二)病因和发病机制
本病病因迄今尚不明确,可能与以下因素有关。

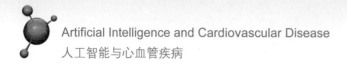

1.病毒性心肌炎的转化

动物实验显示嗜心性柯萨奇 B 组病毒（coxsackievirus B，CVB）或脑心肌炎病毒（EMCV）感染引起的心肌炎可发展为 DCM。临床前瞻性随访观察研究报道，15％心肌炎患者可演变为 DCM，约 10％DCM 患者心内膜心肌活检（EMB）时有炎症浸润的心肌炎证据，提示急性病毒性心肌炎可转化为 DCM。研究报道，DCM 患者血清中 CVB 特异性IgM 抗体阳性率明显高于对照组，提示肠道病毒感染与某些 DCM 发病有关。采用改良的免疫组化技术检测 8 例 DCM 患者活检或尸检心肌标本中的肠道病毒蛋白 VP1，发现6 例阳性（75％），且 VP1 蛋白主要分布于心肌细胞内，对照组中未检测到 VP1，这表明除病毒 RNA 复制外，病毒蛋白的合成可能也涉及病毒持续感染，从而参与 DCM 发病。巴德罗夫（Badroff）发现肠道病毒的蛋白激酶 2A 可在体内、体外通过切割心肌骨架蛋白肌营养不良蛋白（dystrophin）而损坏细胞膜的完整性。已知 dystrophin 先天缺陷是先天性DCM［如杜氏（Duchenne）肌营养不良症和 X 连锁 DCM］的主要原因。由此可以推测肠道病毒蛋白激酶 2A 对心肌细胞 dystrophin 的损害也可能导致 DCM。除肠道病毒外，有报道腺病毒、巨细胞病毒、人类免疫缺陷病毒（HIV）和丙型肝炎病毒感染也可能与 DCM发病有一定关系。

2.免疫功能异常

在 DCM 患者血清中能检测到抗肌凝蛋白抗体、抗线粒体腺苷载体（ATP/ADP 载体抗体）、抗 M7 抗原抗体、抗 α-酮戊二酸脱氢酶支链复合物抗体、抗 β 受体（ARβ）抗体、抗心肌胆碱能受体（MR）等的增高。有人认为，在 DCM 患者中出现抗 ARβ 自身抗体增高可能是导致电生理不平衡而易发生心律失常的机制之一，血清中 MR 自身抗体的升高，减少 cAMP 而降低心肌收缩力。因此，抗体的产生可能是心肌受损的结果而非其原因。DCM 患者心肌活检标本中发现人类白细胞因子（HLA）有异常表达增加，HLADRW6 表达明显减少。这些都可能是 DCM 的易感基因。这提示免疫调节异常在 DCM 中有一定参与作用。此外，在 DCM 患者心肌中有 T 细胞浸润，外周血中，杀伤性 T 淋巴细胞（CD8$^+$）、辅助性 T 细胞（CD4$^+$）和自然杀伤细胞均有异常。有人认为，这些免疫异常可能与以往的病毒性心肌炎有关。总之，体液免疫和细胞免疫调节作用在 DCM 发病中所起的作用至今未明。

3.遗传因素

25％～50％的 DCM 患者为家族性 DCM（FDCM）。目前已发现的 FDCM 遗传表型有以下特点：①遗传异质性，不同基因的多种突变均可致病。②遗传基因的外显不全，家族成员的患病比例不一致，很多 DCM 患者家属仅在超声心动图上有轻微心脏异常，存在无症状的致病基因携带者。③遗传方式多样，有常染色体隐性遗传、X 连锁遗传和线粒体遗传，而常染色体显性遗传是最常见的遗传方式。患者在 20～30 岁时心脏便不断扩大，心功能进行性减退及出现心律失常等。④外显率呈年龄依赖性，0～20 岁为 10％，20～30 岁为 34％，30～40 岁为 60％，40 岁以上达 90％。⑤临床表型多样，一部分为单纯性 DCM，还有一部分患者有电生理异常。这种异常不是心脏扩大心功能障碍的继发表现，而是早于心室重构的原发性损害。目前，已经在 DCM 家系中定位了 26 个相关染色体位点,并从中确定出 22 个致病基因。

肌营养不良蛋白基因(dystrophin)缺失、突变是最早被识别出的 DCM 致病基因,有研究者发现,IVS5＋1G＞T、K18N 和 F3228L 三个位点的突变可能是散发性 DCM 的致病基因。心脏肌动蛋白基因突变被发现可导致常染色体显性遗传性 DCM。LMNA 基因突变也与 DCM 发病有关。国内研究者发现,在一个 50 名患者的 DCM 家系中有致病基因 LMNA 新的突变位点 E82K,此患者有临床症状重、发病早、预后差的临床特点,且部分患者合并二度至三度房室传导阻滞。最近,也有研究者发现,外显子 SCN5A 的缺失易致早发 DCM 及心房颤动。某些负责正常心脏功能的基因,包括编码肌凝蛋白轻链和重链、原肌球蛋白、肌钙蛋白和肌动蛋白等收缩蛋白的基因,以及编码与心肌代谢有关蛋白的基因,如心钠素及其受体、G 蛋白、β 受体及钙通道等基因最近也被认为是遗传性 DCM 的致病基因,但至今尚未确定真正的致病基因。

4.营养素缺乏与心肌能量代谢紊乱

越来越多的证据表明,某些营养素的缺乏与 DCM 的发病相关,如饮食中缺硒可导致类似克山病的 DCM。硒、铜、锌等微量营养素是体内参与能量代谢的酶类的重要辅酶,微量元素缺乏可导致心肌能量代谢紊乱,引起心肌细胞结构及功能异常。

新西兰一项前瞻性研究发现,9.5％的特发性 DCM 患者存在硫胺素(维生素 B_1)缺乏。此外,左旋肉碱是一种在心肌能量代谢中发挥重要作用的有机胺类物质,DCM 患者乙酰肉碱浓度及乙酰肉碱与游离左旋肉碱值明显下降。其他与 DCM 发病及进展相关的营养素缺乏还包括肌酸、牛磺酸、D-核糖、辅酶 Q_{10}、镁、钠、铁、维生素 D 等缺乏。

5.交感神经系统异常

交感神经系统异常时,在 DCM 心脏的心肌膜内出现抑制性鸟嘌呤核苷酸结合蛋白 α(Giα)亚基增多现象,由此可促使内源性儿茶酚胺的作用降低,心肌收缩功能不全。DCM 患者 β 受体兴奋,收缩装置的 G 蛋白系统信号传输抑制增强,也可能说明这类患者存在收缩功能的降低。

综上所述,病毒感染、免疫反应失调、遗传基因的存在是目前最主要的发病学说,而劳累、感染、毒素、乙醇、血压增高、营养素缺乏等可能为诱发因素。

(三)病理解剖

尸检示心脏重量增加,外观呈灰白色,多见两心室腔明显扩大,尤以左心室扩大为甚;心室壁也肥厚,但易被扩大所抵消而不明显,左心室肥厚的发生具有保护性或有益作用,以期减轻收缩期室性应力,从而阻止进一步扩张。二尖瓣和三尖瓣环常增大,乳头肌伸张,常有心腔内附壁血栓形成,特别是在心室心尖部常见。心内膜常有局部增厚,可能为机化血栓所致,心腔内血栓脱落可导致肺栓塞或周围动脉栓塞。冠状动脉通常是正常的。

光镜下改变主要为心肌纤维化而非特异性肥大,心肌纤维排列紊乱,非特异性心肌纤维退行性病变及心肌、心内膜纤维化,尤以左心室心内膜下累及多见。心肌间质中Ⅰ型、Ⅱ型胶原纤维增多,可见纤维替代的片状区域有局灶,也有些能合成片。胶原纤维

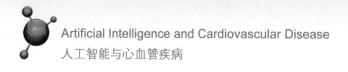

粗细不等,分布不均匀。心肌细胞大小不等,可有肥大与萎缩同时存在。镜下可见局灶性心肌坏死及细胞浸润,这些可能与以往的病毒感染、免疫反应或附壁血栓脱落、栓子堵塞冠状动脉分支等因素有关。

电镜下见心肌细胞水肿,线粒体增多、增大或缩小,嵴断裂或消失,线粒体膜磷脂定位,心肌细胞线粒体 DNA(mtDNA)4977 片段的缺失增多,心功能越差,mtDNA 缺失率越高。肌质网和横管系统结构扩张,杆状致密小体有脂肪聚集、脂褐质、糖原增多、高尔基体肿大、核膜皱褶增多、T 管扩大且形状不规则等。

（四）病理生理

DCM 的主要病理生理改变是心脏泵血功能障碍。心肌纤维化及心肌胶原纤维断裂、紊乱,纤维分布和构型的改变使心肌收缩力减弱,心搏量减低,随之而出现一系列生化改变,如心肌 $\beta1$ 受体密度降低,并与心功能受损程度平行,而心肌抑制性 Giα 功能活性增加,从而使腺苷酸环化酶催化亚单位的活性降低,Ras 系统显示活跃,心肌内血管紧张素 Ⅱ 明显增高,AT1 受体随心力衰竭的出现而下调。心肌细胞钙转运能力降低,从而进一步影响了心脏功能。早期由于反射性改变或神经兴奋,通过加快心率以维持足够的心排血量,后期随左心室排空受限,心脏舒张和收缩末期容量增多、射血分数减少,心脏逐渐增大,产生相对性二尖瓣与三尖瓣关闭不全,导致充血性心力衰竭。此时,心室舒张末压增高,左心室尤其明显,心房压力亦增高,肺循环和体循环静脉压增高、淤血,晚期由于肺小动脉病变和反复发生肺小动脉血栓栓塞而出现 PAP 明显增高,使右心衰竭更为明显,心脏扩大,心率增快。心肌肥厚引起相对性缺血缺氧时可出现心绞痛。心肌纤维化及由于心肌受损、心室重构等影响心肌细胞内钙、钾等离子通道异常,可引起各种心律失常。

（五）临床表现

1.症状

DCM 起病多隐匿,早期可无症状,先出现心脏扩大,为代偿期。随病情加重,患者可出现呼吸困难和活动耐量下降,即进入心功能失代偿期。轻者表现为活动时呼吸困难、活动耐量下降,重者可出现夜间阵发性呼吸困难和端坐呼吸等左心衰竭表现。随疾病进展,患者可同时合并右心衰竭,表现为食欲下降、腹胀及下肢水肿等,常合并多种心律失常,患者表现为心悸、头晕、黑矇甚至猝死。此外,还可有脑、心、肾、肺等处的栓塞现象。持续顽固低血压是 DCM 终末期的表现。

2.体征

DCM 的主要体征表现为心界扩大,听诊心音减弱,重者可闻及第三或第四心音,心率快时呈奔马律。合并继发性二尖瓣关闭不全时,可于心尖部闻及收缩期吹风样杂音。心衰发作或症状加重时,肺部听诊可闻及湿啰音,轻者可仅局限于两肺底,随着心衰加重和出现急性左心衰,湿啰音可遍布两肺或伴哮鸣音。合并右心衰时,可出现颈动脉怒张、肝脏肿大及外周水肿等体循环淤血体征。长期肝淤血可导致肝硬化、胆汁淤积和黄疸。

二、疾病的预防、诊断、治疗和康复

（一）预防

基因突变在 FDCM 的发病中具有重要作用，现已发现引起 DCM 的基因超过 60 个。随着 FDCM 研究的逐渐深入，临床上已开始对疑似有遗传倾向的家族中其他成员进行心电图检查、心脏超声检查、相关基因检测，有助于 FDCM 的早期诊断及临床干预，以预防或延缓疾病的发生。但由于 FDCM 是一种多基因遗传病，其致病机制复杂，现有的基因检测预防疾病的效果不佳。

过度劳累、病原体感染、毒素（化疗药物等）、乙醇、营养素缺乏等是继发性扩张型心肌病的常见病因和诱因，避免或及时去除上述因素的不良作用有助于预防或延缓心肌病变的发生和进展。

（二）诊断

1.辅助检查

（1）X 线检查：心影通常增大，心胸比例大于 50%，可出现肺淤血、肺水肿及 PAP 增高的 X 线表现。部分患者可见胸腔积液。

（2）心电图检查：心电图很重要，多有异常，但缺乏诊断特异性。心电图可表现为 R 波递增不良、T 波低平或倒置、心动过速、QRS 波群低电压、室内传导阻滞。严重左心室纤维化还可出现病理性 Q 波，需排除心肌梗死。各种心律失常均常见，包括各种期前收缩、非持续性 VT、房颤、传导阻滞等，以室性心律失常最为多见。

（3）超声心动图：超声心动图是诊断及评估扩张型心肌病最常用、最便捷的方法。疾病早期可仅表现为左心室轻度扩大，而收缩功能尚未显示异常。后期各心腔均扩大，尤以左心室扩大为著。室壁动度弥漫性减低，心肌收缩功能下降，LVEF 降低。二尖瓣、三尖瓣本身多无病变，但由于心腔明显扩大，导致瓣膜在收缩期不能退至瓣环水平而关闭不全，即出现继发性二尖瓣、三尖瓣关闭不全。

心室舒张功能亦可出现异常，在早期即有舒张功能不全，表现为心房收缩期血液充盈增多，舒张功能明显减低时，二尖瓣血流频谱 E 峰减速时间缩短、E 峰与 A 峰比值（E/A）假性正常化。

附壁血栓是 DCM 重要并发症，LVEF 降低与附壁血栓关系最为密切。

（4）CMR：对于心肌病诊断、鉴别诊断、预后评估均有很高的价值。CMR 能直接测量心脏容积，具有良好的准确性及可重复性。扩张型心肌病的 CMR 解剖与功能成像主要表现为心室容积增大，左心室半径增加、心室壁变薄、收缩功能障碍、LVEF 降低。CMR对 DCM 诊断的意义还包括：①判断预后，约 30%DCM 患者 CMR 延迟增强成像呈现明显的室间隔纤维化或瘢痕。室间隔纤维化程度与全因死亡及心血管事件入院率呈正相关，并与继发性心源性猝死及室性心动过速相关。②与缺血性心肌病进行鉴别诊断。应用钆增强成像（late gadolinium enhancement imaging，LGE Imaging），即使心脏发生整体扩张及全心功能不全，CMR 仍然能够区分缺血性心肌病变与非缺血性心肌病变。缺血导致的心肌病变呈心内膜下 LGE，根据透壁缺血的程度向心外膜不同程度地延伸，而

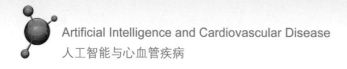

且与冠状动脉血供分布范围一致;而非缺血性 DCM 则呈现无 LGE 或在与冠状动脉血供分布范围不相符的区域出现 LGE。③CMR 可监测的其他特征还包括瓣膜关闭不全、心尖部血栓、心室收缩不同步伴或不伴后壁瘢痕、心脏代偿功能减退、心脏铁沉积等。

（5）心肌核素显像:运动或药物负荷心肌核素显像可用于排除冠状动脉疾病引起的缺血性心肌病。核素血池扫描可见舒张末期和收缩末期左心室容积增大,LVEF 减低,但一般不用于心功能的评价。

（6）冠状动脉 CT 检查或心导管检查与冠状动脉造影:冠状动脉 CT 检查或冠状动脉造影可以发现或排除冠状动脉明显狭窄,有助于鉴别因冠状动脉狭窄造成的心肌缺血、坏死和缺血性心肌病。心导管检查不是 DCM 诊断的常用和关键检查,在疾病早期大致正常,在出现心力衰竭时可见左、右心室舒张末期压增高,左心房压和 PCWP 增高,心搏量和 CI 减低。

（7）血液学检查:扩张型心肌病可出现 BNP 或 NT-proBNP 升高,这有助于鉴别呼吸困难的原因。部分患者可出现肌钙蛋白(cTnI/cTnT)轻度升高。

DCM 病因诊断的生物标记物包括遗传标记物和免疫标记物:①遗传标记物:二代测序技术(next generation sequencing,NGS)是近年出现的一项革命性测序技术,摆脱了传统测序通量低的缺点。DCM 仍然归类于与许多基因相关的病理学和存在不同遗传方式的复合疾病。②免疫标记物:抗心肌抗体(anti-heart autoantibody,AHA)是机体产生的针对自身心肌蛋白分子抗体的总称,常见的 5 种抗体包括抗线粒体腺嘌呤核苷异位酶(ANT)抗体(即抗线粒体 ADP/ATP 载体抗体)、抗肾上腺素能 β1 受体(β1AR)抗体、抗胆碱能 M2 受体(M2R)抗体、抗肌球蛋白重链(MHC)抗体和抗 L-型钙通道(L-CaC)抗体,这些抗体均具致病作用。AHA 检测阳性反映患者体内存在自身免疫损伤,常见于 VMC 及其演变的 DCM 患者。

血常规、电解质、肝肾功能等常规检查有助于明确有无贫血、电解质紊乱、肝硬化及肾功能不全等疾病。这些检查虽对 DCM 诊断无特异性,但有助于对患者进行总体病情评价及预后判断。临床尚需要根据患者的合并情况选择性进行相关检查,如炎症、免疫指标、血清铁等。

（8）心内膜心肌活检。EMB 的主要适应证包括:近期出现的突发严重心力衰竭,伴有严重心律失常,药物治疗反应差,原因不明的心肌病变。活组织钳常经周围静脉进入右心房、右心室,以从心室间隔的右心室面取活组织最为安全,但也可自左心室取心内膜心肌活组织检查。由于扩张型心肌病的组织病理缺乏特异性,病理读片差异较大,难以单独据此做出诊断,但有助于与心肌炎、糖原贮积症、心脏淀粉样变、血色病、内膜纤维弹性组织增生症、巨噬细胞心肌炎等特异性心脏病相鉴别。

鉴于心内膜心肌活检少或心肌标本量少,在病变呈灶性或分布不均时容易漏诊,必须增加取材数,多部位取材,这样或许可提高心内膜心肌活检的阳性率。因心内膜心肌活检系有创性操作,患者难以广泛接受,故具有一定局限性。

2.诊断与鉴别诊断

(1)诊断:根据有关 DCM 临床研究和基础研究的资料,结合我国国情,中华医学会心血管病分会、中国心肌炎心肌病协作组于 2018 年更新了扩张型心肌病的临床诊断标准,新的诊断标准如下:

1)临床诊断标准

DCM 的临床诊断标准为具有心室扩大和心肌收缩功能降低的客观证据:①左心室舒张末内径(LVEDd)大于 5.0 cm(女性)和 LVEDd 大于 5.5 cm(男性)[或大于年龄和体表面积预测值的 117%,即预测值的 2 倍标准差(SD)＋5%]。②LVEF 小于 45%(Simpsons 法),左室短轴缩短率(LVFS)小于 25%。③发病时排除高血压、心脏瓣膜病、先天性心脏病或缺血性心脏病。

2)病因诊断

家族性 DCM:符合 DCM 临床诊断标准,具备下列家族史之一者即可确诊:①一个家系中(包括先证者)有大于等于 2 例 DCM 患者;②在 DCM 患者的一级家属中有尸检证实为 DCM,或有不明原因的 50 岁以下猝死者。

获得性 DCM:我国常见的获得性 DCM 有以下几种类型:①免疫性 DCM:符合 DCM 临床诊断标准,血清免疫标记物 AHA 检测为阳性,或具有以下 3 项中的一项证据:存在经心肌活检证实有炎症浸润的 VMC 病史;存在心肌炎自然演变为心肌病的病史;肠病毒 RNA 的持续表达。②酒精性心肌病(alcoholic cardiomyopathy, ACM):符合 DCM 临床诊断标准,长期大量饮酒(WHO 标准:女性＞40 g/d,男性＞80 g/d,饮酒＞5 年),既往无其他心脏病病史,早期发现并戒酒 6 个月后 DCM 的临床症状得到缓解。饮酒是导致心功能损害的独立因素,建议戒酒 6 个月后再做临床状态评价。③围生期心肌病(peripartum cardiomyopathy,PPCM):符合 DCM 临床诊断标准,多发生于妊娠期的最后 1 个月或产后 5 个月内。AHA 在 46%～60% 的 PPCM 患者中检测为阳性,推荐常规检测嗜心肌病毒和 AHA。④心动过速性心肌病(tachycardiomyopathy,TCM):符合 DCM 临床诊断标准,具有发作时间大于等于每天总时间的 12%～15% 的持续性心动过速,包括窦房折返性心动过速、房性心动过速、持续性交界性心动过速、心房扑动、心房颤动和持续性室性心动过速等,心室率多大于 160 次/分,少数可能只有 110～120 次/分,其与个体差异有关。

特发性 DCM:符合 DCM 临床诊断标准,病因不明。AHA 在 41%～85% 特发性 DCM 患者中被检测为阳性,推荐检测 AHA。

(2)鉴别诊断:鉴别诊断主要应该除外引起心脏扩大、收缩功能减低的其他继发原因,包括心脏瓣膜病、高血压、冠心病、先天性心脏病、心包疾病、系统性疾病、肺源性心脏病和神经肌肉性疾病等。可通过病史、查体、超声心动图、心肌核素显像、CMR、冠状动脉 CT 检查、冠状动脉造影检查等进行鉴别诊断,必要时行心内膜心肌活检。

(三)治疗

治疗旨在阻止基础病因导致的心肌损害,阻断造成心力衰竭加重的神经体液机制,控制心律失常,预防猝死,预防栓塞,提高生活质量和延长生存期。DCM 初次诊断时患

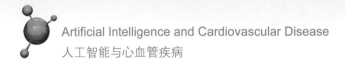

者的心功能状态各异,DCM 的早期诊断和治疗可明显改善患者预后。

1.病因治疗

应积极寻找病因,给予相应的治疗,包括控制感染,严格限酒或戒酒、戒烟,避免应用对心脏有害的药物,治疗高血压、高脂血症、内分泌疾病或自身免疫病,纠正肥胖、电解质紊乱,改善营养失衡等。

2.针对心力衰竭的药物治疗

一旦出现心脏扩大、心室收缩功能损害,即使尚无心力衰竭的临床表现(心衰 B 阶段),也应积极进行药物干预治疗,包括 β 受体阻滞剂(β-RB)、血管紧张素受体-脑啡肽酶抑制剂(ARNI)或 ACEI 或 ARB、醛固酮受体拮抗剂(MRA)、钠-葡萄糖同向转运体 2 抑制剂(SGLT2i)等,以期改善心室重构及减轻心肌进一步损伤,延缓或逆转疾病发展。

随疾病进展,心室收缩功能进一步减退,并出现心力衰竭临床表现(即心衰 C 阶段),此阶段治疗还包括适当限盐(<3 g/d)。

(1)早期阶段(心衰 A 阶段和 B 阶段):早期阶段应针对 DCM 病因治疗,如免疫性 DCM 的免疫学治疗等,还应针对心室重构进行早期药物干预,包括 β-RB 和 ARNI/ACEI/ARB,可减少心肌损伤和延缓甚至逆转病变进展,显著改善患者的预后。

(2)中期阶段(心衰 B 和 C 阶段):针对心衰病理生理机制的三大系统即交感神经系统、RAAS、利钠钛系统的异常激活,采用的三大类神经激素拮抗剂包括 β-RB、ARNI/ACEI/ARB、MRA 治疗被证实能够降低心衰患者患病率和死亡率。近期,多个临床研究证实钠-葡萄糖同向转运体 2 抑制剂(SGLT2i)可改善 HFrEF 患者心衰住院率和死亡率,被推荐用于 HFrEF 患者一线治疗。

1)存在体液潴留的患者,应限制其钠盐的摄入和合理应用利尿剂。通常从小剂量开始使用利尿剂,如呋塞米 10~20 mg/d,体重每天减轻 0.5~1.0 kg 为宜;体液潴留消失后,可逐渐停用。对于伴低钠血症者,给予口服托伐普坦 7.5~15 mg/d。使用利尿剂效果欠佳者推荐超滤治疗。治疗过程中注意电解质平衡,尤其是预防低钾血症的发生。

2)所有 LVEF 小于等于 40%(HFrEF)和 LVEF 大于 40%、小于 50%(HFmrEF)的患者,若无禁忌,均应使用 ARNI 或 ACEI,从小剂量起始,根据血压及症状逐渐递增,直至达到靶剂量或最大耐受量。若患者不能耐受 ARNI 或 ACEI(如出现刺激性干咳),可考虑使用 ARB。三种药物不能合用。

3)无禁忌证、病情稳定的 HFrEF 和 HFmrEF 患者,均应积极使用 β 受体阻滞剂(包括美托洛尔、比索洛尔、卡维地洛)。β 受体阻滞剂需从小剂量起始使用,同时监测患者心率、血压及症状、体征,如患者能耐受则每 2~4 周逐渐增加剂量,以达到靶剂量或最大耐受量。

4)HFrEF 患者,若无禁忌(包括高钾血症、肌酐清除率≤30 mL/min),应积极使用 MRA,包括螺内酯 10~20 mg/d,或依普利酮 25mg/d。应用过程中注意监测血钾、肾功能,避免高钾血症及肾功能恶化。螺内酯可引起少数男性患者乳房发育。

5)钠-葡萄糖同向转运体 2 抑制剂(SGLT2i):对于肌酐清除率大于 45 mL/min 的 HFrEF 患者,推荐应用 SGLT2i 改善患者预后,包括达格列净、恩格列净、索格列净。应用过程中注意适当多饮水,注意局部卫生,预防泌尿系感染。

6)经 β 受体阻滞剂靶剂量治疗后,静息心率仍大于 70 次/分的患者,可使用伊伐布雷定 2.5～7.5 mg,2 次/天。伊伐布雷定是 If 通道阻滞剂,可减慢窦性心率,但并不减慢房颤时的心室率。不提倡首先使用伊伐布雷定控制患者心率。不能耐受 β 受体阻滞剂,静息心率大于等于 70 次/分的患者,可应用伊伐布雷定控制心率。

7)正性肌力药物:包括洋地黄类药物、钙离子增敏剂、磷酸二酯酶抑制剂等,主要用于急性心衰发作患者及经 ARNI/ACEI/ARB、β 受体阻滞剂、MRA 治疗后仍有症状的慢性心衰患者,可改善患者症状,但对患者远期预后无明显改善。

(3)晚期阶段(心衰 D 阶段)。对于晚期心衰患者的治疗,除使用前述药物外,还需要:①限制进水,每日进水量应控制在 1.5～2.0 L。②静脉使用正性肌力药物以维持重要脏器灌注和功能,常用药物包括多巴胺、多巴酚丁胺、洋地黄类药物、钙离子增敏剂、磷酸二酯酶抑制剂等。③心脏器械循环支持(mechanical circulatory support,MCS)通常作为过渡到心脏移植的一种方式。④严重心力衰竭内科治疗无效的患者可考虑心脏移植。

3.心力衰竭的 CRT

DCM 心衰患者心电图显示 QRS 波时限延长大于 150 ms 则提示存在心室收缩不同步,可导致心衰病死率增加。CRT 是通过置入带有左心室电极的起搏器,同步起搏左、右心室,使心室的收缩同步化。对于存在左右心室显著不同步的心衰患者,CRT 可恢复正常的左右心室及心室内的同步激动,减轻二尖瓣反流,增加心输出量,改善心功能。CRT 适用于窦性心律且 QRS 大于等于 150 ms 伴左束支传导阻滞,经标准和优化的药物治疗后仍持续有症状,且 LVEF 小于等于 35% 的患者。

4.心律失常和猝死的防治

室性心律失常和猝死是扩张型心肌病的常见临床表现,预防猝死主要是控制诱发室性心律失常的可逆性因素:①纠正心衰,降低室壁张力;②纠正低钾、低镁等电解质紊乱;③改善神经激素机能紊乱;④避免药物因素如洋地黄、利尿剂等的毒副作用。

恶性心律失常及其导致的猝死是 DCM 的常见死因之一,置入式心脏转复除颤器(ICD)能降低猝死率,可用于心衰患者猝死的一级预防和二级预防:①一级预防:对经过大于等于 3 个月的优化药物治疗后仍有心衰症状,LVEF 小于等于 35% 且预计生存期大于 1 年,状态良好的 DCM 患者,推荐 ICD 治疗。②二级预防:对曾发生室性心律失常伴血流动力学不稳定,且预期生存期大于 1 年的状态良好的 DCM 患者,推荐 ICD 治疗,降低 DCM 猝死及全因死亡风险。

5.栓塞的防治

DCM 患者的心房、心室扩大,心腔内常见有附壁血栓形成。栓塞是 DCM 常见并发症,对于已经有附壁血栓形成和血栓栓塞并发症发生的患者,必须接受长期抗凝治疗。对于合并非瓣膜性心房颤动的患者,$CHA_2DS_2\text{-}VASc$ 评分中男性大于等于 2 分,女性大于等于 3 分者,如无禁忌,推荐应用口服抗凝药。单纯 DCM 患者如无其他抗凝适应证,不建议常规应用口服抗凝药物和抗血小板药物。

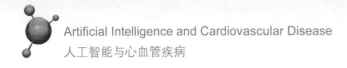

（四）康复

（1）扩张型心肌病患者失代偿期有心衰症状阶段应注意卧床休息，可在床上进行适当肢体运动，预防血栓形成。限制钠盐和水的摄入，一般钠盐摄入量小于 3 g/d，液体摄入量为 1.5～2.0 L/d，以减轻心脏前负荷。

（2）控制体重，避免肥胖或恶液质。

（3）去除其他可能导致心衰加重的外在因素，如感染、高血压、糖尿病、贫血等。

（4）患者心衰稳定后可在医护人员监测下或评估后进行适当的有氧运动，增加运动耐量，提高生活质量是心脏康复治疗的核心内容。当患者运动耐量大于 5 个代谢当量（METs）时，可以进行常规有氧运动；如运动耐量小于等于 5 个 METs，只能进行最大耐受量 50％的运动强度，以后根据医生的评估再考虑逐渐增加。

（5）改善睡眠，作息规律，保证充足睡眠，避免神经失调。

（6）加强心理辅导，减轻精神压力等。

三、医工交叉前景展望

对于 DCM 治疗，目前的研究主要针对改善心室重构和预后的药物治疗和器械治疗，针对病因的治疗，尤其是遗传因素、免疫因素的治疗尚有待进一步探索。目前已经有多个研究探索了 DCM 患者抗心肌抗体介导心肌细胞损害的可能机制，临床检测抗心肌抗体可有助于病因诊断，因此，免疫学治疗也是一种理论上可行的治疗方法，包括阻止抗体效应、免疫吸附抗体、免疫调节、抑制抗心肌抗体的产生等。但是，这些免疫学治疗方案尚只停留在动物实验或前期临床研究阶段，尚未有大规模临床研究确定其在临床应用的实际价值。

心衰的细胞移植治疗和基因治疗也是近年来心衰治疗方法的研究热点。骨髓干细胞具有多向分化能力，可产生与亲代表型和基因一致的子代细胞。有报道骨髓干细胞移植至心脏可以分化为含连接蛋白（connexin43，CX43）的心肌细胞，与原心肌细胞形成缝隙连接，参与心脏的同步收缩，抑制心室重构，还可分化为内皮组细胞（EPC），在缺血区能形成新的营养血管，促使心脏功能恢复。基因缺陷是部分 DCM 患者发病机制中的重要环节，通过基因治疗 DCM 也成为目前研究的热点。基因治疗方法的探索将有助于寻找治疗家族遗传性 DCM 的方法。

左心机械辅助循环装置将患者左心的血液通过机械性装置引入主动脉，以减轻左心室做功，是晚期 DCM 患者维持全身循环，等待有限心脏供体，以及不能进行心脏移植患者的一种有效治疗方法。目前所用的左心机械循环辅助装置存在制造要求高、操作复杂、体积大、血液相容性差、价格昂贵等缺陷，我国临床应用较少。

世界各国心脏移植患者中 DCM 占大多数，原位心脏移植（包括心肺联合移植）是目前治疗晚期 DCM 最有效、最彻底的方法，其手术方法成熟，疗效确切。但由于存在供体缺乏、费用高、术后感染、术后排异反应等问题，心脏移植在国内尚未广泛开展。随着免疫及基因工程的发展，将来有希望从根本上解决这些问题。

※ 拓展阅读 ※

当人体心脏因各种病因而部分或完全丧失功能而不能维持全身正常循环时,可移植一种用人工材料制造的机械装置,以暂时或永久地部分或完全代替心脏功能,推动血液循环,这种装置就是人工心脏。人工心脏是人工制作的心脏,分为辅助人工心脏和完全人工心脏,基本上是由血泵、驱动装置、监控系统、能源四个部分构成。辅助人工心脏有左心室辅助、右心室辅助和双心室辅助,因辅助时间的长短不同,又分为暂时性辅助(2周以内)及永久性辅助(2年)两种。完全人工心脏包括暂时性完全人工心脏、辅助等待心脏移植完全人工心脏及永久性完全人工心脏。

人工心脏的研究从一开始便面临着许多挑战,要想制成像自然心脏那样具有精确的组织结构,完全模拟其功能的人工心脏是极不容易的,需要医学、生物物理学、工程学、电子学等多学科的综合应用及相当长时期的研究。尽管目前还不能完全模拟自然心脏的作用和功能,但不同领域的研究人员都在从各自的领域推动着人工心脏的发展。随着人工心脏的机械性能、血流动力学性能、能源、抗血栓性以及测控方法等问题的改进与完善,人工心脏的仿生技术也进一步得到发展。

目前,人工心脏在国外使用纪录是11年。在我国,人工心脏植入是2018年1月进行临床实验。2019年8月26日,"重庆造"植入式左心室辅助系统"永仁心"人工心脏(EVAHEART Ⅰ)已获国家药监局批复上市,正式应用于临床救治。"永仁心"人工心脏采用离心泵结构的植入式左心室辅助系统,由体内组件和体外组件构成,通过搭建起心脏左心室到主动脉的旁路,对患者的心脏泵功能起部分替代或辅助作用。这是我国第一个正式上市的植入式心室辅助产品,填补了国内产业空白,推动中国高端医疗器械领域的进步。截至2022年6月,正在使用的"人工心脏"均运转正常。已有的临床应用表明,完全人工心脏能代替自然心脏功能,用其维持较长循环是可行的,其前景是乐观的。

植入"人工心脏"后,患者一般有三种结局:一种是心脏因为得以休息,而恢复正常工作,这是所有患者都盼望的事情;第二种是作为等待心脏移植的过渡期,为患者争取更多的时间等到合适的供体;第三种是终身佩戴。人工心脏是所有医疗器械中最具挑战性的技术之一,其研发能力从一个侧面代表了我们国家的高端医疗器械科技水平。人工心脏植入手术的开展将有效减少重度心衰患者因得不到心脏移植而猝死的概率,为大批心衰患者带来福音。

第二节　肥厚型心肌病

1.了解肥厚型心肌病的病因、发病机制、病理生理原理。

2.熟悉肥厚型心肌病的临床表现、诊断依据及鉴别诊断。

3.了解肥厚型心肌病的药物治疗。

4.熟悉肥厚型心肌病非药物治疗现状及进展。

案例

第一次入院:患者女,42岁,因"活动后胸痛2年,加重1月"入院。

目前情况:患者2年前出现活动后胸痛,有时伴胸闷,无心悸、黑矇、晕厥,疼痛难以缓解,就诊于当地医院,诊断为"肥厚型心肌病",药物治疗(具体不详)后病情好转。1个月前活动后再次出现胸痛,伴胸闷、恶心、呕吐及肩背部放射痛,于当地医院就诊,动态心电图示:①异位心律;②心房扑动伴快速心室率;③室性早搏;④部分导联ST段缺血性T波倒置。给予"呋塞米、螺内酯、地尔硫草"等药物治疗,效果不佳。于山东大学齐鲁医院门诊就诊,心脏彩超示:室间隔33 mm,左室流出道前向血流加速,CW测最大跨流出道压差为73 mmHg,平均压差为28 mmHg,LVEF为0.66。结论:符合肥厚型梗阻性心肌病超声改变,左室流出道梗阻(中重度),双房扩大,二尖瓣返流(轻中度),主动脉瓣返流(轻度),三尖瓣返流(轻-中度),肺动脉瓣返流(轻度),肺动脉高压(中度),心包积液(少量)。cTNI 47.31 ng/L,NT-proBNP 4898 pg/mL。

专科查体:双肺呼吸音粗,双肺底可闻及少许湿啰音。心率80次/分,律不齐,主动脉瓣听诊区、主动脉瓣第二听诊区可闻及收缩期、持续性4/6级粗糙的吹风样杂音,二尖瓣听诊区可闻及收缩期3/6级吹风样杂音,各瓣膜听诊区未触及震颤。双下肢无水肿。

辅助检查:①心脏彩超:室间隔33 mm,左室流出道前向血流加速,CW测最大跨流出道压差为73 mmHg,平均压差为28 mmHg,LVEF为0.66。结论:符合肥厚型梗阻性心肌病超声改变,左室流出道梗阻(中重度),双房扩大,二尖瓣返流(轻中度),主动脉瓣返流(轻度),三尖瓣返流(轻中度),肺动脉瓣返流(轻度),肺动脉高压(中度),心包积液(少量)。cTNI 47.31 ng/L,NT-proBNP 4898 pg/mL。

入院诊断:肥厚型梗阻性心肌病,左室流出道梗阻(中重度),二尖瓣返流(轻中度),三尖瓣返流(轻中度),肺动脉高压(中度),心包积液(少量),心律失常,心房扑动,室性早搏,心功能Ⅲ级(NYHA分级)。

诊疗经过:2021年3月17日行"冠状动脉造影＋室间隔化学消融术"。术中造影示:LM未见明显狭窄;LAD未见明显异常;第1间隔支发育细小,第2间隔支粗大;LCX未见明显异常;RCA未见明显异常。术中决定栓塞第2间隔支,退出造影导管,送指引导管到达左冠开口,送导引导丝至第 2 间隔支,沿导丝送入球囊至第 2 间隔支,以 8 atm 扩张封堵间隔支开口,复查造影,未见间隔支血流返流,退出导丝,抽取无水酒精 1.7 mL 缓慢推注至间隔支,推注过程患者出现典型心绞痛症状,心率未见变化,血压轻度下降。推注完毕后观察 30 min,患者胸痛症状逐渐缓解,血压、心率稳定。复查造影,第 2 间隔支较前明显变细。

第二次入院:2021 年 4 月 4 日,患者因"活动后胸痛 2 年,发作性意识丧失 10 天"入院。患者 2021 年 3 月 17 日行"冠状动脉造影+室间隔化学消融术"后活动耐力较前明显好转,出院后偶有胸骨后烧灼样疼痛,未在意。10 天前突发意识丧失,伴抽搐、小便失禁,持续约 2 分钟,自行缓解。于当地医院就诊,住院期间出现心室颤动,给予气管插管、胸外按压等抢救。4 天前就诊于我院急诊,心脏彩超显示:室间隔 36 mm,肥厚型梗阻性心肌病,左室流出道梗阻(重度),LVEF 0.7。给予胺碘酮、新活素、低分子肝素、补钾等治疗。

2021 年 5 月 7 日,患者行"肥厚型梗阻性心肌病左室流出道狭窄疏通+二尖瓣置换术"。胸骨正中切口,升主动脉插管,上下腔静脉插管建立体外循环,阻断升主动脉,斜切升主动脉,牵开主动脉瓣,探查主动脉瓣瓣下室间隔心肌增厚,左室流出道狭窄,沿主动脉瓣瓣窦下切除室间隔部心肌,宽约 10 mm,厚度为 6 mm,长度为 10 mm。术中行经食道超声检查,提示二尖瓣返流明显,决定行二尖瓣置换术。经右房-房间隔入路至左房,切除部分大瓣瓣体及腱索,保留后瓣结构,置换双叶机械瓣,圈定后瓣叶启闭好。缝合房间隔缺口,缝合右房切口。开放主动脉,心脏自主复跳,窦性心律,CPB 停机顺利。行经食道超声检查,提示左室流出道压差为 16 mmHg。仔细止血,逐层缝合胸部切口,安返 ICU。

医工结合点:心脏彩超、动态心电图、CMR 等技术的进步促进了对肥厚型心肌病患者的全面评估,可以将人工智能深度学习算法应用于大型心电图数据集、影像数据集,识别高危患者,有助于选择治疗方案,改善患者预后。化学消融、射频消融、埋藏式心脏除颤器(ICD)植入、左室流出道狭窄疏通术等多种非药物治疗方式为患者提供了多种选择,相关手术器械、技术在不断进步。随着分子遗传学检测技术的进步,基因检测作为一种有用的诊断工具已进入临床领域。对于心肌肥厚的患者行基因检测,可明确致病突变,协助明确诊断,指导临床决策,也可为患者及亲属的遗传咨询、生育决策提供依据。

思考题

1.肥厚型心肌病的诊断、危险分层有哪些新方法、新技术?

2.哪些新的器械治疗和手术治疗可改善患者预后,提高患者生存质量?

案例分析

一、疾病概述

(一)定义及流行病学

肥厚型心肌病是一种遗传性心肌病,以心室肥厚、心腔缩小、心室充盈受限及舒张期顺应性下降为主要特征(图7-3)。室间隔非对称性肥厚为最常见的解剖类型。根据左心室流出道有无梗阻又可分为梗阻性和非梗阻性肥厚型心肌病。我国人群患病率为180/10万~200/10万,30~50岁患者多见,是青少年和运动员猝死的最主要原因之一。本病预后差异很大:部分患者症状轻微,预计生存期接近常人;部分患者可合并房颤,出现栓塞事件;少部分患者可很快进展为终末期心衰。

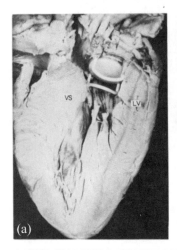
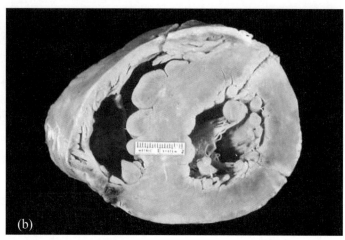

(a)图源:MARON B J,EPSTEIN S E. Hypertrophic cardiomyopathy. Recent observations regarding the specificity of three hallmarks of the disease: asymmetric septal hypertrophy, septal disorganization and systolic anterior motion of the anterior mitral leaflet[J]. Am J Cardiol,1980,45(1):141-154.(b)图源:MARON B J. Hypertrophic cardiomyopathy: a systematic review[J]. JAMA,2002,287(10):1308-1320.

图7-3 肥厚型心肌病患者心肌长轴切面(a)及短轴切面(b)

(二)病因

肥厚型心肌病属常染色体显性遗传病,50%的患者有家族史,约一半病例可以检出致病基因。

1.遗传因素

目前已发现至少18个疾病基因和500种以上变异与家族性肥厚型心肌病有关。最常见的基因突变发生在β-肌球蛋白重链及肌球蛋白结合蛋白C的编码基因上。肌节蛋白突变影响肌纤维的正常形成,肌动蛋白ATP酶活性降低,肌钙蛋白钙敏感性下降,肌动蛋白和肌球蛋白相互作用异常,都会导致肌小节收缩功能降低,继而肌纤维代偿性肥厚、排列紊乱及间质纤维化。肥厚型心肌病的表型呈多样性,与致病的突变基因、基因修饰及不同的环境因子有关。

2.心肌肥厚促进因素

研究发现,肥厚型心肌病患者儿茶酚分泌增多,心肌细胞内环磷酸腺苷贮存减少。实验动物长期输注去甲肾上腺素会产生类似于肥厚型心肌病的心脏病理改变。原癌基因可以促进细胞生长,有研究证实肥厚型心肌病患者心肌原癌基因表达显著上调。此外,肌浆网钙调节机制异常也可能参与肥厚型心肌病的发病过程。

（三）病理改变

肥厚型心肌病的大体解剖特征性表现为心室肥厚，尤其是室间隔非对称性肥厚，也可见均匀肥厚型、心尖肥厚型、左心室前侧壁肥厚型、左心室后壁肥厚型和右心室肥厚型（图 7-4）。二尖瓣前叶可出现纤维性增厚。

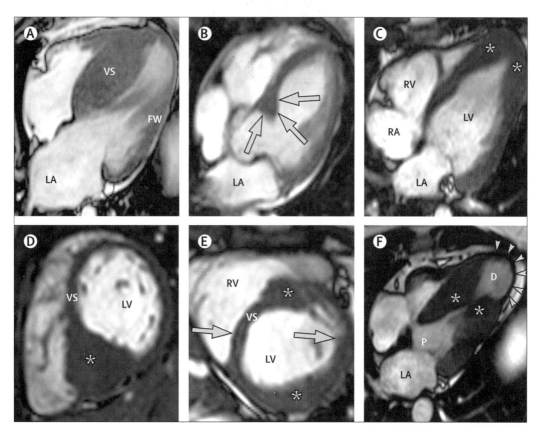

图 7-4　心肌磁共振显示不同类型肥厚型心肌病

图源：MARON B J，MARON M S. Hypertrophic cardiomyopathy[J]. Lancet，2013，381(9862)：242-55.

组织学病理改变，光镜下可见心肌细胞肥大，肌束排列紊乱构成独特的旋涡状，心肌间质纤维化。电镜下可见肌原纤维排列紊乱，线粒体肿胀，溶酶体增多。

（四）病理生理

肥厚型心肌病可分为：①梗阻性肥厚型心肌病，安静时左心室与主动脉的压力阶差大于等于 30 mmHg；②隐匿梗阻性肥厚型心肌病，安静时左心室与主动脉的压力阶差小于30 mmHg，负荷运动时压力阶差大于等于 30 mmHg；③非梗阻性肥厚型心肌病，安静及负荷运动时压力阶差均小于 30 mmHg。

梗阻性肥厚型心肌病患者的收缩期室间隔突向左室流出道，左室流出道狭窄加重且血流加速。快速血流通过狭窄的流出道产生负压，引起二尖瓣前叶前向运动（systolic anterior motion，SAM），加重流出道狭窄（梗阻），同时会合并二尖瓣关闭不全，此作用在收缩中、后期较明显（图 7-5）。

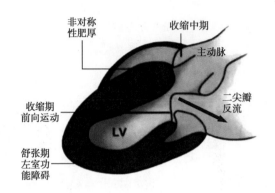

图 7-5　左室流出道梗阻示意图

图源：HENSLEY N, DIETRICH J, NYHAN D, et al.
Hypertrophic cardiomyopathy：A review[J]. Anesth Analg,
2015,120(3):554-569.

肥厚型心肌病患者常伴有心肌缺血，主要机制包括：①心肌壁内血管管壁增厚及管腔变小。②左室流出道梗阻引起冠状动脉灌注不足。③左室充盈压力升高引起心内膜下缺血。心肌缺血引起心肌损伤、坏死，最终可出现心室扩大，收缩力降低，心力衰竭。

肥厚型心肌病患者心脏舒张功能下降常常出现很早，甚至发生在室间隔肥厚发生之前，此时静息状态射血分数和心输出量可以正常，这主要与心肌缺血、心肌细胞排列紊乱、心肌间质纤维化及心肌细胞钙动力学异常有关。

（五）临床表现

1.症状

（1）呼吸困难：最常见的呼吸困难症状是劳力性呼吸困难，可达 90％ 以上。夜间阵发性呼吸困难较少见。

（2）胸痛：1/3 的患者可有劳力性胸痛。

（3）头晕、心悸：合并房颤的肥厚型心肌病患者可出现头晕、心悸等症状，与快速心室率有关。

（4）晕厥、猝死：左室流出道梗阻的患者运动时心肌收缩力增强，流出道梗阻加重，心排量减低，患者可出现黑矇、晕厥。猝死可以为该病的首发症状，是青少年和运动员猝死的主要原因。

2.体征

体格检查可见心脏大致正常或轻度增大，可能闻及第四心音。流出道梗阻的患者可于胸骨左缘第 3～4 肋间闻及收缩期较粗糙的喷射性杂音，心尖部也常可听到收缩期杂音，这是因为二尖瓣前叶移向室间隔导致二尖瓣关闭不全所致。增加心肌收缩力或减轻心脏后负荷的措施，如含服硝酸甘油、应用强心药、做 Valsalva 动作或取站立位等均可使杂音增强；相反凡减弱心肌收缩力或增加心脏后负荷的因素，如使用 β 受体阻滞剂、取蹲位等均可使杂音减弱。

二、疾病的预防诊断、治疗和康复

（一）诊断

根据病史及体格检查,超声心动图显示舒张期室间隔厚度大于等于15mm或与后壁厚度之比大于等于1.3。近年来CMR越来越多地用于诊断。阳性家族史（猝死,心肌肥厚等）有助于诊断。基因检查有助于明确遗传学异常。2014年欧洲心脏学会指南对基因筛查用于先证者儿童患者、患者亲属等都有详细说明。

1.辅助检查

（1）胸部X线:普通胸部X线心影大小可以正常或左心室增大。

（2）心电图:心电图变化多端,主要表现为QRS波左心室高电压,ST段压低、T波倒置、异常Q波。ST压低和T波倒置多见于I、aVL、V1～V6导联。少数患者可有深而不宽的病理性Q波,见于导联II、III、aVF和某些胸导联。此外,ECG可有室内传导阻滞和其他各类心律失常（图7-6）。

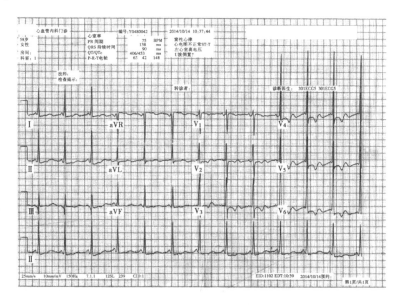

图7-6　心脏彩超确诊的肥厚型心肌病患者心电图出现左室高电压、
ST段压低、T波倒置等改变

图改编自:王吉耀.内科学［M］.2版.北京:人民卫生出版社,2010;350-353.

（3）超声心动图:超声心动图是HCM最主要的诊断手段,室间隔不对称肥厚面无心室腔增大为其特征。舒张期室间隔厚度大于等于15 mm或与后壁厚度之比大于1.3时需考虑诊断。伴有流出道梗阻的病例可见室间隔流出道部分向左心室内突出、二尖瓣前叶在收缩期前移 ,左心室顺应性降低致舒张功能障碍等。值得强调的是,由于不同病例严重程度可以存在较大差异,静息状态下室间隔厚度未达上述标准不能完全排除本病诊断。静息状态下无流出道梗阻者需要评估激发状态下的情况。

部分患者心肌肥厚局限于心尖部,尤以前侧壁心尖部为明显,如不仔细检查,容易漏诊(图 7-7)。

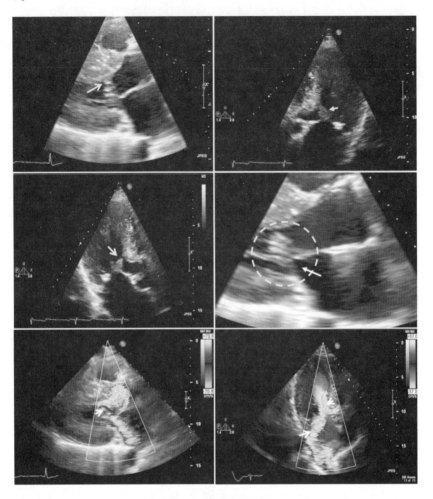

图 7-7　超声心动图显示肥厚型心肌病

图源:TEO E P,TEOH J G,HUNG J. Mitral valve and papillary muscle abnormalities in hypertrophic obstructive cardiomyopathy[J]. Curr Opin Cardiol,2015,30(5):475-482.

(4)CMR:有很高的诊断和鉴别诊断价值,尤其是心脏超声检查不能明确诊断时(由于声窗不良无法清晰显示者),或者需要与其他原因引起的心肌肥厚(如心脏淀粉样变、Fabry 病、LAMP 2 心肌病)进行鉴别时。CMR 能清晰显示心室壁和(或)室间隔局限性或普遍性增厚。梗阻性 HCM 在 CMR 上可见左心室流出道狭窄、SAM 征和二尖瓣关闭不全,心尖肥厚病例可见左心室腔呈铁铲样改变伴心尖闭塞,LGE 扫描可以发现和评估心肌纤维化及其程度,帮助进行危险分层,CMR 也可用于室间隔切除术或消融术的术前和术后评估肥厚和纤维化程度。

(5)核素显像:核素显像,尤其是 99mTc-DPD 可用于心肌淀粉样变与肥厚型心肌病的鉴别,前者呈阳性且具有以下特征的患者应该考虑进行此项检查:年龄大于 65 岁,有双侧腕管综合征病史,无肥厚型心肌病家族史,有心电图和心肌影像特征。

(6)心脏 CT:心脏 CT 适合心脏超声图像不清楚且有 CMR 禁忌证的患者,如严重肺气肿并植入了心脏起搏器或 ICD 的患者。

(7)心导管检查和冠状动脉造影:心导管检查可显示左心室舒张末期压力增高,有左心室流出道狭窄者在心室腔与流出道之间存在收缩期压力阶差。心室造影显示左心室变形,可呈香蕉状、犬舌状或纺锤状(心尖部肥厚时)。HCM 患者冠状动脉造影多无异常,但对那些有疑似心绞痛症状和心电图 ST-T 改变的患者有重要鉴别价值。对于 UA、心脏猝死复苏和持续 VT 患者,应该完善此项检查。

(8)心内膜心肌活检:心内膜心肌活检一般不用于 HCM 诊断。心肌活检对排除浸润性和储积性心肌病有重要价值,用于高度怀疑且其他方法无法确诊的淀粉样变、糖原贮积症等。

3.鉴别诊断

鉴别诊断需要除外左心室负荷增加引起的心室肥厚,包括高血压、主动脉瓣狭窄、先天性心脏病、运动员心脏肥厚等。这些情况的心肌肥厚多呈对称性。

此外,还需要排除异常物质沉积引起的心肌肥厚,包括淀粉样变、糖原贮积症等。其他相对少见的全身疾病如嗜铬细胞瘤、Fabry 病、血色病、心面综合征、线粒体肌病、达农(Danon)病、遗传性共济失调及某些遗传代谢性疾病也可引起心肌肥厚,但常伴有其他系统受累表现,心脏超声提示心肌储积性疾病或浸润性疾病的征象包括:心肌呈毛玻璃样、颗粒状,房间隔增厚,房室结节样增厚,收缩功能轻度降低伴舒张期功能障碍以及少量心包积液。

(二)治疗

肥厚型心肌病的治疗旨在改善症状、减少并发症和预防猝死。其方法是减轻流出道梗阻,改善心室顺应性、防治血栓栓塞事件和识别高危猝死患者。治疗需要个体化。

1.药物治疗

药物治疗是基础。针对流出道梗阻的药物主要有 β 受体阻滞剂和非二氢吡啶类钙拮抗剂。当出现充血性心力衰竭时需要采用针对性处理。对房颤患者需要抗凝治疗。值得指出的是,对病因不清楚的胸闷不适患者使用硝酸酯类药物时,需要注意排除梗阻性 HCM,以免使用后加重梗阻。

(1)减轻左心室流出道梗阻、改善舒张功能:β 受体阻滞剂是梗阻性肥厚型心肌病的一线治疗用药,可改善心室松弛,增加心室舒张期充盈时间,减少室性及室上性心动过速。非二氢吡啶类钙离子拮抗剂也具有负性变时和减低心肌收缩力的作用,可改善心室舒张功能,对减轻左心室流出道梗阻也有一定治疗效果,可用于那些不能耐受 β 受体阻滞剂的患者。由于 β 受体阻滞剂与钙离子拮抗剂联合治疗有导致心动过缓和低血压可能,一般不建议合用。此外,丙吡胺能减轻左心室流出道梗阻,也是候选药物,但心脏外副作用相对多见。

(2)针对心力衰竭的治疗:疾病后期可出现左心室扩大伴收缩功能减低和慢性心功能不全的临床表现。治疗药物选择与其他原因引起的心力衰竭相同,包括 ACEI、ARB、利尿

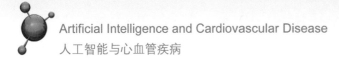
剂、螺内酯甚至地高辛。

（3）针对房颤的治疗：肥厚型心肌病最常见的心律失常是房颤，发生率达 20％，胺碘酮能减少阵发性房颤发作。对持续性房颤，可给予 β 受体阻滞剂控制心室率。除非禁忌，一般需考虑口服抗凝药治疗。

2.非药物治疗

（1）手术治疗：对于药物治疗无效、心功能不全（NYHA Ⅳ级）患者，若存在严重流出道梗阻（静息或运动时流出道压力阶差＞50 mmHg），需要考虑行室间隔切除术。目前，美国和欧洲共识将手术列入合适患者的首选治疗（图 7-8）。

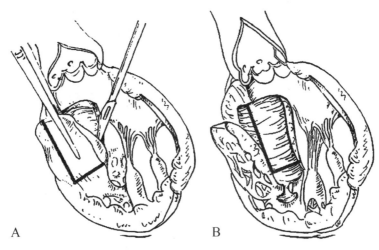

A：经典的莫罗（Morrow）术式；B：改良的 Morrow 术式

图 7-8　Morrow 术式

图源：SONG B，DONG R. Comparison of modified with classic Morrow septal myectomy in treating hypertrophic obstructive cardiomyopathy[J]. Medicine（Baltimore），2016，95（2）：e2326.

（2）酒精室间隔消融术：经冠状动脉间隔支注入无水酒精造成该供血区域室间隔坏死，此法可减轻部分患者左心室流出道梗阻及二尖瓣反流，改善症状，其适应证与室间隔切除术大致相同。酒精室间隔消融术的缺点包括：消融范围具有不确定性，部分患者需要重复消融，长期预后尚不清楚。目前欧美指南将此列入手术替代方法，主要针对那些年龄过大、手术耐受差，合并症多以及缺乏技术精良手术医师的情况（图 7-9）。

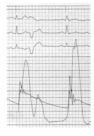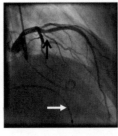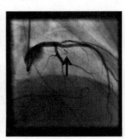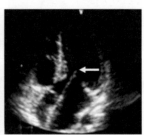

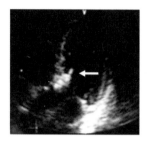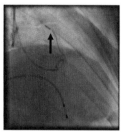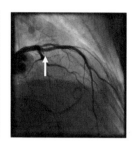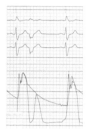

图 7-9 室间隔化学消融

图源：NISHIMURA R A，SEGGEWISS H，SCHAFF H V. Hypertrophic obstructive cardiomyopathy：Surgical myectomy and septal ablation[J]. Circ Res,2017,121(7):771-783.

（3）起搏治疗：对于其他病因导致肥厚型心肌病、有双腔起搏置入适应证的患者，选择右心室尖起搏有望减轻左心室流出道梗阻。右室心尖部起搏后左心室激动顺序与正常窦房结下传激动不同，左室收缩同步性被破坏，左室流出道梗阻风险降低。对于药物治疗效果差而又不太适合手术或消融的流出道梗阻患者，可以选择双腔起搏。

3.猝死的风险评估和 ICD 预防

肥厚型心肌病是青年和运动员心源性猝死最常见的病因。预测猝死高危风险的因素包括：曾经发生过心跳骤停；一级亲属中有 1 个或多个人死于 HCM；左心室严重肥厚（≥30 mm）；动态心电图检查（Holter 检查）发现反复非持续室性心动过速；运动时出现低血压；不明原因晕厥，尤其是发生在运动时。未植入 ICD 的患者每 1～2 年需要进行风险评估。

HCM 晕厥患者需要进行 12 导联 ECG、直立运动试验、静息和运动多普勒心脏超声、48 小时 Holter 检查。对于 SCD 低危的晕厥患者，应该考虑植入性循环记录器（insertable loop recorder，ILR）（图 7-10）。

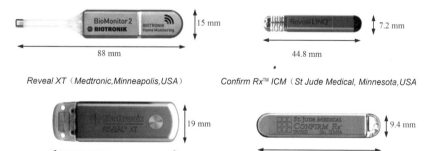

图 7-10 常见植入性循环记录器

图源：BISIGNANI A，DE BONIS S，MANCUSO L，et al. Implantable loop recorder in clinical practice[J]. J Arrhythm,2018,35(1):25-32.

ICD植入预防猝死必须与患者或者家属充分沟通并共同决定,以下情况为ICD植入适应证:①SCD病史;②有VF或VT病史;③一级亲属有猝死病例;④心室厚度大于等于30 mm;⑤近期有1次或多次晕厥史;⑥有非持续VT,年龄小于30岁;⑦运动低血压,并有其他高危因素;⑧儿童不明原因晕厥,LV严重肥厚,家庭成员有SCD史。儿童ICD植入时需要顾及手术的高并发症风险。

4.HCM孕妇的特殊关注

必须重视HCM孕妇的宣教和处理。怀孕前就应该对男、女双方就疾病遗传问题给予咨询。怀孕前已使用β阻滞剂的患者应该继续使用。怀孕期间出现症状的患者应该启用β阻滞剂。使用β阻滞剂的孕妇应该监测胎儿和新生儿生长。β阻滞剂最好选择美托洛尔。阴道分娩应该作为多数孕妇的首选分娩方式。房颤患者应该根据情况选用低分子肝素或华法林(孕第4~6个月)抗凝。持续房颤应该考虑电复律。

5.随访

对所有HCM患者都应该进行随访。建议对病情稳定者每12~24个月检查12导联心电图、48小时动态心电图和心脏超声,出现症状或症状加重时随时进行12导联心电图、动态心电图和心脏超声检查。另外,根据患者病情选择CMR和运动试验。

三、医工交叉应用的展望

(一)影像检测手段进步

肥厚型心肌病诊断方面,心脏彩超、心肌磁共振等技术进步使得肥厚型心肌病心脏形态改变、组织学变化得以清晰呈现,且为鉴别诊断提供依据。

1.三维斑点追踪超声心动图(3D-STE)在肥厚型心肌病诊断中的应用

3D-STE是从二维斑点追踪优化而来,能够追踪到心肌任何方向的斑点运动,获得的应变和应变率更符合真实的心室空间结构,能够同时获得心肌位移矢量的三个空间组成部分并在机分析。HCM患者左室心肌整体及节段性收缩应变及应变率均降低,表明出早期亚临床心肌功能受损,且室壁越厚,收缩功能受损越严重,而3D-STE能敏感地反映出这些心肌力学变化。

左室旋转功能是心脏运动功能的重要组成部分,旋转运动在射血过程中起着重要作用。3D-STE评价左室旋转功能的可靠性和可行性已经得到了证实。近期研究显示,左室心尖部3D-STE旋转角度参数可以为早期心尖肥厚型HCM临床诊断提供重要依据。3D-STE具有实时、动态、立体、省时、可重复等优势,在常规超声心动图诊断心尖肥厚型HCM不明确时,结合3D-STE分析可以提高诊断准确性,为临床提供准确、简便、低费用的辅助检查方法(图7-11)。

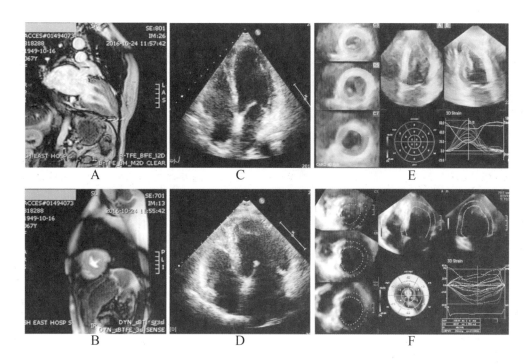

A：心尖肥厚型 HCM 患者心脏 MRI 检查左室二腔心切面；B：心尖肥厚型 HCM 患者心脏 MRI 检查左室心尖部短轴切面；C：正常健康被检者超声心动图心尖四腔观；D：心尖肥厚型 HCM 患者超声心动图心尖四腔观；E：正常健康被检者 3D-STE 三维应变分析；F：心尖肥厚型 HCM 患者 3D-STE 三维应变分析

图 7-11　3D-STE 在肥厚型心肌病诊断中的应用

图源：夏良华,董云,孟凡霞,等.三维斑点追踪超声心动图在心尖肥厚型心肌病诊断中的应用[J].同济大学学报(医学版),2021,42(5):616-621.

2.MRI 心肌应变力技术在肥厚型心肌病诊断及鉴别诊断中的应用

肥厚心肌的应变力发生改变,导致心肌功能障碍,目前,对于使用心肌应变力诊断心肌病的研究越来越多,应用较多的为超声斑点追踪技术,但由于超声声窗及操作不当等影响导致研究受限。近年来,CMR 凭借其多参数、多角度的优势在评估心肌应变力中发挥着越来越重要的作用。

鉴别 HCM 和由其他病因(如心肌淀粉样变性)引起的左室肥厚亦是临床难点。CA 表现为左心室室壁弥漫性增厚,以室间隔增厚为主,双房增大。两者形态学表现与功能均存在相似之处,因此鉴别诊断意义重大。目前,延迟强化对于鉴别两者存在较大的价值,但临床中经常存在对比剂使用禁忌的肾功能不全患者,此外,早期患者可能没有典型的延迟强化。因此,使用非对比剂诊断 HCM 并避免对比剂引起的肾损伤显得极为重要。

目前,在心肌应变的研究中广泛应用心脏磁共振组织追踪(cardiac magnetic resonance tissuetracking,CMR-TT)技术,该技术基于功能性电影成像序列即稳态自由进动序列(steady state free precession,SSFP),通过心肌和血池之间的对比描绘出心内外膜边界,然后软件自动跟踪内外膜在整个心动周期的运动,再计算出心肌应变、应变率等参数,定量评估心肌整体及局部运动情况(图 7-12)。

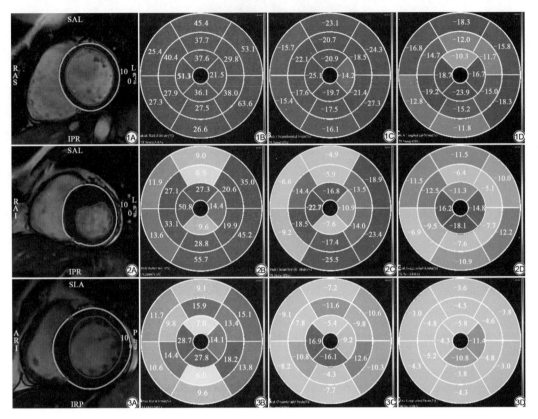

1A～1D:男,56 岁,正常对照者,短轴电影图像,左心室心肌径向应变、周向应变、纵向应变 16 节段牛眼图;
2A～2D:女,50 岁,肥厚型心肌病患者,短轴电影图像,左心室心肌径向应变、周向应变、纵向应变 16 节段牛眼图;
3A～3D:男,55 岁,心肌淀粉样变患者,短轴电影图像,左心室心肌径向应变、周向应变、纵向应变 16 节段牛眼图。

图 7-12 CMR-TT 应用

图源:杨馨尧、吴江、朱丽娜、等.MR 心肌应变力技术在肥厚型心肌病诊断及鉴别诊断中的应用研究[J].磁共振成像,2022,13(2):10-15＋21.

(二)非药物治疗器械进步

在肥厚型心肌病治疗方面,非药物治疗中,微创外科治疗、心导管消融技术、起搏器治疗、ICD、射频消融等技术,显著改善了患者的预后及生存质量。相应的器械还会在日后不断得到改进。新的治疗手段可能会不断出现。

1.DDD 起搏治疗的机制

近年来,DDD 技术迅速发展并逐渐成为外科手术的一种替代方法,DDD 不仅可使流出道压差下降缓解症状,而且对药物治疗无效的有严重心功能限制的患者亦多有效。其机制是由于右室心尖部的预激破坏了心室间协同收缩,左心室侧壁、后壁收缩延迟,结果左室流出道内径增大,血流速度下降,二尖瓣的前向运动减轻,流出道梗阻,二尖瓣返流改善。

既往研究显示,房室起搏间期(A-V delay)控制在 100～120 ms,在正常心房激动通过房室结、右束支激动室间隔之前，右室起搏夺获室间隔，此时左室流出道压力差下降最明显，而左室舒张压末压、心排血量不受影响。当 A-V delay 过短时，左心房、左心室几乎同时收缩，左室充盈减少，流出道压力阶差增加，且左心房压力增加，加重肺淤血。

房颤是一种常见的肥厚型心肌病并发症，使患者发生血栓、心力衰竭及死亡的危险增加。合并房颤的 HCM 患者通过射频消融房室结加频率应答型心室起搏器（VVIR）进行治疗。在 DDD 起搏治疗过程中发生房颤时，先用抗心律失常药物预防，无效时行房室结消融并将起搏方式变更为房室起搏、房室感知、感知后抑制模式（DDI）。

2.经导管心内膜下射频消融

该方法是将电极片固定在心室面，通过射频消融释放电流，心肌细胞温度升高，凝固性坏死，从而使左室流出道（LVOT）收缩期压力降低，减轻临床症状。三维电解剖标测系统技术结合了心内超声心动图及电解剖标测系统的优势，能清晰地显示收缩期前向运动征与室间隔的接触部位。该方式不依赖血管解剖条件，而且很少破坏消融靶点周围正常心肌细胞，不导致心功能恶化，普适性和安全性更高。但是由于室间隔消融程度小（1～2 mm），二次消融的风险增加。

经皮心肌内室间隔射频消融术（Liwen 术）治疗肥厚型梗阻性心肌病（HOCM）是指将特制射频针经皮、经肋间、经心外膜，进入心尖心肌内室间隔进行热消融的微创介入治疗方法。该术式在超声引导下穿刺，将射频针直接抵达肥厚室间隔，进行热消融，局部温度高达 80 ℃以上，造成组织细胞及其周围冠状动脉间隔支凝固性坏死，导致肥厚室间隔心肌缺血、坏死、变薄、收缩力下降，LVOT 梗阻消失或减轻，从而改善 HOCM 患者的临床症状。

※ 拓展阅读 ※

传统的 HCM 治疗方式主要有四种，但它们的效果都不尽如人意。药物治疗容易引起心动过缓、房室传导阻滞、低血压等不良反应，并且有效率较低。外科 Morrow 手术的手术切口大，恢复时间较长，术后需要植入心脏起搏器比例高。酒精室间隔化学消融治疗则存在间隔支动脉解剖变异、乙醇渗漏和新的心律失常的风险。而射频导管消融治疗法的损伤范围有限，不能使室间隔厚度显著变薄，并且手术费用相对高，同样有可能发生房室传导阻滞。

空军军医大学西京医院的刘丽文教授团队经过多年研究积累，国际首创 Liwen 术式——超声引导下经皮经心肌射频消融术治疗肥厚型心肌病，该术式创伤小、恢复快、费用少、患者接受度高，代表了我国在肥厚型心肌病诊治研究领域的最新成果，标志着我国在该领域已取得突破性进展。相关研究成果在国内外心血管领域各学术大会上发表，同时在心血管领域国际顶尖期刊《美国心脏病学院杂志》上发表论著，为我国乃至全球的肥厚型心肌病的诊断与治疗积累了丰富的经验。

将该技术进一步拓展，应用于心脏肿瘤和心肌活检，开创了国际首例超声引导下经皮心脏肿瘤射频消融术，以及国际原创超声引导下经皮经心尖室间隔内心肌活检（Liwen 术式心肌活检），避免了传统内膜活检可能造成的心内膜和传导束损伤，更为有效和安全，为疾病的临床治疗提供了指导，同时为医学研究提供了宝贵的标本，打开了世界心肌活检技术的全新局面。

参考文献

[1]王吉耀.内科学[M].2 版.北京：人民卫生出版社，2010：350-353.

[2]夏良华,董云,孟凡霞,等.三维斑点追踪超声心动图在心尖肥厚型心肌病诊断中的应用[J].同济大学学报（医学版），2021,42(5)：616-621.

[3]杨馨尧,吴江,朱丽娜,等.MR 心肌应变力技术在肥厚型心肌病诊断及鉴别诊断中的应用研究[J].磁共振成像,2022,13(2)：10-15＋21.

[4] MARON B J, EPSTEIN S E. Hypertrophic cardiomyopathy. Recent observations regarding the specificity of three hallmarks of the disease：Asymmetric septal hypertrophy, septal disorganization and systolic anterior motion of the anterior mitral leaflet[J]. Am J Cardiol,1980,45(1)：141-154.

[5]MARON B J. Hypertrophic cardiomyopathy：A systematic review[J]. JAMA, 2002,287(10)：1308-1320.

[6]MARON B J,MARON M S. Hypertrophic cardiomyopathy[J]. Lancet,2013, 381(9862)：242-255.

[7]HENSLEY N, DIETRICH J, NYHAN D,et al. Hypertrophic cardiomyopathy： A review[J]. Anesth Analg,2015,120(3)：554-569.

[8]TEO E P,TEOH J G,HUNG J. Mitral valve and papillary muscle abnormalities in hypertrophic obstructive cardiomyopathy[J]. Curr Opin Cardiol,2015,30(5)：475-482.

[9] SONG B, DONG R. Comparison of modified with classic Morrow septal myectomy in treating hypertrophic obstructive cardiomyopathy [J]. Medicine (Baltimore),2016,95(2)：e2326.

[10] NISHIMURA R A, SEGGEWISS H, SCHAFF H V. Hypertrophic obstructive cardiomyopathy：Surgical myectomy and septal ablation[J]. Circ Res,2017,121(7)：771-783.

[11]BISIGNANI A,DE BONIS S,MANCUSO L,et al. Implantable loop recorder in clinical practice[J]. J Arrhythm,2018,35(1)：25-32.

第三节　限制型心肌病

学习目的

1.了解限制型心肌病的定义、病因、发病机制。

2.熟悉限制型心肌病的临床表现、诊断方法。

3.熟悉限制型心肌病的治疗方法。

案例

患者,男性,50岁,因"舌肌增厚4个月,胸闷伴双下肢水肿1个月余"就诊。4个月前牙痛后出现颈部增粗,诊为"舌肌增厚",多次住院治疗,效果差。1个月前服用中药后开始出现双下肢浮肿,伴胸闷、憋气,步行50米即感胸闷,不伴胸痛。给予利尿后水肿减轻,仍感胸闷。既往强直性脊柱炎病史10余年。无特殊家族史。

体格检查:体温36.1 ℃,脉搏104次/分,呼吸频率20次/分,血压91/62 mmHg。神志清,精神欠佳,强迫体位。双肺呼吸音粗,双肺未闻及干湿啰音。心率104次/分,律规整,心音低,胸骨左缘4～5肋间可闻及3/6收缩期杂音。腹平坦,肝肋下4 cm可及,质韧,轻压痛,移动性浊音(一)。双下肢凹陷性水肿。

辅助检查:①心电图示:窦性心律,心率100次/分,左前分支传导阻滞,V1～V4病理性Q波,ST-T改变(图7-13)。②冠状动脉CTA示冠状动脉未见狭窄。③NT-proBNP 12534 pg/mL。④超声心动图(图7-14)示:左房39 mm,左室舒张末内径35 mm,右房46 mm×47 mm,右室18 mm,室间隔17 mm,左室后壁15 mm,室壁动度弥漫性减低,左室基底段各室壁为著,左右心肌内可见较多强回声斑点,呈泥沙样改变,LVEF 0.43(双平面simpson)。二尖瓣、三尖瓣及主动脉瓣瓣叶增厚,瓣体形态欠规则,活动度减低,瓣膜回声类似于左室心肌心房壁回声,亦类似于左室心肌,左右心房均无明显活动度。右房内见飘带样回声,表面疑似可见细小条索影。三尖瓣反流(中度)最大反流压差为31 mmHg,估测肺动脉收缩压为41 mmHg。PW测二尖瓣前向血流频谱E峰大于2A峰,E峰为129 cm/s,TDI测二尖瓣间隔瓣环处运动速度e'为2.2 cm/s,侧壁瓣环处e'为2.1 cm/s,平均E/e'为60。心尖部应变相对正常,各室壁基底段及中间段应变减低。结论:心肌病变(心肌淀粉样变可能性大,同时累及心室、心房肌及瓣膜);左室肥厚;双房扩大;二尖瓣反流(轻度);三尖瓣反流(中度);肺动脉高压(轻度);左右室收缩功能减低;左室舒张功能障碍Ⅲ级;心包积液(微量);永存尤氏瓣(表面血栓附着? 淀粉样变累及?)。⑤CMR:左右心房轻度增大,室间隔、左室下壁、侧壁基底段增厚,右心室、左右心房壁增厚,室壁动度减弱,LVEF为48%。心肌灌注扫描:灌注早期左心室弥漫性心内膜下条片状灌注减低;延迟增强扫描示左右心室及左右心房心内膜下心肌弥漫性高信号(图7-15)。⑥游离轻链:血游离轻链:血免疫球蛋白游离轻链 κ 6.47 mg/L(升高),

λ 3375 mg/L（明显升高），κ/λ 比值为 0.0019（显著降低）；尿游离轻链：尿免疫球蛋白游离轻链 κ 35.4 mg/L（升高），λ 4300 mg/L（明显升高），κ/λ 比值为 0.082（显著降低）。⑦骨髓穿刺活检：胞体偏小、分化差的浆细胞为 32%。形态学考虑：多发性骨髓瘤。

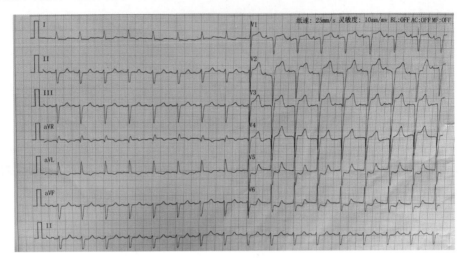

图 7-13　心电图表现

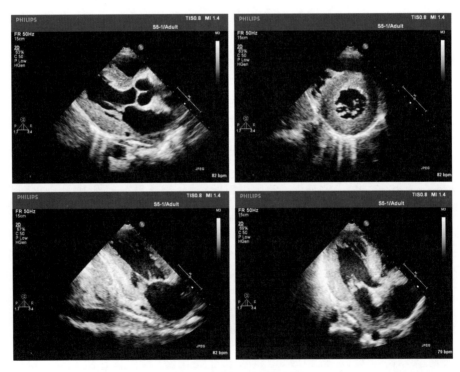

图 7-14　超声心动图表现

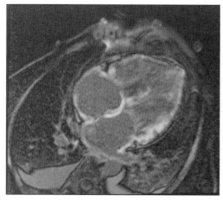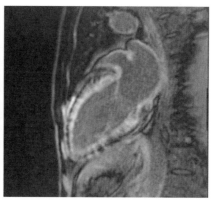

图 7-15　CMR 表现

诊断：①多发性骨髓瘤；②心肌淀粉样变（AL 型 CA）心功能Ⅲ级（NYHA 分级）；③强直性脊柱炎。

治疗：给予硼替佐米联合地塞米松、来那度胺化疗。

医工结合点：限制型心肌病预后较差，早期诊断、早期治疗有助于改善患者症状，提高生活质量，延长生存期。影像学检查在限制型心肌病的诊断中具有非常重要的作用，主要表现为不同程度的心室舒张功能减低，舒张期容积正常或减少，室壁厚度正常或增厚。心肌淀粉样变性由不可溶性淀粉样蛋白沉积于组织细胞间所致。CA 超声心动图也可表现为左室壁心肌增厚，心肌呈毛玻璃颗粒状回声，LVEF 正常的 CA 患者早期纵向收缩功能减低，表现为左心室基底段和中间段二维纵向应变减低而心尖纵向应变保留的特征性改变，即"心尖豁免"，此特征可作为 CA 与其他限制型心肌病鉴别的依据。由于目前尚缺乏公认的限制型心肌病影像学诊断标准和敏感指标，心脏影像学在疾病的早期发现、早期诊断和指导治疗中仍存在诸多不足，可以通过医工结合的方法，开发更为敏感的影像学诊断指标，提高诊断率，争取治疗时机，以改善患者预后、延长生存期。

思考题

限制型心肌病影像学改变以血流动力学改变为基本特征，而非形态学异常，这制约了限制型心肌病的早期诊断。哪些医工交叉的进展可以用于提高限制型心肌病影像学诊断的敏感性和特异性？

案例解析

一、疾病概述

(一)定义

限制型心肌病是指以心内膜和心内膜下心肌纤维化并增厚为主,心室壁僵硬度增加、舒张功能降低、充盈受限而产生的以临床右心衰症状为特征的一类心肌病。患者心房明显扩张,早期左心室不扩张,收缩功能多正常,室壁不增厚或轻度增厚。随病情进展左心室收缩功能受损加重,心腔可以扩张。发病率不详,多数 RCM 患者确诊后 5 年生存率仅为 30%。

(二)病因与发病机制

限制型心肌病多属于混合性心肌病,病因包括特发性、家族或遗传性和由全身疾病引起的特殊类型。家族或遗传性多为常染色体显性遗传,其中部分累及肌钙蛋白 I 基因,也可累及肌间线蛋白(desmin)基因。少数为常染色体隐性遗传或 X 性联遗传。由全身疾病引起的最多为淀粉样变,包括原发轻链型(AL 型)、甲状腺素转运蛋白异常型(ATTR 型)等,其余为结节病、类癌、硬皮病、蒽环类抗生素毒性等。

本病根据病变可以分为以下四类:①浸润性:细胞内或细胞间有异常物质或代谢产物堆积,包括淀粉样变性、结节病、高雪氏病。②非浸润性:包括特发性限制型心肌病,部分可能属于和其他类型心肌病重叠的情况,如轻微扩张型心肌病、肥厚性或假性肥厚性心肌病,病理改变表现为以纤维化为特征的硬皮病、糖尿病心肌病等。③储积性:包括血色病、Fabry 病、糖原贮积症。④心内膜病变为主:如心内膜纤维化、心内膜弹力纤维增生症(幼年发病,可能与腮腺炎病毒感染有关)、高嗜酸细胞综合征、放射性、蒽环类抗生素等药物引起,以及类癌样心脏病和转移性癌等。

(三)病理改变与病理生理

RCM 的主要病理改变为心肌纤维化、炎性细胞浸润和心内膜面瘢痕形成。这些病理改变使心室僵硬、充盈受限,心室舒张功能减低。心房后负荷增加使心房逐渐增大,静脉回流受阻,静脉压升高,导致右心衰。

(四)临床表现

右心功能衰竭是 RCM 的主要临床表现,早期表现为活动耐量下降、乏力、呼吸困难,随病情进展逐渐出现肝大、腹腔积液、全身水肿。

体格检查可见颈静脉怒张,Kussmaul 征。心脏听诊常可闻及奔马律,窦性心律时容易听到第四心音。血压低提示预后不良,可有肝大、移动性浊音阳性、下肢凹陷性水肿等体征。

二、疾病的预防、诊断、治疗和康复

(一)预防

对家族性或遗传性限制型心肌病患者进行基因检测,并对先证者亲属进行基因筛

查,有助于疾病的预防和早期防治。

对罹患可能引起限制型心肌病的全身性疾病患者,进行心电图、超声心动图、心肌标志物监测,有助于早期发现心肌病变,及时诊治,延缓疾病进展。

（二）诊断

1.辅助检查

（1）实验室检查:继发性 RCM 患者可能伴随相应原发病的实验室异常,如淀粉样变性患者可能有本周氏蛋白。BNP 和 NT-proBNP 在限制型心肌病患者中明显升高,这有助于鉴别其他原因引起的胸闷、呼吸困难,包括缩窄性心包炎。

（2）心电图:心肌淀粉样变患者常常为 QRS 波低电压。QRS 波异常和 ST-T 改变在限制型心肌病中较缩窄性心包炎明显。

（3）超声心动图:双心房明显扩大和心室仅轻度增厚有助于诊断限制型心肌病。心肌呈毛玻璃样改变常常是心肌淀粉样变的特点。

（4）胸部 X 线检查、冠状动脉 CT、CMR:心影无明显增大（有心包积液时除外）,可有胸腔积液。胸片中见心包钙化,CT 和 CMR 见心包增厚提示缩窄性心包炎可能。冠状动脉 CT 见严重、多支冠状动脉狭窄,提示缺血是心肌损害的可能原因。CMR 检查对某些心肌病有重要价值,如心肌内呈颗粒样的 LGE 见于心肌淀粉样变性。

（5）心导管检查:心导管检查有助于鉴别缩窄性心包炎。限制型心肌病患者右心室收缩压明显增高（常常大于50 mmHg）,尤其是呼气末。而缩窄性心包炎患者呼气末右心室压力相对较低。

（6）心肌活检:心肌活检对于心肌淀粉样变性和高嗜酸细胞综合征等具有诊断的价值。心肌淀粉样变在刚果红染色后表现为无定型、均匀、淡染的红色物质,在偏光镜下显示为苹果绿。

2.诊断与鉴别诊断

根据运动耐量下降、水肿病史及右心衰表现,需要怀疑限制型心肌病。如果患者心电图肢体导联低电压、超声心动图见双房扩大、室壁不厚或轻度增厚、左心室不扩大而充盈受限,应考虑限制型心肌病。

心肌淀粉样变的心脏超声显示心室壁呈磨玻璃样改变,其他引起限制型心肌病的全身疾病具有相应的临床特征,这些疾病包括血色病、结节病、高嗜酸细胞综合征、系统性硬化症等。病史中需要询问放射、放疗史,药物使用史等。

鉴别诊断应排除缩窄性心包炎,两者的临床表现及血流动力学改变十分相似。缩窄性心包炎患者以往可有活动性心包炎或心包积液病史;查体心尖搏动消失,可有奇脉、心包叩击音;胸部 X 线有时可见心包钙化;超声心动图有时可见心包增厚、室间隔抖动征。而限制型心肌病常有双心房明显增大、室壁可增厚。CMR 在限制型心肌病有室壁钆延迟强化,而缩窄性心包炎则可见心包增厚。

心导管压力测定有助于疑难病例的鉴别,心内膜心肌活检有助于发现限制型心肌病的某些病因。

（三）治疗

原发性限制型心肌病无特异性治疗手段,治疗重点为避免劳累和预防呼吸道感染等

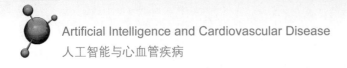

可能加重心力衰竭的诱因。该病引起的心力衰竭对常规治疗反应不佳，往往会成为难治性心衰。对于继发性限制型心肌病，部分疾病有针对病因的特异性治疗。

（四）康复

代偿期患者应注意避免过度劳累与呼吸道感染，以预防发生心力衰竭。若有体液潴留等症状或体征，如浆膜腔积液、水肿等，宜限制钠和水的摄入，进行容量管理，同时注意电解质平衡。

三、医工交叉展望

限制型心肌病影像检查以血流动力学改变为基本特征，而非形态学异常，故房室瓣口血流频谱及瓣环组织多普勒等反映心脏血流动力学及功能改变的指标对诊断限制型心肌病具有重要价值。限制型心肌病早期以舒张功能异常为主，二尖瓣环 e' 速度（e' 间隔小于 7 cm/s，e' 侧壁小于 10 cm/s）、平均 E/e' 大于 14、左房容积指数（LAVI）大于 34 mL/m^2 以及三尖瓣反流值速度大于 2.8 m/s，提示患者存在左室舒张功能异常。心房显著增大，心室腔正常或缩小，舒张功能障碍而收缩功能正常或接近正常者，应考虑诊断限制型心肌病。然而，目前无公认的影像学诊断标准，需综合临床表现和 CMR、心脏 CT 和超声心动图等影像学检查。开发更为敏感的心脏影像学指标，提高限制型心肌病诊断的敏感性和特异性，将有助于限制型心肌病的早期诊断和早期治疗，从而提高患者生活质量，延长生存期。

※ 拓展阅读 ※

心血管影像技术是心脏病学科发展最为迅速的领域之一，在心血管疾病诊断和治疗中起着至关重要的作用，有助于指导和优化心血管疾病的诊断和治疗。我国的心血管影像技术从无到有，从早期单纯引进国外先进技术并应用于临床，发展到目前不断创新并代表世界先进水平。心血管影像技术的不断进步推动了我国心血管诊疗水平的不断提高。

超声心动图近 10 年来取得了突飞猛进的发展，在现代心脏诊断中占有重要地位。近年来，随着仪器的更新、检查手段的完善和经验的积累，诊断准确率明显提高。超声心动图可直接观察心脏及大血管的形态和结构，定量测定与此相关的血液动力学指标，并评价心功能，是目前心血管常规诊断不可缺少的检查手段。

我国自 1962 年开始进行 M 型超声心动图研究，是国际上最早开展这项研究的国家之一。20 世纪 70 年代，二维超声心动图的出现使诊断水平发生了质的变化。20 世纪 80 年代，多普勒超声心动图的广泛应用使超声心动图诊断从定性发展到定量的阶段。在国内，提到"多普勒"，人们就会想到中国工程院院士张运。在采用多普勒超声技术之前，心脏血流动力学指标需要通过心导管检查方能取得，心导管检查具有创伤性和并发症，且因检查时机延误往往在心导管检查结果出来后，患者已错失最佳治疗时机。张运院士是国际上最早把多普勒技术用于心血管疾病定量诊断的研究者之一，并围绕这一技术进行了一系列创新，率先提出了一系列的新概念、新方法和新公式，使无创评估心脏血流动力学状态成为可能。这为我国心脏病诊断技术迎来一场根本性的变革。张运的一系列成果给无数心脏病患者带来福音，并得到国内外同行的认可，成为该领域在国际上最具影响力的研究者之一。目前 M 型、二维和多普勒超声心动图已成为常规应用手段。近年来，声学造影、经食管超声、术中超声、血管及心腔内超声、负荷超声、组织定征和三维重建等的开展，为超声心动图这门年轻的学科开拓了丰富的内涵和广阔的前景。

第四节　致心律失常右室心肌病

学习目的

了解致心律失常右室心肌病非药物治疗的方法和进展。

案例

患者为青年男性，因"反复心悸、气短 20 余年，晕厥 1 次"入院。

目前情况：患者自幼活动后常有心悸、气短，体力明显不如同龄人。2006 年 10 月，患者打扑克时发生心悸，随后晕厥，小便失禁，约 10 分钟后清醒。于当地医院就诊，动态心电图示：频发室性早搏，室上性心动过速；心脏彩超示：右心扩大；心肌磁共振示：右心房室明显增大，右室壁变薄，前壁可见结节状组织突入腔内，左心室室壁稍增厚。当地医院诊断为"致心律失常右室心肌病"。给予胺碘酮、卡托普利、倍他乐克，用药后干咳明显。出院后无晕厥发作。2007 年 7 月就诊于阜外医院，心电图示：完右，异常 Q 波，T 波改变。心脏彩超示：EF 45%，双室心肌受累。

辅助检查：①心电图：完右，异常 Q 波，T 波改变。②心脏彩超：EF 45%，双室心肌受累。③心肌磁共振：右心房、室明显增大，右室壁变薄，前壁可见结节状组织突入腔内，LV 室壁稍增厚。

入院诊断：致心律失常右室心肌病（ARVC），晕厥，心律失常，完全性右束支传导阻滞，室上性心动过速，室性早搏，心功能Ⅲ级（NYHA 分级）。

诊疗经过：入院后行射频消融治疗，并置入单腔埋藏式心脏除颤器（ICD）。出院后规律随访。

医工结合点：心肌磁共振技术的进步为 ARVC 的确诊、右心功能评价提供无创且可

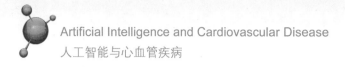

靠的方法。ICD 技术的进步显著改善患者预后,延长了此类患者的寿命。

思考题

哪些医工交叉的进展明显改善了此类患者的预后?

案例解析

一、疾病概述

(一)定义

致心律失常右室心肌病,是指右心室心肌被纤维脂肪组织进行性替代的心肌病,早期呈区域性,晚期累及整个右心室,甚至部分左心室和心房,常伴右心起源的折返性室速,可致猝死。致心律失常性右室发育不良或右室心肌病常见于青年人,男女之比约为 2.7∶1(图 7-16)。

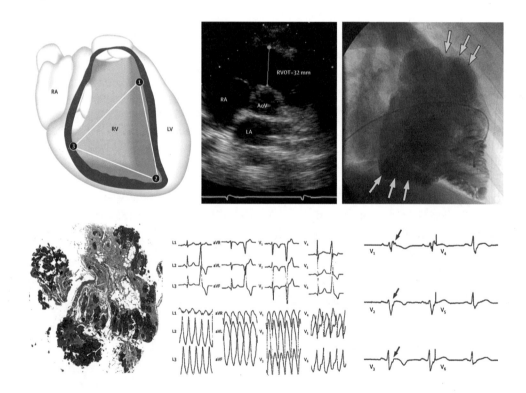

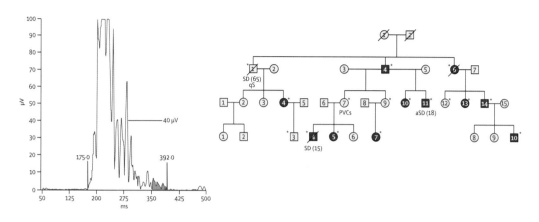

图 7-16 致心律失常右室心肌病的特征

图源:BASSO C,CORRADO D,MARCUS FI,et al. Arrhythmogenic right ventricular cardiomyopathy[J]. Lancet,
2009,373(9671):1289-1300.

（二）病因与发病机制

致心律失常右室心肌病的家族性发病占 30%～50%,呈现 9 种不同的染色体显性遗传方式,7 种基因突变已被证实与致心律失常性右室心肌病有关。首先被发现的致病基因是雷诺丁受体（Ryanding receptor-2）基因,染色体定位为 1q42,参与儿茶酚胺介导的 VT。其他与本病相关的基因突变还包括:编码盘状球蛋白（plakoglobin）的 *JUP* 基因,编码桥粒核心糖蛋白（desmoglein）的 *DSG 2* 基因,编码桥粒糖蛋白（desmocollin）的 *DSC 2* 基因,*DSP*、*PKP 2* 和 *NGF-β 3* 等。除了 *NGF-β 3* 外,上述所有基因都涉及细胞桥粒板的形成,因此可推测本病为一种桥粒疾病。

约 2/3 致心律失常右室心肌病患者心肌可见散在呈弥漫性炎性细胞浸润,因此炎症反应也是重要的发病机制之一。纤维脂肪浸润可能是慢性心肌炎症的修复现象。动物实验证实,柯萨奇 B3 病毒感染可出现选择性右心室心肌细胞死亡,以及右心室室壁瘤形成等右室心肌病特征性表现,但在临床研究中,对心肌细胞病毒基因片段的检测结果尚存在争议。家族性病例中检测到病毒基因片段的阳性率低于散发病例,提示病毒感染在非家族性致心律失常右室心肌病的发生中具有重要作用和地位。

（三）病理

右心室心肌被纤维和(或)脂肪组织替代,主要累及流出道、心尖和下壁,可有散在或弥漫性炎性细胞浸润,病变部位心肌变薄、膨胀或瘤样扩张。

（四）临床表现

致心律失常性右室心肌病的临床表现与右心室病变范围有关,主要表现为右心室扩大、室性心律失常和难治性右心衰,可分为三种类型:①心律失常型:右心室折返性 VT 多见,可反复发作黑矇、晕厥,也可以猝死为首发临床症状,猝死多见于年轻患者,由于发生室性心律失常,患者可诉心悸、胸闷、头晕。少数患者出现窦房结功能障碍、房室传导阻滞和室内传导阻滞。②右心衰型:常见于右心室广泛受累者,表现为颈静脉怒张、肝颈

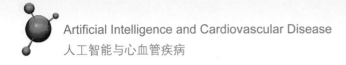

静脉回流征阳性、血性肝大、下垂性水肿和浆膜腔积液等体循环淤血征象。③无症状型：患者无自觉症状，仅影像学检查提示右心扩大。

ARVC 的主要体征为右心室增大，可闻及第二心音固定性分裂、第三心音和相对性三尖瓣关闭不全引起的反流性杂音。

二、疾病的预防、诊断、治疗和康复

（一）预防

1.基因筛查

考虑到 ARVC 具有明显的家族遗传倾向，ARVC 先证者的亲属都应考虑进行基因筛查及相关心脏评估，以求发现疾病早期症状不典型的个体，及时进行猝死预防。

2.限制剧烈运动

既往观察性研究显示，竞技性运动或者频繁进行大强度耐力运动与发病早、心源性猝死、心律失常、心室结构功能恶化、心力衰竭等有关。确诊患者减少运动后，随访时 VT 和 ICD 治疗的风险降低。ARVC 患者不要进行竞争性或频繁的高强度的有氧运动。

年轻运动员在参加竞技运动或任何激烈的体力活动之前，应先接受医生的全面体检。同时，家族史对于评估遗传性心脏病的存在也很重要。

3.遗传咨询

多数 ARVC 表现出常染色体显性遗传模式，致病突变可表现为不完全外显，相同突变的不同个体表型也存在显著变异。所以即便是未携带致病基因或未受影响的 ARVC 患者的亲属，计划妊娠前，建议进行遗传咨询。

（二）诊断

对反复心悸和晕厥的患者，根据右心室扩大、反复发作室性心律失常和 VT 心电图表现为左束支传导阻滞图形，结合心脏影像学检查和电生理检查表现可确诊。不典型者可行心内膜心肌活检，但假阳性率较高。

为评估右室心肌病患者心源性猝死的危险度，将右室心肌病的危险度进行分层。以下情况属于高危患者：①既往有心源性猝死事件发生；②存在晕厥或记录到伴血流动力学障碍的 VT；③QRS 波离散度增加；④经超声心动图或 CMR 证实严重右心室扩张；⑤累及左心室，如局限性左心室室壁运动异常或扩张伴收缩功能异常；⑥疾病早期即有明显症状，特别是有晕厥前症状。

1.辅助检查

（1）心电图。ARVC 患者的心电图可表现为：①完全或不完全右束支传导阻滞；②无右束支传导患者右胸导联（V1～V3）QRS 大于 110 ms；③右胸导联 QRS 波群终末部分出现 Epsilon 波；④平均信号心电图示晚电位异常；⑤右胸导联出现与右束支传导阻滞无关的 T 波倒置（≥12 岁者）；⑥频发室早伴 VT，VT 多呈左束支传导阻滞图形；⑦多形性 VT、SSS、房室传导阻滞及室上性心动过速也较常见（图 7-17）。

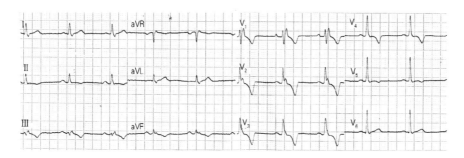

图 7-17 ARVC 患者心电图

注:类 RBBB,V1、V2 可见巨大 Epsilon 波。

图源:谢启应,杨天伦,井然,等.巨大 Epsilon 波致心律失常性右室心肌病临床和心电图特点[J].中国心脏起搏与心电生理杂志,2016,30(2):127-130.

（2）心脏影像学检查

1）胸片:胸片可见右心室扩大和肺血减少。

2）超声心动图:超声心动图可见右心室扩大、收缩功能降低和局限性反常运动;室壁变薄、局部膨隆或囊状突出,可见附壁血栓。

3）心肌磁共振成像:心肌磁共振成像提示右心室心肌变薄、脂肪浸润。

4）右心室造影:右心室造影可见弥漫或局限性膨隆、室壁运动障碍和肌小梁肥大。三尖瓣下与漏斗部膨出合并肌小梁肥大对诊断右室心肌病的特异性达 96%,敏感性达87.5%,但极度扩大的右心室显影欠佳。

（3）电生理检查:右心室激动传导速度减慢,病灶部位尤甚,传导速度不均促进折返性室性心律失常反复发生。电生理检测可用于标志 VT 部位,指导药物选择或射频消融治疗。

（4）心内膜心肌活检:右心室局部或全部心肌减少、缺如,被纤维和（或）脂肪组织替代,可见炎性细胞浸润。因取材部位受限,活检阴性不能排除本病,鉴于右心室心肌菲薄,不宜常规使用。

2.鉴别诊断

（1）特发性右室流出道 VT:特发性右室流出道 VT 起源于右心室流出道的特发性VT,多数预后良好。12 导联心电图、信号平均心电图和超声心动图均正常。

（2）Uhl 畸形:Uhl 畸形为真性先天畸形,右心室心肌完全缺如,心室壁极薄,仅存在于心内膜和心外膜,婴幼儿多见,常早年死于充血性心衰。

（三）治疗

由于 ARVC 病因不明,尚无有效治疗方法。目前主要是针对右心衰进行治疗。抗心律失常药物可选用 β 受体阻滞剂和胺碘酮。射频消融治疗致心律失常性右室心肌病 VT的成功率随着技术进步在逐步提高,然而复发率较高,且右心室室壁菲薄,手术技术要求高。VT 反复发作或伴有晕厥的高危患者,首选 ICD 置入（图 7-18）。重症患者可考虑心脏移植。出现房颤、明显心室扩张或室壁瘤时,应启动抗栓治疗。

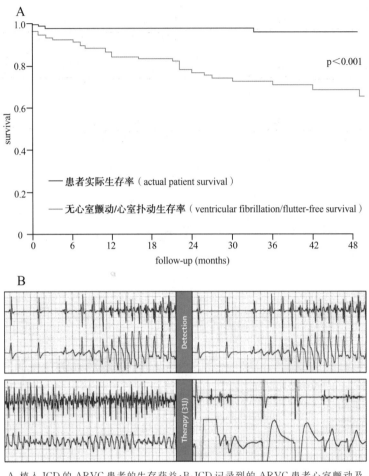

A：植入 ICD 的 ARVC 患者的生存获益；B：ICD 记录到的 ARVC 患者心室颤动及 ICD 成功转复事件

图 7-18　ICD 用于 ARVC 患者

图源：BASSO C, CORRADOD, MARCUSFI, et al. Arrhythmogenic right ventricular cardiomyopathy[J]. Lancet, 2009, 373(9671)：1289-1300.

　　对 ARVC 患者治疗的主要目标是预防心律失常所致心脏性猝死（SCD）。目前，植入埋藏式心律转复除颤器（ICD）是终止室性心律失常、预防 SCD 最为可靠的方法。患者病程差异大，VT/VF 风险贯穿于疾病的各个阶段。ARVC 患者室性心律失常的发生、复发预测困难。既往出现过持续 VT/VF 或右心室严重扩张的患者的恶性室性心律失常的复发率高，ICD 的恰当干预能够有效终止这些可能导致 SCD 的室性心律失常。除显著降低死亡率外，ICD 的生存获益应同时考虑患者的生活质量。抗心律失常药物和射频消融均不能完全阻止恶性室性心律失常的复发，而 ICD 的抗心动过速起搏或心室内低能量转复能有效将其终止，同时可以免除患者体外除颤的痛苦。

（四）康复

1.生活方式改变

既往研究显示,体育锻炼是促进 ARVC 表型显现、进展的重要因素,长期心室负荷过重易导致 ARVC 恶化,竞技体育活动可使 ARVC 患者发生 SCD 的风险增加 5 倍。因此,明确诊断为 ARVD 的患者不应参加竞技和(或)耐力运动,且应限制体育活动。健康的基因携带者或 ARVC 患者的家庭成员也应考虑限制竞技体育活动。

2.定期随访

ARVC 患者均应进行终生临床随访,定期评估其症状、心室结构及功能、心律失常等情况,以便重新评估 SCD 的风险和优化治疗。根据患者的年龄、症状和疾病严重程度,随访可设定为 0.5～1 年进行一次。对患者的心脏评估应包括静息 12 导联心电图、超声心动图、24 小时动态心电图、运动试验(用于检测努力诱发的室性心律失常)。由于 ARVC 的发病与年龄相关,健康的基因携带者和家庭成员也应定期进行临床评估,一般为每 2～3 年进行一次。对于青春期和青壮年期的健康的基因携带者和家庭成员应增加随访频率。

三、医工交叉应用

ICD、射频消融技术应用于 ARVC 患者,显著改善了患者的预后,近期出现的皮下 ICD、可穿戴式除颤器等为患者提供了更多的治疗选择,降低了手术并发症风险。对于 ICD 识别恶性室性心律失常算法改进、降低 ICD 误放电发生率、提高 ICD 发放治疗的成功率、射频消融致心律失常基质标测方法改进等今后可能会出现新进展。

（一）组织追踪与应变率显像技术在致心律失常右室心肌病诊断中的应用

由于右室的形态不规则,常规的二维超声心动图评价右室壁运动状态缺乏客观性。组织追踪显像技术(tissue tracking imaging,TTI)和应变率显像技术(strain rate imaging,SRI)是基于组织多普勒技术的超声心动图技术,能够迅速评价收缩期右室心肌组织向心尖方向的运动距离及变形能力,目前,TTI 和 SRI 的可靠性已有了充分的评价。TTI 不能客观地评价心肌周围组织对室壁的牵拉作用,影响了对心肌运动分析的准确性,而 SRI 能够评价局部心肌的主动变形能力,基本不受周围组织牵拉影响。

（二）全皮下埋藏式心律转复除颤器（S-ICD）

经静脉植入式心律转复除颤器为传统 ICD 植入系统,需通过静脉系统将除颤电极置于右室,有发生心脏穿孔、血气胸、电极导线脱位、心包填塞、囊袋感染等相关院内及远期并发症风险。全皮下埋藏式心律转复除颤器(S-ICD)为全皮下植入 ICD,可以避免上述静脉导线相关的并发症。

S-ICD 系统包括脉冲发生器、皮下电极、电极植入工具及程控装置。脉冲发生器置于左侧胸壁,电极经皮下置于胸骨旁,由 2 个感知电极及 1 个电击线圈组成。手术植入不需在 X 线透视下进行。术中通过两个胸骨旁切口,将 2 个电极分别置于左侧胸骨旁 1～2 cm 的第二肋间水平及剑突水平,同时将脉冲发生器置于左侧腋前线与腋后线水平第 6 肋间的皮下囊袋中。除颤线圈位于两个感知电极之间。S-ICD 电极具备感知及除颤双

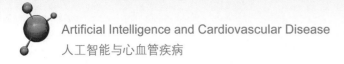

重功能,可在电击后提供经胸壁临时心脏起搏支持(图7-19)。

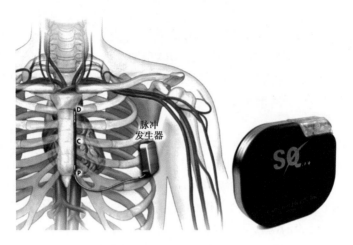

图 7-19　S-ICD 系统构成

S-ICD 的程控:程控时可对电击治疗、电击后起搏治疗、条件电击区进行参数设置,其他参数为自动设置。S-ICD 以心动过速频率为识别参数,当患者心动过速频率在电击区范围内时,S-ICD 行电极除颤,当患者心动过速频率处于条件电击区时,对心动过速进行分析,根据情况判断是否需要放电。

(三)动态基质标测在致心律失常性右室心肌病患者室性心动过速射频消融中的应用

多数 ARVC 的 VT 起源于异常的电生理基质,所以确定致心律失常基质有助于 VT 的定位和确定消融策略。常规心内膜逐点接触标测和拖带技术耗时长,有时因 VT 频率过快而无法标测,也不能明确线性消融是否连续完整,因此消融成功率较低。

动态基质标测是指通过观察腔内等电势图沿阻滞线、解剖屏障、慢传导区或病变组织的波形运动来标记激动径路从而确定致心律失常基质的部位。基质的确定有利于识别 VT 传导的关键峡部和采取相应的消融对策。

参考文献

[1]王吉耀.内科学[M].2 版.北京:人民卫生出版社,2010.

[2]王吉耀,廖二元,王辰,等.内科学[M].3 版.北京:人民卫生出版社,2015.

[3]谢启应,杨天伦,井然,等.巨大 Epsilon 波致心律失常性右室心肌病临床和心电图特点[J].中国心脏起搏与心电生理杂志,2016,30(2):127-130.

[4]李延广,时向民,李健,等.皮下埋藏式心脏转复除颤器技术研究进展[J].中国心脏起搏与心电生理杂志,2017.31(2):95-100.

[5]BASSO C, CORRADO D, MARCUS FI, et al. Arrhythmogenic right ventricular cardiomyopathy[J]. Lancet,2009,373(9671):1289-1300.

(刘晓玲　殷康)